April
Sprechen über Sex –
und über Infektionsrisiken

Verlag Hans Huber
Programmbereich Medizin



HUBER

Kurt April

# Sprechen über Sex – und über Infektionsrisiken

Verlag Hans Huber

*Anschrift des Autors:*
Dr. med. Kurt April
Seestr. 126
CH-8810 Horgen
Schweiz
E-Mail: Kurt.April@hin.ch
www.drapril.ch

Lektorat: Dr. Klaus Reinhardt
Bearbeitung: Ulrike Weidner, Berlin
Herstellung: Swenja Spori
Umschlaggestaltung: Claude Borer, Basel
Druckvorstufe: Claudia Wild, Konstanz
Druck und buchbinderische Verarbeitung: FINIDR, s. r. o., Český Těšín, CZ
Printed in Germany

*Bibliografische Information der Deutschen Nationalbibliothek*
Die Deutsche Nationalbibliothek verzeichnet diese Publikation in der Deutschen Nationalbibliografie; detaillierte bibliografische Daten sind im Internet über http://dnb.d-nb.de abrufbar.



*Anregungen und Zuschriften an:*
Verlag Hans Huber
Lektorat Medizin
Länggass-Strasse 76
CH-3000 Bern 9
Tel: 0041 (0)31 300 4500
Fax: 0041 (0)31 300 4593
verlag@hanshuber.com
www.verlag-hanshuber.com

1. Auflage 2012

(E-Book-ISBN 978-3-456-95099-0)
ISBN 978-3-456-85099-3

# Inhalt

## 7. Prävention der sexuell übertragbaren Infektionen ........................................ 193

# Geleitwort

Sexuell übertragbare Infektionen sind auch heute für viele Menschen ein Tabuthema. Diese Tatsache steht in krassem Widerspruch zur Epidemiologie und Bedeutung dieser Erkrankungen und zu den präventiven und therapeutischen Massnahmen, die heute zur Verfügung stehen.

Dieses Buch widmet sich diesem Thema in einer ausserordentlich umfangreichen und gleichzeitig verständlichen Weise. Die epidemiologischen Fakten und biomedizinischen Erkenntnisse zur Diagnostik und Therapie dieser Erkrankungen sind in klarer und übersichtlicher Form zusammengestellt und haben somit durchaus den Charakter eines Nachschlagewerkes. Gleichzeitig ist das Buch sehr praxisorientiert und besonders die Kapitel, welche sich mit der Prävention beschäftigen, heben dieses Werk von vielen anderen Publikationen durch seine Direktheit und Praxisbezogenheit ab. Den häufig vernachlässigten Themen zum Gespräch über Sexualität, zur Kommunikation zwischen Partnern und zum präventiven Verhalten in all seinen Formen wird hier genügend Raum gegeben, und damit eignet sich das Buch auch als Hilfe für den Aufklärungsunterricht und alle Aktivitäten, die sich um Gesundheitsprävention und Gesundheitsförderung drehen.

In diesem Sinne wünsche ich dem Buch eine weite Verbreitung.

Prof. Dr. med. Johannes Bitzer
Vorsteher und Chefarzt Universitäts-Frauenklinik Basel
Basel, 12. Oktober 2011

# Vorwort

Sex ist in aller Munde, doch im Schlafzimmer herrscht Schweigen. Es ist erstaunlich: In den Medien, im Internet, überall wird über Sex berichtet, und Sex spielt heute in vielen Partnerschaften eine vordergründig wichtige Rolle. Trotzdem haben viele Paare Mühe, miteinander über *ihre* Sexualität zu sprechen, das zeigen Umfragen. Und das Gespräch über sexuell übertragbare Infektionen – die auf Englisch *sexually transmitted infections* genannt und deshalb im Folgenden mit STI abgekürzt werden – stellt schon fast ein Tabu-Thema dar. Seit den Aids-Kampagnen in der Öffentlichkeit und in den Schulen sollten sexuell übertragbare Krankheiten eigentlich kein Tabu mehr sein. Doch kennen Sie jemanden, der Ihnen von seiner Ansteckung mit einer sexuell übertragbaren Infektion erzählt hat? Wahrscheinlich nicht, obwohl Sie – statistisch gesehen – solche Menschen kennen müssten. Laut der Weltgesundheitsorganisation (WHO) infiziert sich weltweit jeder Erdenbürger durchschnittlich einmal im Lauf seines Lebens mit einer sexuell übertragbaren Infektion. Erschreckend ist auch, dass gerade bei jungen Menschen der Wissensstand über STI recht dürftig ist. Wenn das Thema häufiger diskutiert würde, wäre das Wissen sicher weiter verbreitet.

Das Sprechen über die sexuell übertragbaren Infektionen ist der Dreh- und Angelpunkt zur Prävention – davon gehe ich in diesem Buch aus. Diese Problematik berührt aber gleich drei Tabuthemen: sexuell übertragbare Infektionen, das Gespräch darüber mit dem Sexualpartner und das Gespräch über die eigene Sexualität. Das Wissen über STI kann noch relativ einfach erworben werden, die Umsetzung dieses Wissens in die Praxis ist aber ungleich schwieriger, da dazu das Gespräch über die Tabuthemen Voraussetzung ist. Das zeigen Studien, aber auch meine Erfahrung aus der Praxis. Deshalb beleuchte ich in einem ersten Teil des Buches (Kap. 1–3) zentrale Erkenntnisse über die menschliche Sexualität, die Kommunikation über Sexualität und sexuell übertragbare Infektionen. Im zweiten Teil (Kap. 4) werden Schwierigkeiten und deren Überwindung beim konkreten Gespräch mit dem Partner über STI thematisiert. Im letzten Teil (Kap. 5–7) sind medizinisches Basiswissen über STI und Prävention in leicht verständlicher Form dargestellt.

Das Thema «Sprechen über Sex – und sexuelle Infektionen» ist auch in Mitteleuropa aktueller denn je. In meiner psychotherapeutischen Praxis erlebe ich in vielen Gesprächen immer wieder, welch grosse Mühe Paare haben, miteinander über Sexualität und sexuell übertragbare Infektionen zu sprechen. Epidemiologische Daten zeigen, dass im ersten Jahrzehnt dieses Jahrhunderts die gemeldeten Fälle mit sexuell übertragbaren Infektionen um ein Mehrfaches zugenommen haben – so bei Syphilis, Gonorrhö und Chlamydien. Ich stelle auch fest, dass die Unwissenheit über sexuell übertragbare Infektionen weit verbreitet ist, dass über Sexualität immer noch viele Mythen kursieren und dass viele Menschen unter Problemen in der Sexualität sowie mit sexuell übertragbaren Infektionen leiden. Um einem breiteren Publikum Kenntnisse über diese Themenbereiche zu vermitteln, habe ich mich entschlossen, dieses Buch zu schreiben. Ich will mithelfen, dass möglichst viele Menschen die Sexualität als die schönste Nebensache der Welt erleben dürfen und sich dabei guter sexueller Gesundheit erfreuen können.

Das Buch ist verständlich geschrieben, so dass es für Laien ein Ratgeber sein soll, aber auch für Pädagogen, Journalisten, Ärzte und Psychologen[1] wichtige (brauchbare) Hintergrundinformationen liefert.

Was die Entstehung dieses Buches betrifft möchte ich zuerst all den Patienten und Klienten danken, die mir im Verlaufe meiner therapeutischen und präventiven Tätigkeit zu vielen Erkenntnissen verholfen haben. Sodann gilt in alphabetischer Reihenfolgen mein Dank Johannes Bitzer, Rolf Köster, Corinne Schlösser, Dorothee Ulrich und Nathalie Ziegler.

Dr. med. Kurt April, im Oktober 2011

---

1 Im Text verwendete ich der besseren Lesbarkeit halber die männliche Schreibweise, wobei die weibliche Form selbstverständlich mit eingeschlossen ist.

# 1 Die menschliche Sexualität

## 1.1 Unterschiede zwischen Tier und Mensch

In unseren Köpfen sind manchmal tief verwurzelte Irrtümer über das menschliche Sexualverhalten vorhanden, die von Beobachtungen aus dem Sexualverhalten bei Tieren stammen – genau genommen bei Säugetieren wie Hunden, Kühen, Katzen oder Affen. Bei anderen Tieren wie Regenwürmern oder Bienen ist das Sexualverhalten dem des Menschen nicht wirklich ähnlich.

Es gibt aber auch Gemeinsamkeiten von Mensch und Tier. Von einer davon wird kaum je gesprochen oder geschrieben: die sexuell übertragbaren Infektionen. Säugetiere und andere Spezies, einschliesslich des Menschen, pflanzen sich durch Sexualverkehr fort. Diese innere Befruchtung, wie die Biologen unsere Sexualität nennen, hat die Funktion, dass Männchen ihren Samen ins Innere des Weibchens zur Eizelle bringen **(Abb. 1-1)**. Den Sexualverkehr oder die Kopulation nutzen sexuell übertragbare Mikroben aus und benutzen unsere Fortpflanzungsorgane als Lebensraum. Die Tiere mit Sexualverkehr, wie auch der Mensch, müssen die Fortpflanzung durch ein sehr aufwendiges Immunsystem vor allen möglichen Mikroben schützen. Das gelingt aber nicht immer, was sexuell übertragbare Krankheiten zur Folge hat. Über das störanfällige System des Sexualverkehrs, einer natürlichen Gemeinsamkeit von Tier und Mensch. schreibe ich im Kapitel 2 und 7 eingehender.

In diesem Kapitel erläutere ich die wichtigsten Unterschiede zwischen menschlicher und tierischer Sexualität.

Beim Menschen ist die Sexualität unabhängig von der Fortpflanzung. Die menschliche Sexualität wird durch die Persönlichkeit und die Kultur geprägt. Sexualität verbindet und fördert die Liebesbeziehung

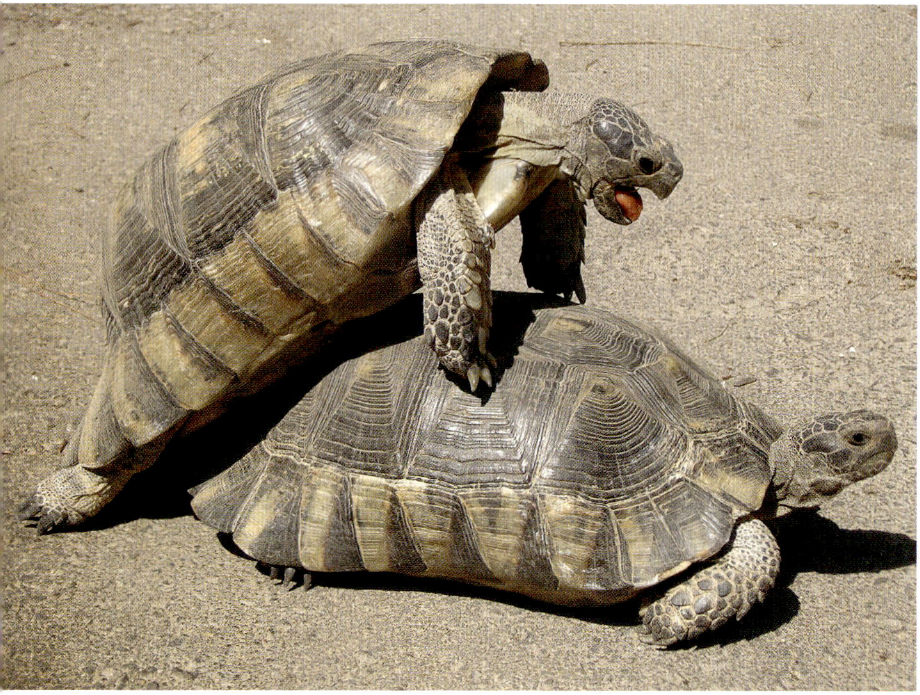

**Abbildung 1-1:** Schildkröten beim Sex. Ob Sex bei den Schildkröten auch die schönste Nebensache der Welt ist, wissen wir nicht so genau. Sexuell übertragbare Infektionen haben Mensch wie auch Schildkröten ebenso, nur schämen sich Schildkröten dafür nicht. (Quelle: Shutterstock)

und die Partnerschaft. Der Mensch ist seinen Trieben nicht ausgeliefert; er besitzt Vernunft und Wahlfreiheit.

### 1.1.1 Der Busen und die Brunst

Wussten Sie, dass der Mensch das einzige Wesen ist, das eine weibliche Brust besitzt, die auch ausserhalb der Stillzeit prall und geformt ist? Bei allen anderen Säugetieren sind die Brüste nur während und nach der Schwangerschaft vergrössert. Sie dienen den Tieren ausschliesslich zum Stillen und üben auf die Männchen keine Anziehungskraft aus.

Die weibliche Brust hat zwar auch beim Menschen die Funktion des Stillens. Von viel grösserer Bedeutung ist aber die Anziehungskraft auf Männer und ihre Funktion als erogene Zone beim Liebesspiel. Der

Busen ist der Inbegriff für Weiblichkeit, das eigentliche Sexsymbol, das Männern den Kopf verdreht **(Abb. 1-2)**. Durch das Stimulieren der Brustwarze wird nicht nur beim Stillen, sondern auch beim Liebesspiel das Hormon Oxitozin ausgeschüttet, mit Spitzenwerten beim Orgasmus. Oxitozin fördert die Lust, aber auch das Gefühl einer tiefen Vertrautheit und Bindung, wie es Menschen nach dem Sexualakt empfinden. Ganz ähnlich soll es auch die Beziehung der stillenden Mutter zum Säugling vertiefen.

Ebenso unterschiedlich wie die Funktion der weiblichen Brust ist die Funktion des Paarungs- und Sexualverhaltens bei Mensch und Tier. Menschen haben aus reinem Vergnügen Sex, unabhängig vom weiblichen Zyklus. Die anderen Säugetiere kommen nur zur Sache, wenn das Weibchen fruchtbar ist, also wenige Tage im Jahr zu Fortpflan-

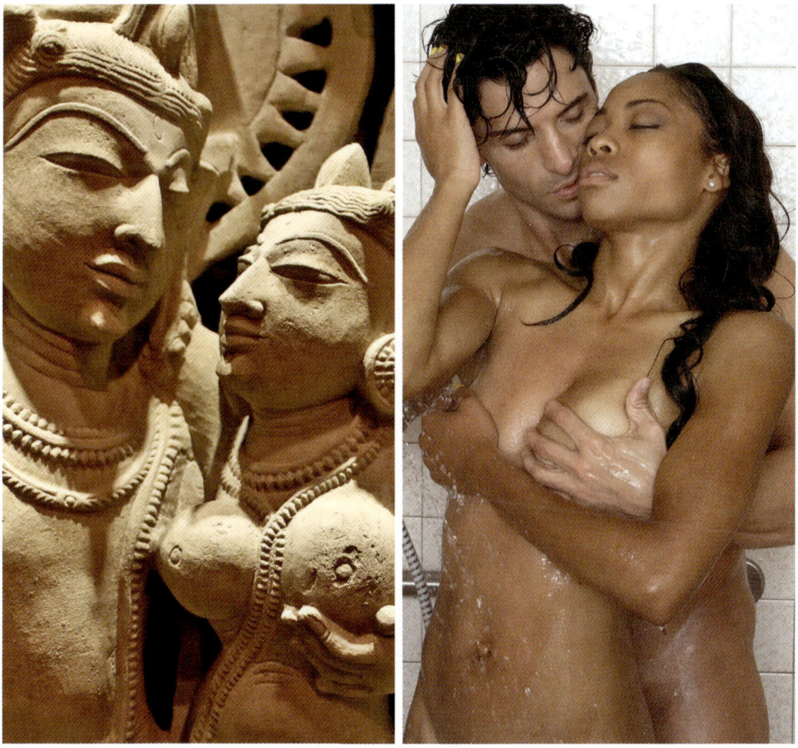

**Abbildung 1-2:** Der Busen übt zu allen Zeiten auf Männer eine enorme Anziehungskraft aus. Bild (a) zeigt Figuren aus einem Hindutempel, Indien, 11. Jahrhundert. (Quelle: Neale Cousland/Shutterstock)

zungszwecken. Ob «Sex» den Tieren je Freude oder Vergnügen bereitet, ist fraglich. Das Verhalten bei der Kontaktsuche und beim Kopulieren ist triebhaft und von den Hormonspiegeln des Weibchens abhängig. Die Sexualhormone Östrogen, Progesteron und Testosteron steuern den Brunstzyklus (Sexualzyklus) des Weibchens. Die Brunst, die Bereitschaft der weiblichen Säugetiere zur Paarung, findet in regelmässigen Abständen statt. Die Brunst oder «Läufigkeit» findet bei der Hündin meist zweimal im Jahr statt, ebenso bei der Kuh und der Stute.

In dieser Zeit zeigen die Tiere ein angeborenes Verhaltensmuster, oft gekennzeichnet von Dominanz und Aggressivität des Männchens. Zwischen der Brunstzeit spielt die «Sexualität» bei den Säugetieren keine wesentliche Rolle.

Führen wir uns doch am Beispiel der Kuh das Sexualverhalten der Tiere vor Augen. Die Hauptbrunst, der Zeitraum für die Begattung, beträgt etwa 24 Stunden. Schon einige Tage vorher, während der Vorbrunst, produziert die Kuh vermehrt das Brunsthormon Östrogen, wodurch sie bestimmte Verhaltensänderungen zeigt. Sie wird unruhig und nervös, beginnt sich vermehrt für ihre Artgenossen zu interessieren und bespringt andere Kühe oder andere Tiere, manchmal auch Menschen. Scheidenvorhof und Schamlippen schwellen an, röten sich und werden feucht. Während der Hauptbrunst lässt sie sich von einem Stier bespringen. Bespringen oder Decken wird die Kopulation bei vielen Säugetieren genannt. Der sogenannte «Duldungsreflex» der Kuh führt dazu, dass sie den Stier duldet und sich nicht wehrt.

Anders beim Menschen. Die Sexualität dient nur teilweise der Fortpflanzung. Hormone regeln zwar auch beim Menschen den weiblichen Zyklus, hingegen gibt es bei Frauen keine Brunst und die Männer nehmen die fruchtbaren Tage von Frauen meist nicht wahr. Frauen wie Männer geniessen die «schönste Nebensache der Welt» immer dann, wenn ihnen danach ist. Von der Pubertät bis ins hohe Alter können Menschen ein sexuelles Bedürfnis haben.

Sie gestalten auch den eigentlichen Sexualakt vielfältig, mit zahlreichen Varianten und Techniken, verglichen mit dem doch immer nach dem gleichen Schema ablaufenden Verhalten von Hunden und Kühen.

### 1.1.2 Grösstes Sexualorgan: das Gehirn

Woody Allen brachte es etwas provokant, aber treffend auf den Punkt: «The brain is the largest sex organ.» Die Unterschiede zwischen Tier und Mensch – mit anderen Worten das spezifisch Menschliche – sind in der Hirnentwicklung zu suchen. Die Entwicklung des Grosshirns ermöglicht dem Menschen zu sprechen, zu denken, zu kommunizieren, Phantasien und Selbstbewusstsein zu entwickeln. Deshalb kann der Mensch sich in andere Menschen einfühlen und verfügt über Urteilsvermögen, Ethik und Moral. Angeborenes Verhalten und Hormone bestimmen nur noch wenige Aspekte des Wesens Mensch. Durch die Erziehung werden ihm Fühlen, Denken und Verhalten vermittelt, welche grösstenteils auch sein Sexualverhalten prägen. Sitz dieser Eigenschaften ist das Gehirn. Der Mensch ist von Natur aus sozial, auf seine Mitmenschen ausgerichtet und von ihnen abhängig. Die zwischenmenschlichen Beziehungen sind herausragende Eigenschaften, die seine Menschlichkeit ausmachen und sein Glück und seine Zufriedenheit bestimmen. Die Sexualität wird durch seine Persönlichkeit und seine Erlebnisfähigkeit in der Partnerschaft wesentlich geprägt. All das passiert im Hirn. Deshalb spielen Kultur, Erziehung und Gesellschaft eine entscheidende Rolle im menschlichen Sexualverhalten.

Die Lernfähigkeit des Menschen ist die Grundlage seiner grossartigen und vielfältigen Möglichkeiten zu Kreativität, Genussfähigkeit, Emotionen, Wissenschaft und Kultur. Darin liegen aber auch Probleme und Gefahren. Kultur und Persönlichkeit machen die Sexualität störanfälliger. Der Mensch kann lernen, sich gegen seinen Selbsterhaltungstrieb und seine Interessen zu verhalten. Er hat auch die Möglichkeit, sich gegenüber seinen Mitmenschen asozial zu verhalten, ihnen Leid anzutun oder sie zu zerstören. Beim Menschen kommen sexuelle Funktionsstörungen wie Erektionsstörungen, vorzeitiger Samenerguss, Frigidität und Störungen der Libido häufig vor, was Säugetiere nicht kennen. Menschen haben in ihrer Geschichte auch gelernt, sich für die natürlichste Sache der Welt, nämlich Sexualität und Fortpflanzung, zu schämen (s. Kap. 3.4). Die oben erwähnten Kühe genieren sich nicht, in aller Öffentlichkeit zu kopulieren. Sie kennen auch nicht die vertraute Zweisamkeit einer Paarbeziehung.

All den täglichen Meldungen unserer multimedialen Welt über Wertezerfall, zunehmende Promiskuität, sexuelle Gewalt und andere dunkle und böse Seiten menschlichen Verhaltens zum Trotz: Menschen hegen in sich den Wunsch nach Akzeptanz, Geborgenheit, Sicherheit und Nähe in Beziehungen. Das stellt eine wesentliche Grundlage für eine erfüllende Sexualität mit guter Lebensqualität dar. Umgekehrt helfen Erotik und Sexualität, in einer Partnerschaft Nähe, Vertrautheit und Verbindlichkeit zu schaffen. Die grosse Mehrheit der heutigen Menschen erhofft sich durch Sexualität genau dies. Bei den meisten Menschen spielen Abenteuerlust und die Suche nach einem emotionalen Kick keine wichtige Rolle. Nicht nur bei den Frauen, auch bei den Männern. Viele Männer suchen selbst bei einer Prostituierten mehr das vertrauensvolle Gespräch, Zuwendung und Aufmerksamkeit als den «reinen» Sex. Sexualität hat eine bindungsstabilisierende und beziehungsfestigende Funktion. Die Fortpflanzungsdimension ist für die meisten Menschen nur in einer kurzen Lebensphase von Bedeutung. Die Beziehungsdimension der Sexualität ist für uns Menschen ein Leben lang von elementarer Bedeutung. Der häufigste Grund für Störungen der Sexualfunktionen sind Schwierigkeiten in zwischenmenschlichen Beziehungen.

Ganz im Gegensatz zu diesen Erkenntnissen steht meist die Darstellung der Sexualität in den heutigen Medien und im Internet: Sexualität dient dort eher «niederen» Beweggründen: dem Kommerz, der Effekthascherei und der Sensationslust. (s. Kap. 3.5.4)

Sexuell übertragbare Infektionen beeinträchtigen beides, einerseits direkt die sexuelle Gesundheit und andererseits den zwischenmenschlichen Bereich: STI führen oft zu partnerschaftlichen Konflikten und Problemen in der Partnersuche.

Hunde und auch Kühe pflegen ein gewisses Mass an sozialen Kontakten zu ihren Artgenossen. Ihr Grosshirn ist aber bei weitem nicht so stark ausgebildet für Beziehungen zu Artgenossen. Wegen der Fähigkeit zu sprechen sind Menschen enorm viel lernfähiger. Damit gepaart ist die Bindungsfähigkeit, welche der Mensch vor allem in der viel längeren Kindheit lernt. Hunde werden überwiegend während des ersten Lebensjahres geschlechtsreif, beim Menschen dauert die Kindheit zehn- bis zwanzigmal länger.

### 1.1.3 Sexuelle Kommunikation bei Mensch und Tier

Ein entscheidender Unterschied von Tier und Mensch liegt in der Kommunikationsfähigkeit. Tiere verständigen sich nonverbal. Sie riechen, hören, beobachten, tasten und lecken.

Wussten Sie, dass Hunde meist monogam sind? Das Sexualverhalten ist beim Hund im Wesentlichen angeboren. Wahrscheinlich haben Sie schon Ausschnitte beim Paarungsverhalten von Hunden beobachtet **(Abb. 1-3)**. Bevor die Hündin läufig wird, wählt sie sich einen geeigneten Rüden aus, nähert sich ihm häufiger und zeigt aktive Unterwerfung. Andere Hündinnen mit niedrigerem Sozialstatus werden von der Hündin durch aggressives Verhalten in die Schranken gewiesen. Wenn die Hündin läufig wird, schwillt ihr Genital an und sondert Schleim und Pheromone (Sexuallockstoffe) ab, die das Sexualverhalten des Rüden aktivieren. Sie präsentiert ihm ihr Genital, legt den Schwanz zur Seite, bleibt stehen und duldet die Anogenitalkontrolle und das Lecken. Der Rüde beriecht, leckt und schmeckt die Vaginalschleimhaut und -sekrete. Schliesslich kommt es zur Kopulation, wenn er seine «Dame» von hinten umklammert und heranzieht, was aber erst wirklich klappt,

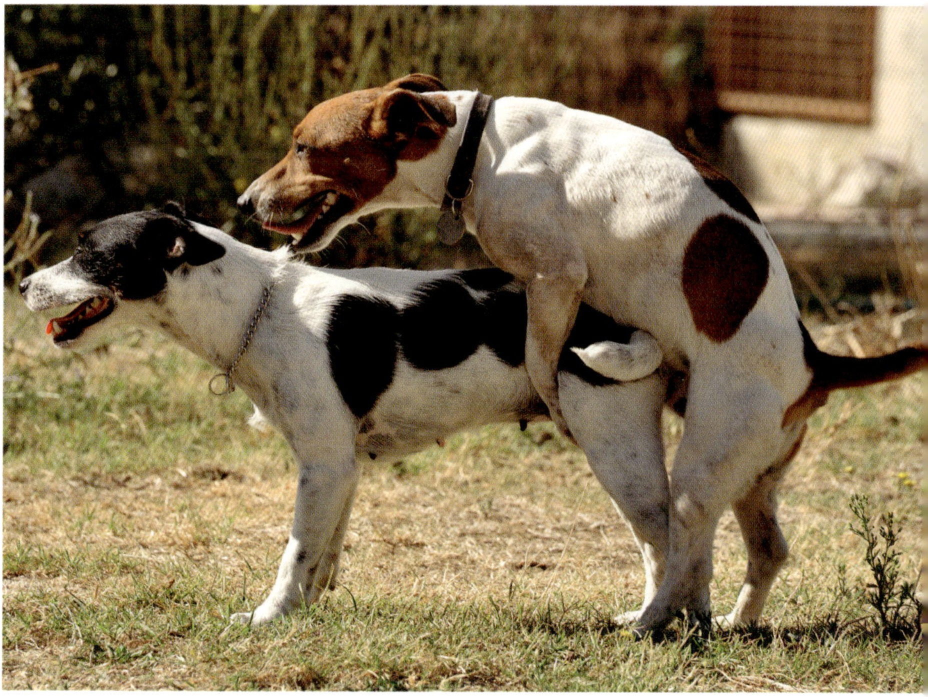

**Abbildung 1-3:** Bei Hunden braucht es kaum Kommunikation für den Sex. Hormone lassen die Hündin läufig werden und schon sitzt der Rüde auf ihr. (Quelle: Shutterstock)

wenn sie still hält. Nach der Ejakulation verbleibt der Penis fest in der Vagina stecken, so dass beide mit einander zugewandten Hinterteilen stehen bleiben, etwa zehn bis 20 Minuten, bis die Vagina der Hündin abschwillt und er seinen Penis rausziehen kann.

Beim Hund bestimmen die Gene und Hormone weitgehend das Paarungs- und Sexualverhalten. Dieses läuft mit kleinen Varianten immer nach dem gleichen Schema ab, da die Lernmöglichkeiten des Hundes in Bezug auf sein Paarungsverhalten sehr begrenzt sind.

Ganz anders beim Menschen. Gerade die Änderungen in der Partnerwahl und im Sexualverhalten im Laufe des 20. Jahrhunderts (s. Kap. 1.2.5) zeigen seine enorme Lernfähigkeit auf dem Gebiet der Sexualität. Der zentrale Unterschied beim Paarungsverhalten des Menschen gegenüber den Tieren liegt in der Sprache. Sprache und Schrift ermöglichten es ihm, Kultur, Technik und Wissenschaften zu schaffen. Kühe und Hunde schreiben keine Liebesbriefe, machen keine Komplimente, halten nicht um die Hand an und reden weder über auftretende Probleme noch über schöne Dinge. Reden ist ein wichtiges Kommunikationsmittel, von der ersten Begegnung bis zur Trennung oder «bis dass der Tod sie scheidet», aber nur beim Menschen.

Beim Menschen beginnt das «Beschnuppern» in der Regel mit Sprache. Selbst bei der ominösen «Liebe auf den ersten Blick» landet ein Paar nicht wortlos im Bett! Eine Ausnahme von dieser Regel stellen sexuelle Aktivitäten dar, deren mehr oder weniger ausschliesslicher Inhalt der Sexualakt selbst ist, z. B. Sex in Darkrooms oder Blind Dates, manchmal auch One-Night-Stands und Prostituiertenkontakte.

### 1.1.4 Glück und Freiheit bei Kuh und Mensch

> Ich kann Ihnen gar nicht sagen, wie dankbar ich dafür bin, dass ich ein Mensch bin. Eine Kuh, die ich auf einer grünen Wiese stehen sehe, sieht viel glücklicher aus als alle Philosophen, die ich kenne. Viel glücklicher, und doch denke ich, wie schön, dass ich das Leid der Menschen kenne, wie schön, dass ich das mitempfinden kann und wie schön, dass ich darüber mit anderen Menschen sprechen kann. *(Jeanne Hersch, Philosophin, in Hersch 2010, S. 102)*

Der Mensch ist ein vorausschauendes Wesen und hat die Möglichkeit, sich für oder gegen etwas zu entscheiden. Tiere wie die Kuh können das nicht. Vielleicht ist sie deswegen glücklich, zumindest empfindet es die Philosophin Hersch so **(Abb. 1-4)**.

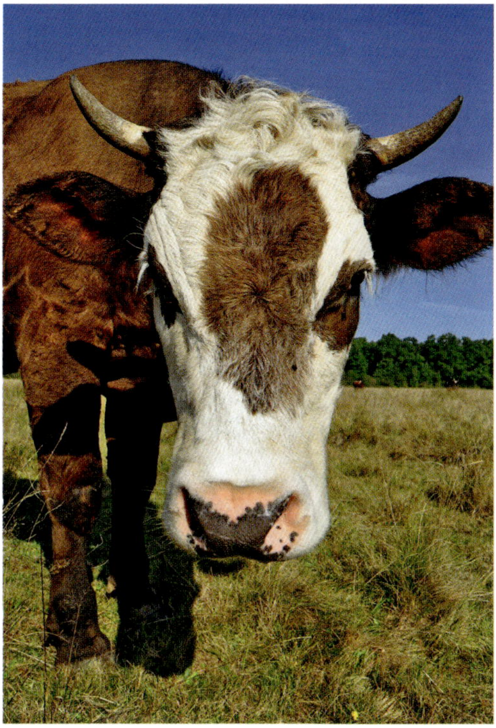

**Abbildung 1-4:** Weidende Kuh. Ist diese Kuh glücklich? Schwer zu sagen. Wahrscheinlich macht sie sich keine Sorgen über sich, ihre Zukunft und die Umwelt. (Quelle: Shutterstock)

Der Mensch hat auch einen Sexualtrieb, der dazu führt, dass Paare sich gegenseitig erotisch anziehen. Aber sie können frei wählen! Ob nun Mann oder Frau, beide wählen den Partner nach persönlichen Kriterien aus.

Menschen können den Zeitpunkt der Sexualität bestimmen. Sie können wählen, ob sie schon mit 13 oder erst mit 23 das erste Mal Sex haben wollen, wie, wie häufig, mit welchem Partner und ob überhaupt.

Diese Wahlfreiheit bringt dem Menschenkind Probleme, die es bewältigen lernen muss. Hier möchte ich «lernen» betonen. Die Eltern, Lehrer und erfahrenen Erwachsenen haben die Aufgabe, den Kindern, Jugendlichen und jungen Erwachsenen einen verantwortungsbewussten Umgang mit der Sexualität beizubringen: Welchen Partner soll ich auswählen? Was sind Kriterien für einen Partner, der mir entspricht? Soll ich Verhütungsmittel anwenden, und wenn ja, welche? Wie soll ich mich mit einem Partner darüber einigen? Wie soll ich reagieren, wenn mir der Partner die Sexualität verweigert? Oder wenn er mich unter Druck setzt, mit ihm Sexualität zu haben?

Ein wichtiges Lernfeld sind die sexuell übertragbaren Krankheiten, ihre Übertragungswege und die Schutzmöglichkeiten. Soll ich mich gegen Hepatitis B oder HPV (Humanes Papilloma-Virus) impfen lassen? Wenn ich mich mit HIV oder einer anderen sexuell übertragbaren Krankheit anstecke, so kann ich Freiheiten verlieren. Vielleicht werde ich unfruchtbar, stecke mein Kind an, muss ein Leben lang Medikamente nehmen oder werde sonst krank.

Sie sehen, die Wahlfreiheit bringt dem Menschen Sorgen und Probleme. Und doch macht diese Freiheit den Menschen aus, und ich meine, wir sollten froh darüber sein. Nur indem wir die Freiheit wählen und die anstehenden Probleme lösen, werden wir zum Menschen. Oder möchten Sie doch eine glückliche Kuh sein?

## 1.2 Sexualverhalten beim Menschen

### 1.2.1 Der Begriff Sexualität

Der Begriff Sexualität ist noch nicht sehr alt. Er wurde vom Botaniker August Henschel 1820 in seinem Buch «Von der Sexualität der Pflanzen» geprägt und fand innerhalb weniger Jahre weltweite Verbreitung. Heute wird das Wort Sexualität inflationär gebraucht, meist abstrakt, ohne zu sagen, was man damit genau meint.

Um 1900 postulierte Sigmund Freud, die Sexualität sei ein angeborener Trieb. Er glaubte, Sexualität sei eine Energie, die fortlaufend produziert werde, gleichsam in einen Dampfkessel fliesse, und der Dampf (die sexuelle Energie) von Zeit zu Zeit durch ein Überdruckventil entweiche. Die Vorstellung von sexuellem Druck, der automatisch aufgebaut und wieder entladen werden müsse, beinhaltet die irrtümliche Vorstellung, dass Männer halt immer wieder einmal «Dampf ablassen müssen» (sowohl sexuell als auch aggressiv) und dabei ziemlich unberechenbar sind.

Heute wissen wir, dass der menschliche Körper zwar die Voraussetzungen zur Sexualität liefert, die Sexualität aber individuell ausgebildet wird. Die Phantasien, das Erleben, die Emotionen, das Denken und das Verhalten in der Sexualität werden von der Persönlichkeit und den Erlebnissen im Laufe des Lebens geprägt. Die Weltgesundheitsorganisation (WHO, 2000) über die Sexualität:

> Sie wird erfahren und drückt sich aus in Gedanken, Phantasien, Wünschen, Überzeugungen, Rollen, Beziehungen. Die Sexualität entsteht im Zusammenspiel biologischer, psychologischer, kultureller, ethischer und religiöser bzw. spiritueller Faktoren. *(WHO 2001, S. 5)*

Die Amerikanerin Avodah Offit beschreibt anschaulich, was Sexualität alles bedeuten kann:

> Sexualität ist das, was wir aus ihr machen: eine teure oder billige Ware, Mittel der Fortpflanzung, Abwehr der Einsamkeit, eine Kommunikationsform, eine Waffe der Aggression (Herrschaft, Macht, Strafe, Unterwerfung), ein Sport, Liebe, Kunst, Schönheit, ein idealer Zustand, das Böse, das Gute, Luxus, Entspannung, Belohnung, Flucht, ein Grund der Selbstachtung, ein Ausdruck der Zuneigung, eine Art Rebellion, eine Quelle der Freiheit, Pflicht, Vergnügen, Vereinigung mit dem All, mystische Ekstase, indirekter Todeswunsch oder Todeserleben, ein Weg zum Frieden, eine juristische Streitsache, eine Art menschliches Neuland zu erkunden, eine Technik, eine biologische Funktion, Ausdruck psychischer Krankheit oder Gesundheit oder einfach eine sinnliche Erfahrung. *(Offit 1979, S. 16)*

### 1.2.2 Sex ist mehr als Sexualverkehr

Viele Menschen, insbesondere Männer, setzen Sexualität automatisch mit Sexualverkehr gleich. Damit schränken sie Sexualität ein und viele Freuden entgehen ihnen. Manche junge Menschen wollen bei den ersten Zärtlichkeiten möglichst bald zur Sache kommen und setzen nach einem kurzen Vorspiel gleich zum Vaginal- oder Analverkehr an. Auf diese Weise überspringen sie das Kennenlernen der sexuellen Reaktionsweisen vom Partner, aber auch von sich. Um Sexualität in vollen Zügen geniessen zu können, ist es von Vorteil, den Körper und die erogenen Zonen des Partners auszuloten.

Es ist erstaunlich, wie vielfältig unsere Sinnesorgane geschaffen sind, und wie stark sich die Wahrnehmungen unserer Sinnesorgane von Mensch zu Mensch unterscheiden. Eine wichtige Bedeutung bei Erotik und Sexualität spielt der Haut- oder Tastsinn, der verschiedene Qualitäten besitzt: Erspüren von Druck, Berührung, Vibration und Temperatur. Wir können unterscheiden zwischen Streicheln der Hautoberfläche, Drücken, Umfassen und dem Nachfahren von Konturen. Der Körper reagiert auf verschiedene Arten und Intensitäten von Berührungen unterschiedlich, mal nimmt er sie als kraftvoll, ein anderes Mal als zart wahr.

Haben Sie alle diese Haut- und Schleimhauteigenschaften bei sich und dem Partner schon ausprobiert? Noch nicht? Das könnte spannend werden.

Eine besondere Form des Tastsinns ist das Kitzeln, bei dem ein Mensch einen anderen Menschen durch leichte oder festere Berührung mit der Hand oder einer Feder zum Lachen bringt. Eigenartigerweise ist es unmöglich, sich selbst zu kitzeln. Manche sind an einem Knie oder irgendwo sonst so kitzlig, dass Berührung beinahe Schmerzen bereitet, andere wiederum sind kaum kitzlig oder empfinden es als angenehme Berührung. Kitzeln soll auch schon als Folter angewendet worden sein, so sollen während des 30jährigen Krieges Fusssohlen immer wieder mit Salz eingerieben worden sein, damit Ziegen sie ablecken, bis der Gefolterte ein Geheimnis preisgab oder den Truppen Wein bzw. Lebensmittel zur Verfügung stellte.

Hans Jakob Christoffel von Grimmelshausen beschreibt in seinem Roman «Der abenteuerliche Simplicissimus» (Erstausgabe 1669) die Foltermethode des sogenannten Ziegenleckens. Simplicius, der Held des Romans, berichtet, wie Soldaten den elterlichen Hof überfallen und seinen Vater foltern:

> Sie banden ihn, dass er weder Händ noch Füß regen konnte, und rieben seine Fußsohlen mit angefeuchtem Salz, welches ihm unser alte Geiß wieder ablecken und dadurch also kitzeln musste, dass er vor Lachen hätte zerbersten mögen; das kam so artlich, daß ich Gesellschaft halber, oder weil ichs nicht besser verstund, von Herzen mitlachen mußte. In solchem Gelächter bekannte er seine Schuldigkeit, und öffnet' den verborgenen Schatz, welcher von Gold, Perlen und Kleinodien viel reicher war, als man hinter Bauren hätte suchen mögen. (S. 21)

Das Beispiel vom Kitzeln veranschaulicht, wie unterschiedlich Menschen auf Berührung reagieren. Besseres Kennenlernen der Sinne und erogenen Zonen des Partners kann viel Lust bereiten und die Sexualität vielfältiger und abwechslungsreicher machen. Negative Sinneseindrücke können vermieden werden und mit erregenden kann die Lust gesteigert und verlängert werden.

Auch wie schnell es vom ersten Kontakt zum Sexualverkehr kommt ist individuell. Manche Menschen können guten Sex haben, wenn sie gestresst sind, für andere ist Sexualität ein Versöhnungsakt, andere können nur, wenn sie in totaler Harmonie mit dem Partner sind und so weiter und so fort. Die Liste liesse sich beliebig erweitern.

Junge Menschen sind von Natur aus ungeduldig und stürmisch, so dass sie es kaum erwarten können, bis sie zum Orgasmus kommen. So muss es beim ersten Sex meist schnell gehen, mit der häufigen Folge, dass das erste Mal als nicht besonders schön erlebt wird. Das ist aber auch eine Folge ungenügender Aufklärung im sexuellen Bereich und könnte bei entsprechend sorgfältigem gegenseitigem Kennenlernen vermieden werden. Immer wieder entstehen sexuelle Störungen wie zu schneller Samenerguss, Erektionsstörungen, verminderte Libido oder Angst vor Sexualität wegen einem unglücklichen «Ersten Mal».

### Lady Gaga: Erster Sex war Horror!

«Sex sells» – das ist das Motto von Lady Gaga. Egal ob auf der Bühne oder in ihren Videos: viel nackte Haut und eindeutige Posen gehören dazu.
Als Teenager ist Lady Gaga aber nicht so locker mit dem Thema umgegangen. Das erste Mal war für sie kein schönes Erlebnis, hat

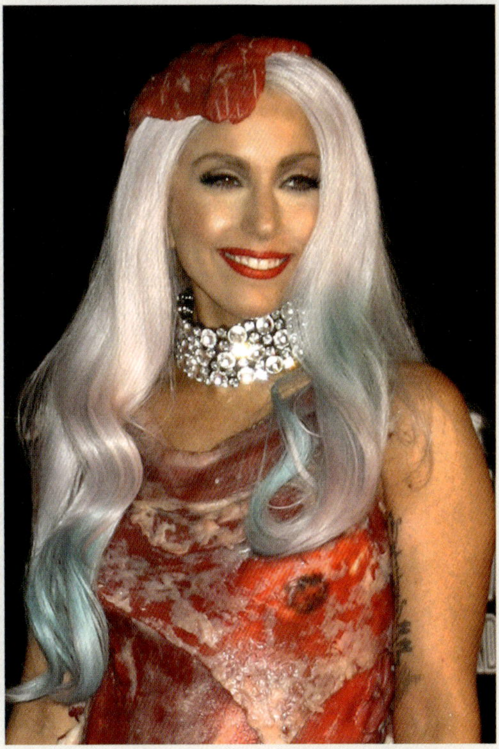

**Abbildung 1-5:** Lady Gaga. (Quelle: Helga Esteb/Shutterstock)

sie in einem Interview verraten. «Ich verlor meine Unschuld erst, als ich 17 war», plaudert die heute 24-Jährige aus dem Nähkästchen. «Aber ich muss sagen, dass ich nicht einmal damals bereit war und es war eine absolut schreckliche Erfahrung. Es war überhaupt nicht gut.»
Verantwortungsbewusst war Lady Gaga schon damals. «Ich hatte immer geschützten Sex, ich habe die Typen immer gebeten, getestet zu sein und einen Schutz zu benutzen, das war immer meine Regel. Ansonsten spielt man russisches Roulette.»
Das überraschende Geständnis von Lady Gaga – Sex ohne Liebe ist nichts für sie!
«Bis vor zwei Jahren habe ich Sex eigentlich gar nicht genossen. Es war eine richtige monogame Beziehung, in der ich mich frei genug fühlte, zu vertrauen und ich hatte genug Selbstliebe. Sex ist der ultimative Ausdruck von Verletzlichkeit und für mich war es wichtig zu wissen, dass es eine richtige Beziehung war. Es war also Sex als Quelle von Liebe und sonst nichts.»
*(http://www.mtv.ch/news/lady-gaga-erster-sex-war-horror-24217/, 1.3.2011)*

Oft wird beklagt, dass in langjährigen Partnerschaften die Sexualität mit der Zeit versiegt oder langweilig wird. Manche Seitensprünge geschehen in der Realität, um wieder einmal «richtig aufregenden Sex» zu erleben, andere nur in der Phantasie. Einige Paare trennen sich sogar, weil sie denken, es sei keine Liebe mehr da, da ihnen Sex mit dem Partner nichts mehr bedeutet. Meistens wissen sie nicht, dass Sexualität einer speziellen Pflege bedarf und nicht einfach da ist. Sexualität muss auf längere Sicht interessant und abwechslungsreich gestaltet werden, sonst wird sie monoton und mechanisch. Ein wichtiger Aspekt dabei ist, dass Paare von der Fixierung auf den Sexualverkehr wegkommen.

### 1.2.3 Sexualverhalten lernen

Kein Tier kann sich so stark an seine Umwelt anpassen und sich gleichzeitig seine Umwelt nach seinen Bedürfnissen schaffen, wie der Mensch. Seine Lernfähigkeit zeichnet ihn aus und führte dazu, dass er die Natur weitgehend beherrscht. Ohne Lernprozesse können wir uns die meisten unserer Fähigkeiten nicht aneignen, nicht die Sprache, nicht das Zusammenleben, ja nicht einmal unsere Ernährung. Lernen gilt auch für Sexualität, Liebe und Partnerschaft: Wird das Sexualverhalten der Tiere im Wesentlichen von Trieben und Hormonen gesteuert, so ist beim Mensch das Sexualverhalten in wesentlichen Teilen das Ergebnis von Lernprozessen (s. Kap. 1.1).

Die Frage nach dem Anteil von Umwelt und Vererbung in der Entwicklung des Sexualverhaltens ist zwar noch nicht letztlich geklärt. Die aktuelle Forschung geht aber davon aus, dass lediglich das Temperament eines Menschen genetisch festgelegt ist, was wiederum die Entwicklung der Persönlichkeit beeinflusst.

Biologische Voraussetzungen sind funktionierende Sexualorgane und Hormone. Ansonsten werden das Erleben, die Bedürfnisse, die Phantasien und das Verhalten auch in der Sexualität grösstenteils erlernt. Die gängige Meinung, «ich kann mich nicht anders verhalten, ich bin so, wie ich bin», stimmt nur bedingt. Die modernen Neurowissenschaften lehren uns, dass dem Menschen die Fähigkeit, Neues zu lernen, bis ins hohe Alter erhalten bleibt. Gerade in Liebe, Partnerschaft und Sexualität kann er – nach seiner sozialen Grundprägung in der Kindheit – von der Pubertät bis ins hohe Alter dazulernen.

Durch Wachstum und Entwicklung werden Haut und Schleimhaut mit unterschiedlich vielen Rezeptoren und Nerven für Empfindungen ausgebildet. So entstehen individuelle erogene Zonen und Berührung oder Druck im Bereich der Sexualorgane wird sehr unterschiedlich empfunden. Schon das Kind und später der Jugendliche und Erwachsene lernt durch ausprobieren, welche Berührungen angenehmer und welche unangenehmer sind. Durch Masturbation und Sexualität mit einem Partner geschehen weitere Lernschritte.

Wenn ein Mensch sein Verhalten beim Sex oder in der Partnerschaft ändern will, kann er das – mit Ausnahme der angeborenen Prägungen. Schafft er oder sie eine Verhaltensänderung nicht alleine, kann professionelle Hilfe in Form einer Sexual- oder Paarberatung resp. -therapie Unterstützung bieten. Verhaltensänderung und Prävention von gesundheitsschädigendem Verhalten ist auch im Sexual- und Partnerschaftsbereich prinzipiell möglich.

### 1.2.4 Persönlichkeitsentwicklung und Sexualität

Sexualität ist an Liebe und zwischenmenschliche Beziehung gekoppelt – zumindest bei den meisten. Sexualität schafft Intimität. Der Mensch als soziales Wesen lebt mit und von seinen Mitmenschen und muss oder kann seine mitmenschlichen Beziehungen lernen; in seinen Grundzügen in den ersten Kindheitsjahren, und in den Jahren darauf bildet er die Bindungen an seine Mitmenschen weiter aus. So entsteht ein Individuum mit einzigartiger Persönlichkeit. Die Sexualität wird im Laufe seines Werdegangs wesentlich durch seine Persönlichkeit und die sexuellen Erlebnisse ausdifferenziert. Deshalb sind auch das sexuelle Erleben, die sexuellen Phantasien und das Sexualverhalten individuell. Manche Menschen wünschen sich einen gleichwertigen Partner, andere einen unterwürfigen und sanften, wieder andere einen dominanten und überlegenen. Diese Ausprägung bestimmt die sexuellen Wünsche und Bedürfnisse. Sadomasochistisches Sexualverhalten wird durch die Persönlichkeit geprägt. In diesem Sinne ist es kein Zufall, wer bei der Sexualität gedemütigt werden will und Leder, Fesseln und Schmerzen liebt oder wer herrschsüchtig ist und dominantes Verhalten bevorzugt **(Abb. 1-6)**.

#### Macht als Aphrodisiakum

Die Mächtigen dieser Welt haben sich auch in erotischer Hinsicht mehr herausgenommen als früher ihre Untertanen und heute der Durchschnittsbürger. Der Sultan in Istanbul führte einen Harem, frühere Päpste sollen Mätressen gehabt haben, die russische Zarin Katharina die Grosse war für ihre Liebesaffären bekannt. «Freizügiger Sex» bei Mächtigen scheint also nichts spezifisch Männliches zu sein. Der gemeinsame Nenner ist, dass bei HerrscherInnen Machtgelüste auch das Sexualverhalten prägen können.

#### Sex, Aggression und Macht bei Männern

Heutzutage halten die «Mächtigen» keine Harems mehr wie damals der Sultan. Aber weit davon scheinen die heutigen sexuellen Ausschweifungen von einflussreichen Männern nicht immer zu sein, wie die berüchtigten Bunga Bunga, die durch den italienischen Ministerpräsident Berlusconi traurige Berühmtheit erlangten.

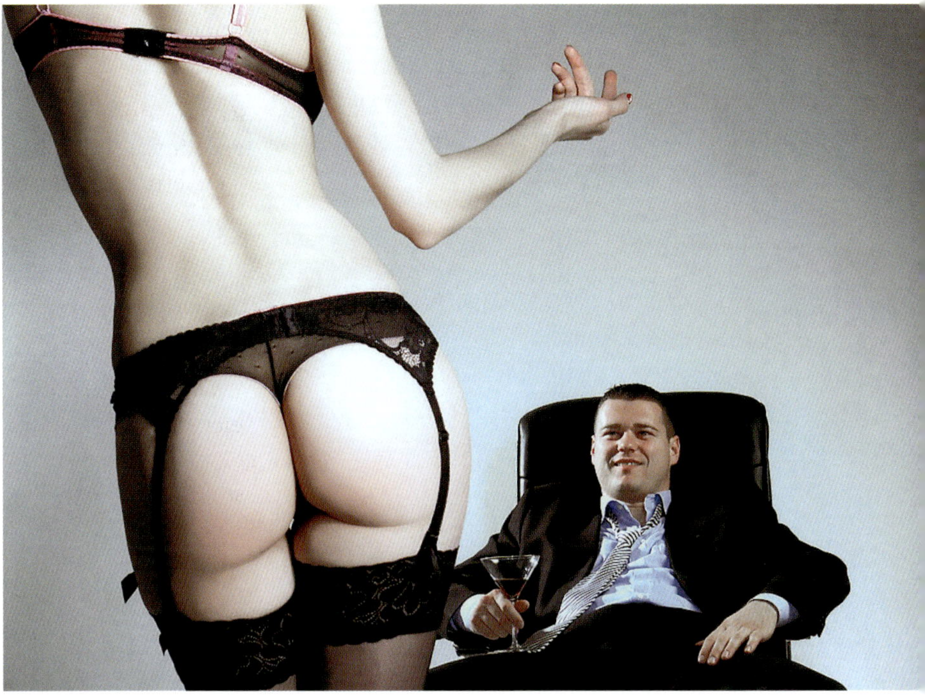

**Abbildung 1-6:** Wer ist hier wohl der Dominante? Sadomasochistische Vorlieben sind eng mit der Persönlichkeit eines Menschen verwoben. (Quelle: Shutterstock)

Bunga Bunga ist eine Bezeichnung für ungewöhnliche, teils auch ungewollte Sexualpraktiken. Die ursprüngliche Bedeutung des Ausdrucks ist ungeklärt. Weite Verbreitung fand die Bezeichnung Bunga Bunga im Zuge der Ruby-Affäre um den italienischen Ministerpräsidenten Silvio Berlusconi. In Italien fand der Ausdruck seither Einzug in den Sprachgebrauch und die Populärkultur. Der Ausdruck wurde ursprünglich im englischen Sprachraum zur Zeit des Kolonialismus verwendet und soll den Eindruck vermitteln, angeblich einer primitiven Sprache zu entstammen. Erwähnung fand der Ausdruck bereits im Jahre 1910 im Zuge des Dreadnought-Streichs. Bei der Aufklärung der Ruby-Affäre um das marokkanische Escort-Girl Karima el-Mahroug wird Bunga Bunga als «angebliche Angewohnheit des Hausherrn von Arcore, nach dem traditionellen Abendessen schöne Frauen und interessierte Gäste zu einer Art erotischem Dessert ins Separee einzuladen» beschrieben. Laut

Medienberichten ist der Ausdruck Silvio Berlusconi von Muammar al-Gaddafi als ein «Ritus in seinem afrikanischen Harem» bekannt. Durch die weltweite Aufmerksamkeit und die Berichterstattung zu diesem Fall fand auch die Phrase Bunga Bunga weite Verbreitung (http://de.wikipedia.org/wiki/Bunga_Bunga, 2.10.2011).
Einige amerikanische Präsidenten, wie John F. Kennedy und Bill Clinton, sind für ihre sexuellen Eskapaden bekannt geworden. Während den puritanischen Amerikanern die Affäre von Bill Clinton mit Monika Lewinsky sich zu einem Amtenthebungsverfahren führte, sahen die galanten Italiener grosszügig über die ausserehelichen Eskapaden ihrer politischen Führer hinweg. Silvio Berlusconi wurde wegen seiner «Bunga Bunga»-Skandale nicht nur angegriffen, sondern ebenso bewundert.

### Das weibliche Spiel mit der Macht beim Sex

Frauen verhalten sich den Männern nicht unähnlich, wenn sie in der Rolle der Stärkeren sind, wie das Beispiel der Zarin Katharina zeigt. Aber häufiger sehen wir, dass Frauen aus einer unterlegenen Position heraus mächtige Männer zu Fall bringen, in dem sie «weibliche» Waffen zum Einsatz bringen. So wimmelte es in der Tagespresse der letzten Jahre von Beispielen, in denen einfache Frauen prominenten Männern eine Vergewaltigung oder andere Formen sexuellen Missbrauchs vorwerfen. Die Beispiele Strauss-Kahn oder Jörg Kachelmann seien nur als die aktuellsten genannt. Auch wenn der Vorwurf vor Gericht nicht besteht, ist in der Regel der Ruf des «Mächtigen» unwiederbringlich zerstört.
Macht wirkt offensichtlich als Aphrodisiakum bei Männern und Frauen – und nicht nur bei den Mächtigen dieser Welt. Der gleiche Mechanismus spielt auch im «Kleinen». Machthungrige Männer befriedigen ihre sexuellen Gelüste, so der Hausherr mit seiner Hausangestellten, oder Sporttrainer und Chefs nutzen die Abhängigkeit ihrer Schützlinge aus. Dabei ist es nicht der vielbeschworene Sexual- oder Aggressionstrieb, der hier durchbricht. Es ist eher so, dass sich die Persönlichkeitsstruktur auf die Sexualität und den Umgang mit anderen Menschen auswirkt; zum Beispiel nutzt eine machthungrige Persönlichkeit mit einer wenig kultivierten Sexualität die Gunst der Stunde für solche Übergriffe aus.

Ausser bei der Masturbation gehört zur Sexualität immer ein Partner. Liebe, Erotik und Sexualität lebt aus einem Zusammenspiel von zwei Menschen. Bestehen zwischen zwei Partnern Dissonanzen, Meinungsverschiedenheiten oder unterschiedliche Lebensauffassungen, so wirkt sich das auf das sexuelle Verhalten oder Erleben aus. Bis zu 30 % der Sexualstörungen werden durch Probleme in der Partnerschaft ausgelöst. Umgekehrt können Beeinträchtigung der sexuellen Gesundheit die Sexualität und Partnerschaft schwer beeinträchtigen. Sexuell übertragbare Infektionen, anatomische Störungen, Krebserkrankungen oder Hormonstörungen sind Beispiele dafür.

### 1.2.5 Sexualität und Liebe im Wandel der Zeit

Nicht nur die Persönlichkeit prägt das Sexualverhalten, sondern auch der Zeitgeist. Wie bereits erwähnt, bestimmt die soziale Natur des Menschen seine Abhängigkeit von anderen Menschen in sozialer und wirtschaftlicher Hinsicht. Jugendliche sind in ihrer Persönlichkeit noch nicht ausgereift und stark beeinflussbar. Sie lassen sich von ihrer Peergroup, von den Eltern und von Idolen stark beeinflussen. Eltern und Lehrer geben vielleicht andere Ideale und Werte an die Jugendlichen weiter, was zu den bekannten Auseinandersetzungen zwischen «Jung und Alt» führt.

Aber auch Erwachsene sind beeinflussbarer, als sie meist zugeben. Sie sind in der Regel zwar überzeugt, eine eigene, quasi unabhängige Meinung zu haben. Dennoch wollen auch sie «in» sein und ihrer näheren oder weiteren Umgebung gefallen und imponieren. Das macht sie manipulierbar und anfällig für alle möglichen Modeströmungen. Die Geschichte liefert beliebig viele Beweise für die Beeinflussung von Menschen durch den Zeitgeist: Stramme Sozialisten werden glühende Verehrer von Hitler oder überzeugte Pazifisten ändern innert weniger Wochen ihre Ansichten und melden sich wie im Ersten Weltkrieg freiwillig für den Kriegsdienst. Der Zeitgeist und die herrschende Meinung üben einen grossen Einfluss auf Partnerschaft und Sexualität aus. Der einzelne Mensch ist an und für sich ein schwaches Wesen und beeinflussbar. Der deutsche Psychologe Peter Fiedler bringt dies auf den Punkt:

> Schockierte das öffentliche Gewissen vor 200 Jahren noch der Anblick eines nackten Damenknöchels, so sorgte noch in den 1960ern ein nackter Busen im Kinofilm für Skandale. Um die Zuschauer heute bei der Stange zu halten, dringen

> die Medien immer tiefer in die Tabuzonen vor und peppen bereits das Vorabendprogramm mit der Darstellung destruktiver sexueller Empfindungen und Praktiken wie Hass, Eifersucht, Macht sowie Missbrauch oder Vergewaltigung auf. *(Fiedler 2010, S. 180)*

Bis ins 20. Jahrhundert hinein bestimmten in unserer Kultur religiöse Auffassungen und kirchliche Vorschriften die Sexualität des Einzelnen und das Zusammenleben der Ehepaare. Voreheliche Sexualität kam selten vor und wurde geächtet, die Frau sollte keusch in die Ehe gehen und der Mann suchte höchstens Prostituierte auf, was manchmal geduldet wurde. Wer gegen die strengen Sittengesetze verstiess, wurde ausgegrenzt, geächtet und manchmal schwer bestraft. Homosexuelle wurden verfolgt und ausgegrenzt. Noch in der ersten Hälfte des 20. Jahrhunderts war eine Heirat mit einem Menschen anderer Religion praktisch unmöglich.

Selbst eine Ehe zwischen Katholiken und Protestanten führte zumindest zu einem Familiendrama und kam kaum vor. Ehescheidungen stellten die absolute Ausnahme dar. Die Frau war in allen Gesellschaftsschichten benachteiligt. In der Ehe bestimmte der Mann die Geschicke der Familie und die Frau hatte sich ihm unterzuordnen, auch in der Sexualität. Bei Eheschwierigkeiten hatte die Frau das Nachsehen.

Masturbation galt im 19. Jahrhundert als sündig und widernatürlich. Ärzte versuchten zwar, die Sexualität aus den Klauen der Kirche zu befreien, waren aber selbst noch stark im Zeitgeist verhaftet. So glaubten sie, Masturbation würde zu Gesundheitsschäden wie Rückenmarksschwund und Geisteskrankheit führen. Erst im 20. Jahrhundert änderten die Mediziner die Ansichten über die Masturbation und zwar in dem Masse, wie die Medizin die Ursachen von Krankheiten verstehen lernte. Es gab keine sichere Verhütung, Schwangerschaftsabbruch war verboten und wurde mit Gefängnis bestraft.

Im Verlauf des 20. Jahrhunderts veränderte sich die Einstellung zu Sexualität sowie Liebe und Partnerschaft gewaltig. Die Liberalisierung der Sexualität führte zu einem Wandel im Denken, Fühlen und persönlichen Leben – grundlegender als je zuvor. Die sexuelle Befreiung der Sozialisten, die Frauen- und die Homosexuellenbewegungen beeinflussten das partnerschaftliche und familiäre Zusammenleben sehr stark.

Der medizinische Fortschritt der letzten hundert Jahre veränderte die Sexualität und Partnerschaft massgebend. Wir verfügen heute über enormes Wissen in allen Bereichen der Sexualität und sexuellen Gesundheit. Jedermann hat Zugang zu diesem Wissen und die Menschenrechte bezüglich «sexual health» sind in den Gesetzen verankert. Die Forderungen der Aufklärung scheinen erfüllt.

Zudem verleihen medizinische Errungenschaften – wie die Antibabypille sowie Antibiotika, Medikamente und Impfungen gegen STI, ärztliche Diagnostik und Behandlung – dem Menschen sexuelle Gesundheit und zusätzliche Freiheit sowie Selbstbestimmung. Die Liberalisierung der Sexualität im 20. Jahrhundert hat beim Individuum zu einer enormen Veränderung im persönlichen Leben geführt. Die Forderungen der sexuellen Revolution der Studenten, der Frauenbewegung und der Homosexuellenaktivisten wurden in unserer Gesellschaft grösstenteils umgesetzt.

Es bleibt die Frage: Wurden die Erwartungen an die sexuelle Liberalisierung damit tatsächlich erfüllt?

Sie werden schon vermuten, dass die Antwort – wie so oft – nicht mit einem einfachen Ja oder Nein beantwortet werden kann. Beginnen wir mit dem Positiven.

### 1.2.6 Sexualität und Liebe heute

Heute gehen Menschen eine Partnerschaft aus Liebe ein. Äussere Zwänge – von Familie oder Gesellschaft – spielen bei der Partnerwahl kaum mehr eine Rolle. Selbst sogenannte «Mussheiraten» wegen einer ungeplanten Schwangerschaft kommen selten vor. Frauen bestimmen ihr Schicksal selber und können sich scheiden lassen. Geschiedene Eheleute leben ohne ausgegrenzt zu werden mit gesicherter Existenz. Soll man den Befragungen glauben, so scheinen zwei Drittel der Bevölkerung mit ihrem Sexualleben weitgehend oder sogar sehr zufrieden sein. Heute leben die meisten Paare in einer gleichwertigen Partnerschaft, in der oft auch die Frau die Initiative zur Sexualität ergreift. Das Paar entscheidet selbst, wie es seine Sexualität leben will.

Diese Fortschritte gelten aber keineswegs für «innere Zwänge» oder Emotionen, die psychologischer Natur sind. Ein Drittel der Paare soll unter Sexualproblemen leiden. Mit der Ideal-Vorstellung, guter Sex gehöre zu einer befriedigenden Partnerschaft, vermitteln die Medien überhöhte Ansprüche an Sexualität – das bleibt nicht ohne Wirkung auf die Paare. Sexualität wird häufig als unbefriedigend erlebt. Nicht selten sind Sexualstörungen, vermindertes Selbstwertgefühl und Probleme in der Partnerschaft die Folge.

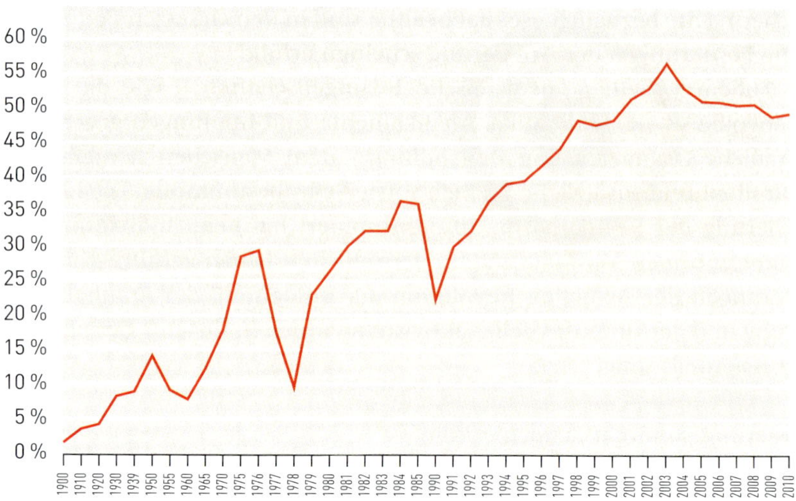


**Abbildung 1-7:** Verlauf der Scheidungsraten in Deutschland 1900–2010. Seit 1900 stieg die Scheidungsrate (Scheidungen pro Eheschliessungen) in den deutschsprachigen Ländern um mehr als das 20-Fache. (Quelle: Statistisches Bundesamt Deutschland 2011)

Eine weitere gewichtige Schwierigkeit der heutigen Partnerschaften stellen Paartherapeuten beim alltäglichen Zusammenleben und der Konfliktbewältigung fest. Mangelnde Fähigkeiten, den gemeinsamen Alltag und die Beziehung zu gestalten, führen häufig zu unproduktiven Streitigkeiten bis zur Zerrüttung der Partnerschaft. Menschen trennen sich häufiger als früher. In den westlichen Industrienationen erreichte die Scheidungsrate innert weniger Jahrzehnte ein historisches Hoch **(Abb. 1-7)**. Im Jahre 2009 lag die Scheidungsrate in Deutschland bei 49,4 %, in der Schweiz bei 47,7 % und in Österreich bei 46 %. Heute beträgt die durchschnittliche Ehedauer nur noch etwa 14 Jahre, und bereits im siebten Jahr trennen sich am meisten Ehepaare **(Abb. 1-8)** Ein neuer Begriff wurde von Psychologen und Public-Health-Experten geboren: serielle Monogamie. Der deutsche Psychologe Peter Fiedler beschreibt es folgendermassen:

> [Es] zeigt sich das Phänomen der seriellen Monogamie inzwischen auch in ehelichen Bindungen. Die Scheidungsrate ist seit den1970er-Jahren kontinuierlich gestiegen. Entsprechend den Daten des Statistischen Bundesamtes hält eine Ehe ohne Kinder inzwischen durchschnittlich nur noch sechs Jahre. Auch der Anteil Spätscheidungen ist deutlich angewachsen: Zur Trennung kommt es häufig dann,

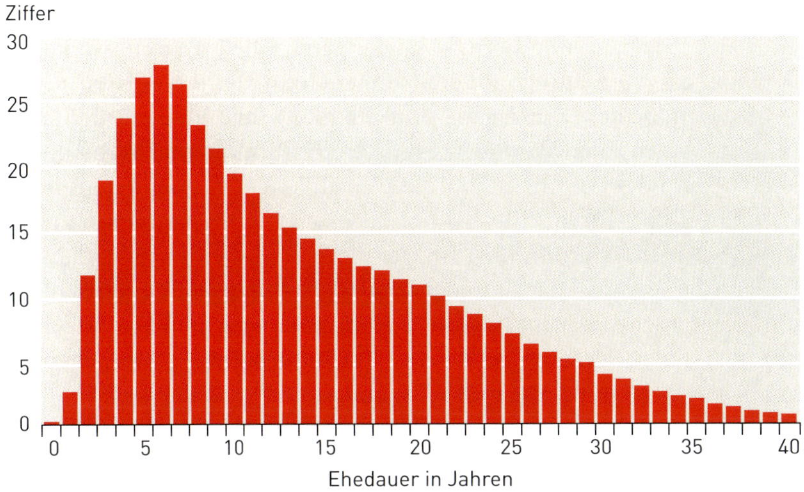


**Abbildung 1-8:** Ehescheidungen je 1000 Ehen gleicher Dauer in Deutschland 2009. Das verflixte siebte Ehejahr: Nach sieben Jahren werden die meisten Ehen geschieden. (Quelle: Statistisches Bundesamt 2011)

> wenn die Kinder erwachsen werden und das Elternhaus verlassen. Ohne Erziehungsaufgabe wissen viele Paare offenkundig nur noch wenig mit sich anzufangen. *(Fiedler 2010, S. 178)*

Meiner Erfahrung nach bringt der letzte Satz des Zitates das grösste Problem des Unternehmens Partnerschaft auf den Punkt: Viele Paare wissen oft nur noch wenig mit sich anzufangen, sie langweilen sich auch in der Sexualität. Früher, als eine Trennung kaum möglich war, lebten die Paare in dem Bewusstsein, dass es den perfekten Menschen nicht gibt und jeder seine Fehler hat. Diese Einstellung bringt mehr Toleranz und mehr Durchhaltevermögen bei Konflikten. Heute geben Paare schneller auf und sind weniger belastbar: «Wenn es halt nicht geht, dann trennen wir uns besser», hört man oft. Dahinter steht nicht Bosheit, sondern Unwissenheit und falsche Information. «Ich bin halt so und stehe zu mir», sagte mir letzthin eine junge Frau, die ihre erste grosse Liebe kürzlich verliess, weil sie den Sex langweilig fand.

Es ist noch nicht Allgemeingut geworden, dass Partnerschaften gestaltet und gepflegt werden müssen. Viele Menschen sind darin insuffizient, ungeschickt und verfügen nicht über das notwendige Einfühlungsvermögen. Manche Menschen leben ihre Partnerschaft, als ob sie auf eine Eingebung von oben warteten. Eine Partnerschaft zu führen muss genau so gelernt werden wie das Führen von Mitarbeitern oder der Umgang mit dem «schwierigen» Chef. Paaren ist kaum bewusst, dass Beziehung und Sexualität gelernt werden müssen.

Glaubt man den Umfragen, sind allerdings bei Jugendlichen und jungen Erwachsenen Werte wie Treue, Verlässlichkeit und Verbindlichkeit wieder hoch im Kurs – und sie bleiben länger zusammen als noch vor ein paar Jahren. Gleichwohl leben sie ihre Partnerschaft im Bewusstsein, dass sie kündbar ist. Der Reiz eines Abenteuers verliert an Bedeutung, so dass Quickies oder One-Night-Stands in breiten Schichten nicht mehr gesucht werden. Sexualität wird bewusst in einer treuen Zweierbeziehung gelebt. Der Traum der jungen Menschen ist eine Liebesbeziehung, die möglichst andauert. Die Ideen der 68er Studentenrevolte von «freier» Sexualität sind passé.

> Die Siebziger waren ja eine andere Zeit: Sex Drugs und Rock'n'Roll. Das verstehen die Leute heute kaum mehr. Damals bedeutete eine sexuelle Beziehung nichts. Sex machte Spass. Es war eine kurze Zeit zwischen Geburtenkontrolle dank Pille und Aids. Aids veränderte die Welt. *(Roman Polanski 2011, S. 71)*

Hingegen will ein Teil der jungen Menschen keine festen Beziehungen eingehen oder möglichst viele Jagdtrophäen zeigen, und bleibt in oberflächlichen Beziehungen mit häufigem Partnerwechsel. Die Aids-Bedrohung in den 1980er- und 1990er-Jahren dämmte die Promiskuität etwas ein. Aber in diesem Jahrhundert wurde Aids behandelbar und die Risiken von häufig wechselnden Partnern verdrängt. Die Promiskuität eines Teils junger Menschen stieg wieder an, wodurch sich sexuell übertragbare Viren und Bakterien wieder leichter verbreiteten. Die Fälle von Syphilis, Chlamydien und Gonorrhö erhöhten sich im ersten Jahrzehnt dieses Jahrhunderts wieder deutlich.

### 1.2.7 Partnerwahl nach Gefühl oder Verstand?

Die Partnerwahl unterliegt ebenfalls kulturell und gesellschaftlich beeinflussten Einstellungen zu Sexualität, Liebe und Ehe. Das zweiteilige mittelalterliche Frauenbild von der reinen, heiligen Maria mit der unbefleckten Empfängnis und der schmutzigen Hure prägte bis vor kurzem die Einstellung von Frau und Mann zur Sexualität und Ehe. Bis ins 19. Jahrhundert hinein bestimmten die häufig schlechten wirtschaftlichen Verhältnisse und äusseren Zwänge die Wahl des Partners: Der gesellschaftliche Stand, die Familie und die Notwendigkeit, die Familie wirtschaftlich versorgen zu können. Heiraten war kaum eine

Herzensangelegenheit, sondern nüchternes Kalkül, bei dem die Eltern die Wahl bestimmten.

Erst im 19. Jahrhundert wurde die Liebesheirat zum Ideal. Der Mann bewarb sich mit vielen Emotionen um seine Angebetete, zu der er hinaufschaute wie zur heiligen Maria. Extremer Liebestaumel in der Hoffnung und tiefste Depression bei Liebeskummer kennzeichneten die Vorstellung. Bezeichnenderweise wurde in dieser Zeit auch erst das Wort Sexualität «erfunden». Romantische Träume wie ewige Liebe mit Leidenschaft und unbeschreiblich starkem Gefühl von erotischem und sexuellem Begehren prägten die Einstellung. Die Liebe gipfelt in einer glamourösen weissen Hochzeit und der leidenschaftlichen Hochzeitsnacht. Was nach der Hochzeit passierte wurde kaum je beschrieben. Dieses übertriebene romantische Ideal von wahrer Liebe mit starken Emotionen, jenseits jeglicher Vernunft und ohne Verstand finden wir in der einen oder anderen Form noch in heutigen Vorstellungen wieder.

Fragt man heute junge Menschen, nach welchen Kriterien sie sich ihren Partner ausgesucht haben, antworten viele: «Ich weiss es nicht genau, bei uns hat es einfach gefunkt und wir waren verliebt.» Berechnende oder rationale Argumente werden kaum ins Feld geführt. Analysiert man jedoch die heutigen Partnerwahlen, so bemerkt man in der Praxis doch viele rationale und berechnende Fakten. Unschwer können Sie feststellen, dass die meisten sich «standesgemäss» verliebten. Die Schönen und die Reichen bleiben meist auch heute noch unter sich. Akademiker suchen ihresgleichen. Eine sportliche Frau sucht sich einen sportlichen Mann usw. Die Partnerwahl geschieht also nicht nur nach unbewussten Liebesgefühlen, wie viele Menschen vorgeben.

Aber zwischen wem funkt es nun? Viele Menschen wählen ihren Partner nach unbewussten Kriterien, die stark gesellschaftlich und biologisch geprägt sind: Frauen verlieben sich in einen Mann, der ihnen wirtschaftliche und persönliche Sicherheit gibt, meist etwas älter, etwas grösser ist, eben ein richtiger Mann (zum Anlehnen). Ein Klischee? Trotz aller Emanzipation veränderten sich diese Kriterien in den letzten 100 Jahren nur wenig.

Partnerwahl orientiert sich stark an unbewussten, oft emotionalen Kriterien. Bei vielen Paaren bewährt sich diese unbewusste Partnerwahl. Meine Praxiserfahrung zeigt auch, dass sich die meisten Paare nicht in erster Linie trennen, weil sie nicht «zusammenpassen». Häufig würden etwas mehr Ausdauer und das Lernen neuer Beziehungsabläufe schmerzhafte Trennungen verhindern.

Und doch wäre es vielfach hilfreich, sich unbewusster Wahlkriterien bewusst zu werden. Sie können sich über die eigenen Motive und Kriterien durch Selbstbeobachtung und Gespräche mit Freunden oder einem Psychotherapeuten klarer werden. Sich folgende Fragen zu stellen hilft dabei: Will ich mit meinem Partner Kinder? Will ich nur eine Sexbeziehung? Brauche ich einen Partner, um mich zu trösten? Will ich einen treuen, langjährigen Partner? Welchen Stellenwert soll die Sexualität haben? Welcher Beruf kommt in Frage? Welche Hobbys möchte ich weiterführen oder mit dem zukünftigen Partner teilen? Kann ich mir eine Partnerschaft mit einem süchtigen Menschen (Spielsucht, Drogen- oder Alkoholabhängigkeit) vorstellen? Welche Charaktereigenschaften soll mein Zukünftiger haben? Würde ich Seitensprünge tolerieren? Wie wichtig ist mir das Gespräch und intellektueller Austausch? Stört es mich, wenn der Partner eine sexuell übertragbare Infektion hat oder unter ihr leidet? Welche STI nehme ich in Kauf, welche will ich keineswegs? Wie will ich verhüten?

Es lohnt sich, sich über die eigenen Kriterien bei der Partnerwahl klar oder bewusst zu werden. Manch unglückliche Liebe und Partnerwahl könnte vermieden werden.

### 1.2.8 Testosteronspiegel und Sexualität

Ein Mann mit viel Testosteron hat vor allem Sex im Kopf, geht auf Frauen los, ist allzeit bereit – so ein weitverbreitetes Klischee.

Welche Wirkung hat Testosteron wirklich auf den Mann? Kann ein Testosteron strotzender Mann gar nicht anders, als jede Gelegenheit zum Sex suchen und ausnutzen? Das würde bedeuten, dass ein «richtiger Mann» sein Sexualverhalten gar nicht den Risiken bezüglich Aids und anderen STI anpassen kann.

Die Frage nach der Wirkung von Testosteron beschäftigte die Wissenschaft seit Jahrzehnten und letztlich ist sie noch nicht abschliessend geklärt. Klar ist: Testosteron macht den Mann zum Mann. Während der Pubertät bewirkt es die Reifung von Penis und Hoden sowie die Entwicklung der sekundären Geschlechtsmerkmale wie Körperbehaarung, Bartwuchs, Kehlkopf. Testosteron regelt die Spermienproduktion und darüber hinaus den Muskelaufbau. Beim Mann wird das Testosteron zu 95 % in den Hoden produziert. Nach Beendigung der Pubertät kommt es nur zu geringfügigen Schwankungen des Hormonspiegels im

Blut. Es besteht ein leichter Tagesrhythmus mit Höchstwerten gegen Mittag. Ab dem vierzigsten Altersjahr nimmt die Testosteronproduktion pro Jahr um 1,2 % ab. Interessant ist nun, dass kaum ein Zusammenhang von sinkendem Testosteronspiegel und verminderter Libido (sexuelles Verlangen) besteht. Testosteron scheint zwar die Voraussetzung für sexuelles Verlangen zu sein, aber wenn ein halbwegs normaler Testosteronspiegel besteht, bestimmen andere Faktoren die Stärke der Libido. Bekannt sind soziale und psychologische Faktoren, die zu einer Libidoverminderung führen wie Partnerschaftskonflikte, psychische Probleme, Angst vor sexuell übertragbaren Krankheiten, Angst vor ungewollter Schwangerschaft. Diese Beobachtungen werden auch an Beobachtungen an Männern um die 50 in der «Midlife Crisis» bestätigt, die einen «zweiten Frühling» erleben und plötzlich wieder ein sehr aktives Sexualleben pflegen.

Schon seit Jahrtausenden sucht die Menschheit vergeblich nach aphrodisierenden Mitteln: Männer schluckten oder kauten alles Mögliche, meist ohne den gewünschten Effekt, hingegen mit zahlreichen Nebenwirkungen. So auch beim Testosteron: Bodybuilder schlucken es zwar erfolgreich, um ihre Muskeln aufzublasen. Allerdings fehlt bis heute der Nachweis, dass Testosteron gegen Libidostörungen, Impotenz oder bei zu schnellem Samenerguss hilft.

Im Zusammenhang mit risikoreichem Sexualverhalten wurde auch immer wieder diskutiert, inwieweit ein hoher Testosteronspiegel Männer aggressiv und risikofreudiger macht. Sogar das Gegenteil zeigt eine Doppelblindstudie von Eisenegger et al. (2010) in der renommierten Zeitschrift *Nature*. 120 Probanden mussten in einem Spiel um Geldbeträge faire oder unfaire Angebote machen. Die einen erhielten 0,5 mg Testosteron und die anderen ein Placebo. Versuchspersonen und Versuchsleiter wussten nicht, wer ein Placebo oder Testosteron erhalten hatte. Es war die Frage, ob Testosteronprobanden eine riskantere, aggressivere und selbstbezogene Strategie wählen würden. Das Gegenteil war der Fall. Die testosterongestärkten Probanden verhielten sich besonnener, fairer und bescheidener. Interessanterweise machten diejenigen, die fälschlicherweise glaubten, Testosteron erhalten zu haben, besonders unfaire und risikoreiche Angebote. Nicht Testosteron, sondern der Glaube an Testosteron machte also risikofreudig.

Männer und Frauen sind unabhängig vom Testosteronspiegel durchaus in der Lage, ihr Sexualverhalten zu steuern. Das Hirn dominiert die Hormone. Jeder Mensch kann sich mittels seiner Vernunft und entsprechendem Wissen durchaus angemessen verhalten. Will er Gefahren angemessen begegnen, so gelingt ihm das auch, falls er über die notwendige Einsicht verfügt. Testosteron macht ja nicht dumm. Männer und Frauen haben dasselbe Interesse, sich nicht mit einer sexuell übertragbaren Krankheit anzustecken. Wer möchte schon krank werden oder vielleicht lebenslang unter den Folgen einer HIV-Ansteckung leiden.

### 1.2.9 Unterschiede zwischen Mann und Frau

Noch vor 150 Jahren sprachen Philosophen und selbst Mediziner den Frauen jegliches sexuelles Erleben ab. Frauen und Männer wurden wie unterschiedliche Arten betrachtet. Erst vor etwa 100 Jahren räumten einige mutige Ärzte und Psychiater der Frau auch das Recht auf sexuelles Erleben ein. Im Zuge der Frauenbewegung wurde auch in sexueller und partnerschaftlicher Hinsicht Gleichheit zwischen Frau und Mann gefordert, was prinzipiell nicht falsch ist. Nicht selten wurden aber biologische Unterschiede der Geschlechter nicht erkannt oder verleugnet, was für das Zusammenleben von Mann und Frau auch nicht wirklich hilfreich war.

Die Pioniere der Sexualmedizin Masters, Johnson und Kaplan postulierten vor 40 Jahren ein Modell der sexuellen Reaktion, das den Sexualverkehr in eine zeitliche Abfolge von Verlangen, Erregung, Plateau-, Orgasmus- und Entspannungsphase einteilt, welches für Mann und Frau als identisch betrachtet wurde. Nach diesem Modell wurden auch die sexuellen Störungen eingeteilt und definiert, wie wir sie heute noch in den Lehrbüchern finden. Es ist insbesondere das Verdienst der kanadischen Sexualforscherin Rosemary Basson, die in ihren Veröffentlichungen bereits 2001 nachwies, dass dieses Modell mit dem sexuellen Erleben und den sexuellen Störungen besonders bei Frauen häufig nicht übereinstimmt. Es ist stark verkürzt, zu schematisch und «biologistisch»:

> Obwohl Frauen sicherlich «spontanes» sexuelles Verlangen empfinden, scheint dies bei sexuell gesunden Frauen selten zu sein bzw. gänzlich zu fehlen. In langfristig monogamen Partnerschaften scheinen sexuelle Erlebnisse von einem Zustand der sexuellen Neutralität auszugehen. […] Frauen sprechen von vielen Gründen, Lust auf Sexualität zu haben, die über spezifisch sexuelles Verlangen oder den «Geschlechtstrieb» hinausgehen. Sie sprechen von einem Bedürfnis, sich dem Partner durch gegenseitige Berührungen und Liebkosungen mit allen

> Sinnen emotional nahe zu fühlen. Es ist ein nonverbaler Weg, Zuneigung zu zeigen oder zu vermitteln, dass man den Partner vermisst hat, oder zu bestätigen, dass ein Streit vorüber ist, oder einfach der Wunsch, dem Partner Liebe zu schenken. (Basson 2002)

Sexualität und sexuelles Erleben ist individuell. Und doch gibt es bei Mann und Frau typische Unterschiede, die biologisch und kulturell bedingt sind. Das Modell der sexuellen Reaktion von Masters und Johnson trifft auf Männer viel besser zu als auf Frauen. Männer entspannen sich nach dem Orgasmus (Samenerguss) schnell. Bei Frauen tritt die Entspannung weniger deutlich und langsamer ein. Deswegen können Frauen viel eher mehrere Orgasmen nacheinander bekommen, während es beim Mann nur zu einem Orgasmus kommt oder erst nach einer Entspannungsphase und etwas Anstrengung zu einem zweiten Orgasmus.

Männer brauchen Sexualität wegen der schnell eintretenden Entspannungsphase öfters auch als Abbau von Stress. Kommen sie von der Arbeit gestresst nach Hause, beruhigt sie Sex häufig, sie können herunterfahren, sind dann entspannt und kommen wieder auf andere Gedanken. Frauen ticken da meist anders: Probleme in der Partnerschaft, am Arbeitsplatz oder woanders, absorbieren sie emotional oft nachhaltig. In dieser Situation denken sie meist zuletzt an Sex und lassen sich auch nicht gerne verführen. Frauen werfen in diesem Zusammenhang den Männern manchmal vor, sie dächten nur an Sex, beim Sex sei ja gar keine Liebe mehr dabei, sie würden Frauen ja nur als Antistressmittel brauchen. Aber warum eigentlich nicht? Partnerschaft soll ja auch die Funktion haben, dem anderen in emotional angespannten Situationen zu helfen. Männer können Frauen besser auf eine andere Art und Weise behilflich sein. Wie man dem Partner über den Berg hilft, ist individuell, und jedes Paar soll da seine Wege finden.

Ein ähnlicher Unterschied besteht bei der Versöhnung nach Streitigkeiten. Für viele Männer kann die schönste Nebensache der Welt auch ein Versöhnungsakt bedeuten. Sie wollen den Frauen zeigen, wie gern sie sie haben und dass dieser kleine Streit doch nicht der Rede wert ist. Und tatsächlich schafft Sexualität wieder Nähe und Vertrautheit. Manche Frauen können das nicht. Für sie muss zuerst eine schöne Stimmung geschaffen werden, bevor sie wieder sexuell erregt werden können. Das ist tatsächlich ein sehr häufiger Unterschied: Frauen wollen umworben werden, sich aufgehoben und wohl fühlen, bevor sie sich auf Sexualität einlassen. Der Mann soll es sich nicht zu einfach machen. Diesen Unterschied kann man wohl vor allem auf die unterschiedlichen kulturellen Sichtweisen von Männer- und Frauenrollen zurückführen. In unserer Kultur lernen Mädchen, sich zu zieren und erobert zu werden, nicht viel anders, wie bei Prinzessinnen aus dem Märchenbuch. Auch gibt es Paare, bei denen Männer «weiblich» empfinden und Frauen männlich, ein weiterer Hinweis, dass diese Unterschiede nicht biologischer Natur sind.

Männer wollen stark sein und erobern, dazu gehört auch die Vorstellung «Männer wollen immer». «Leider» können sie nicht immer, denn dafür sind sie von Natur aus viel weniger gut ausgestattet: Erstens ist die Erektion störanfällig, zweitens kann das Sperma nicht so schnell produziert werden wie die Vaginalflüssigkeit und drittens tritt die Entspannungsphase schneller und stärker ein, so dass Männer nicht so schnell wieder zu einem Orgasmus kommen.

Hingegen können Frauen immer, wenn sie nur «wollen»: Die Erregungsphase wird nicht durch Erektionsprobleme gestört, Vaginalflüssigkeit kann innert Sekunden in grossen Mengen über längere Zeit bereitgestellt werden und nach einem Orgasmus kann die Frau in kurzer Zeit wieder zu einem oder mehreren Orgasmen kommen – so die biologischen Unterschiede.

Ob die Unterschiede im sexuellen Verhalten und Erleben biologisch oder kulturell bedingt sind, spielt für den Alltag eines Paares keine Rolle. Das Entscheidende ist, dass sie sich der Unterschiede bewusst werden, darüber sprechen können und für ihre Partnerschaft entsprechende Lösungen erarbeiten können: «Talking Sex» heisst das Zauberwort für eine erfüllende Sexualität.

### 1.2.10 Sexualtrieb und Selbsterhaltungstrieb

Ist der Sexualtrieb beim Menschen von Natur aus so mächtig, dass er seinem Sexualtrieb ausgeliefert ist und sein sexuelles Verlangen und Verhalten gar nicht steuern kann? Hilft Aufklärung über sexuell übertragbare Infektionen zur Verhinderung von Neuansteckungen? Frühere Vorstellunge von Trieben lehnen sich an damalige Erkenntnisse über physikalische Energie an. Sie betrachteten den Sexualtrieb als eine Art Energie, die sich im Menschen immer mehr aufstaut, bis gleichsam das Fass überläuft resp. die Energie abgeleitet werden muss, sodass Menschen mit zu viel Sexualenergie die Sexualität ausleben müssen und die Sexualität nicht im Zaune halten können. Diese «physikalische», einfache Vorstellung entstand um 1900 (z.B. bei Freud), ist zwar längst überholt, aber manch einer glaubt dennoch daran. Teilweise fliesst diese Vorstellung immer noch in Präventionsvorstellungen ein.

Heute definieren Sexualmediziner den Sexualtrieb ganz anders:

> Es handelt sich [beim Trieb] gleichsam um die neurobiologische «Hardware» des Sexualverlangens, um die Grundenergie, deren ultimativer Zweck die Reproduktion und aus heutiger Sicht (im Verlauf der Stammesgeschichte zunehmend stärker) auch die soziale Bindung ist. *(Beier 2005, S. 246)*

Damit ist gemeint, dass das sexuelle Verlangen neben biologischen Faktoren (z.B. Hormone) vor allem von zwischenmenschlichen Beziehungen geprägt ist und der Einzelne durchaus Einfluss auf sein Sexualverhalten nehmen kann.

Der zweite wichtige Trieb des Menschen ist der Selbsterhaltungstrieb, der das Überleben des Individuums und der Menschheit sichert. Besteht die Gefahr der Ansteckung mit einer lebensgefährlichen Krankheit, wie das bei HIV, Hepatitis B und C und auch Syphilis der Fall ist, fragt sich, was beim Menschen überwiegt: sexuelles Begehren oder Schutz vor Krankheit und Tod. Eine anschauliche Antwort auf diese Frage zeigt folgendes Beispiel: Ein Pärchen liegt an einem romantischen Plätzchen **(Abb. 1-9)** und ist gerade im Begriff, sich zu lieben. Beide sind voller Leidenschaft, als sie plötzlich eine Schlange hören und Sekunden später auch sehen. Und nun, was tun sie? Sie versuchen sich sofort in Sicherheit zu bringen. Ohne es zu realisieren, verschwindet die sexuelle Erregung bei beiden. Ihre ganze Aufmerksamkeit richtet sich auf die Schlange und wie sie sich in Sicherheit bringen können.

So würden sich schätzungsweise 99,9% der Menschen verhalten. Die Sicherung und Rettung des Lebens und der eigenen Gesundheit sind beim Menschen eindeutig wichtiger als Lust, Sexualität und Begierde. Die Natur des Menschen lehrt uns, dass der Selbsterhaltungstrieb über den Sexualtrieb dominiert. Der Mensch versucht immer Schmerz, Krankheit, Verletzung und Tod zu vermeiden. Dies hat Priorität über alle anderen menschliche Bedürfnisse inklusive Lust, Sexualität und Fortpflanzung.

Und wenn die Gefahr einer Ansteckung mit einer sexuell übertragbaren Infektion droht? Selbst bei einer relativ harmlosen sexuellen

Infektion wie Gonorrhö oder Chlamydien erschrecken die meisten, wenn sie beim Partner während dem Liebesspiel, eitrigen Ausfluss am Penis oder den äusseren weiblichen Sexualorganen bemerkt. Selbst im Zustand hoher Erregung vergeht die Lust blitzschnell. Die Angst vor Ansteckung und Krankheit überwiegt, erst recht, wenn es sich um eine potentiell tödliche STI handelt.
Der Mensch ist also durchaus in der Lage, sein Sexualverhalten zu steuern und kann sich bewusst vor einer HIV- oder anderen sexuell übertragenen Infektion schützen.

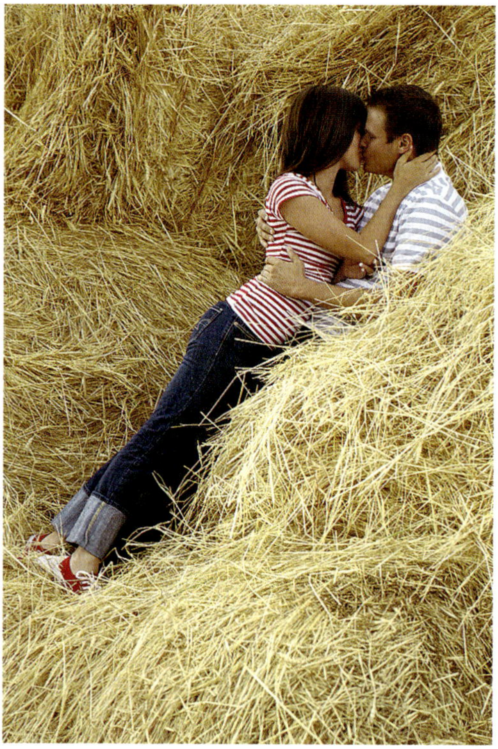

**Abbilung 1-9:**
Pärchen im Heu.
Was wenn plötzlich eine Schlange auftaucht? Jegliche erotischen Regungen wären null Komma plötzlich weg. Der Selbsterhaltungstrieb obsiegt beim psychisch ausgeglichenen Menschen.

# 2 Sexuelle Gesundheit und sexuell übertragbare Infektionen

## 2.1 Definition sexuelle Gesundheit

Die Weltgesundheitsorganisation WHO definierte 1975 erstmals sexuelle Gesundheit:

> Sexuelle Gesundheit ist die Integration der somatischen, emotionalen, intellektuellen und sozialen Aspekte sexuellen Seins auf eine Weise, die positiv bereichert und Persönlichkeit, Kommunikation und Liebe stärkt. Grundlegend für dieses Konzept sind das Recht auf sexuelle Information und das Recht auf Lust. […] Die Vorstellung sexueller Gesundheit impliziert also eine positive Einstellung zur menschlichen Sexualität und der Zweck sexueller Gesundheitspflege sollte nicht nur Beratung und Betreuung bei Fortpflanzung und sexuell übertragbaren Krankheiten sein, sondern die Verbesserung der Lebensqualität und persönlicher Beziehungen. *(WHO 1975, S. 1)*

Die Definition der sexuellen Gesundheit hängt eng mit den universalen Menschenrechten zusammen und beinhaltet das Recht auf körperliche Integrität und Unversehrtheit sowie auf befriedigende, sichere sexuelle Erfahrungen frei von Zwang, Diskriminierung und Gewalt. Sie schliesst ebenso das Recht auf Informationen über sexuelle Funktionsstörungen, Verhütungsmethoden sowie Prävention und Behandlung sexuell übertragbarer Krankheiten ein.

Die WHO hebt nicht nur die Gesundheit des Einzelnen hervor, sondern auch diejenige des Paares, schliesslich gehören zum Sexualverkehr immer zwei Partner. Ist ein Partner seelisch oder körperlich krank, wirkt sich dies unmittelbar auf die Sexualität des Paares aus. Das Wohl des Partners oder der Partnerin im Auge zu haben, ist für die eigene sexuelle Gesundheit unabdingbar. Zur Sexualität gehört immer eine gute Stimmung, das heisst selbstverständlich auch, die Verantwortung für die sexuelle Gesundheit des Partners zu übernehmen. Ganz offensichtlich wichtig in Bezug auf sexuell übertragbare Infektionen (STI): Sorge ich dafür, dass ich nicht mit einer sexuell übertragbaren Infektion angesteckt werde, kommt das auch meiner Partnerin zugute. Ich will dem Partner weder körperliche noch seelische Schmerzen zufügen und ihn nicht beleidigen oder erniedrigen. Deshalb beinhaltet die Definition der WHO auch, dass Sexualität immer in einer Atmosphäre der Vertrautheit, des Wohlwollens und frei von Druck, Gewalt und Schmerz sein soll. Anders gesagt sollen beide Sexualpartner mit den Sexualpraktiken einverstanden sein. Dazu gehört selbstverständlich auch die Information über bestehende sexuell übertragbare Infektionen, damit eine freie Entscheidung möglich ist. Gesetze und Gerichtsurteile berücksichtigen diese Ethik, wie zum Beispiel die Urteile des Schweizerischen Bundesgerichtes über die HIV-Infektion eindrücklich belegen.

In Zusammenhang mit dem Thema dieses Buches «Sprechen über Sex – und über Infektionsrisiken» erscheint mir wichtig, dass sexuelle Gesundheit nur erreicht werden kann, wenn die Menschen sachgerecht über STI informiert sind und ein Paar in der Lage ist, über sexuelle Gesundheit zu sprechen. Indem das Gespräch über die sexuell übertragbaren Krankheiten in diesem Buch im Zentrum steht, soll damit nicht nur die sexuelle Gesundheit erhalten, sondern die partnerschaftliche Beziehung gefördert werden.

Das Gespräch hat für eine Partnerschaft eine enorme Bedeutung und meist ist das Gespräch über die Sexualität das Schwierigste. So kann man umgekehrt argumentieren: Schafft es ein Paar, über Sexualität und sexuell übertragbare Krankheiten zu sprechen, wird es auch über andere Themen leichter reden können.

## 2.2 Ein Rendezvous mit Mikroben

Sind die Mikroben von Mitmenschen oder Ihrem Partner für Sie eine Gefahr? Die Antwort lautet «Jein»!

Ungeborene Kinder sind steril: Sie schwimmen im Fruchtwasser und sind vor Mikroben geschützt. Aber sobald die Fruchtblase platzt und die Geburt erfolgt, machen sie Bekanntschaft mit Millionen von mütterlichen Keimen. Die ersten Lebewesen, denen ein Mensch begegnet, sind die Mikroben der mütterlichen Vagina, dem Geburtskanal. Aber krank wird davon kaum ein Baby. Im Gegenteil! Damit sich ein Kind gesund entwickeln kann, braucht es die Auseinandersetzung mit Mikroben. So wird sein Immunsystem fit und die Billionen von Mikroben können eine gesunde Flora von Haut, Darm, Mund und anderen Schleimhäuten bilden.

Lassen Sie mich das «Jein» noch am Beispiel des Darmbakteriums Escherichia coli erläutern, kurz E. coli genannt.

### Das Bakterium E. coli

Escherichia coli **(Abb. 2-1)** wurde 1919 von Theodor Escherich entdeckt, gehört zur Familie der Enterobacteriaceae (griech. «enteron»: Darm) und hat mehrere Stämme (Unterarten). E. coli ist Teil unserer Darmflora, vermehrt sich schnell, unter optimalen Bedingungen teilt es sich alle 20 Minuten. E. coli verhindert, dass sich andere, schädliche Mikroben ausbreiten. Zusätzlich veranlasst es ein dauerndes Training des Immunsystems der Darmschleimhaut und es produziert Vitamin K.

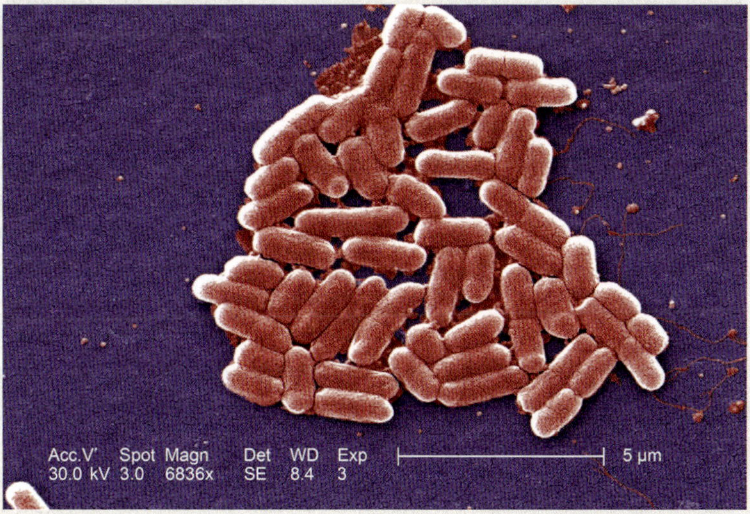


**Abbildung 2-1:** Escherichia coli hat die Form gerader Stäbchen mit den Massen 1,1–1,5 x 2,0–6,0 Mikrometer und kann sich mit seinen Geisseln fortbewegen. (Quelle: CDC)

Ausserhalb des Darms können E. coli Infektionen hervorrufen, wenn sie sich «am falschen Ort» befindet, etwa Harnwegsinfekte oder eine Bauchfellentzündung.
Einige Stämme von E. coli verursachen Durchfallserkrankungen. Diese Stämme wirken für den Menschen im Darm pathogen (krankheitsauslösend) indem sie der Darmschleimhaut Entzündungen oder Blutungen zufügen. Die krankmachenden E.coli-Stämme nehmen wir über Nahrungsmittel auf, z.B. solche, die in Entwicklungsländern heimisch sind. Bei den Einwohnern der Entwicklungsländer gehören diese E.coli Stämme aber zur «gesunden» Darmflora. Das bedeutet, dass die Symbiose zwischen Mensch und Bakterien auch einer gewissen Anpassung bedarf. Bei Reisen in gewisse Entwicklungsländer, wird uns empfohlen uns gegen E. coli (die uns krankmachenden Stämme) zu impfen, um nicht lästige, langwierige Durchfallserkrankungen aufzulesen.

E. coli macht gesund und manchmal krank. Sie wissen wahrscheinlich, dass unser Darm voll von diesen Bakterien ist. Diese «gesunde» Darmflora hilft uns bei der Verdauung, produziert Vitamine und «trainiert» das Abwehrsystem des Darms. Die gleichen E.-coli-Stämme, die uns im Darm guttun, machen uns anderswo krank, z.B. in der Blase, im Harnleiter, in der Vagina, im Uterus, Eileiter oder in der Bauchhöhle. Bei Frauen ist der Weg von Anus zu Vagina und Harnröhre kurz, so dass Harnwegsinfekte durch Schmierinfektion bei falscher Hygiene vorkommen. (s. Kap. 7.2.9) Aber auch bei der Sexualität gelangen Darmbakterien nicht selten auf den Partner oder an den falschen Ort. Indirekt über die Hände oder durch den Sexualverkehr finden bei Frauen Kolibakterien den Weg in die Vagina oder Harnröhre und können weiter nach oben wandern, sich munter vermehren und so zu Infektionen führen. Durch Analverkehr werden bei Männern und Frauen E. coli häufig auf den Partner übertragen. E. coli werden also auch sexuell übertragen.

### Bakterien halten den Menschen gesund

Spricht man über Bakterien und Viren, denken die meisten Menschen automatisch an Krankheitserreger. Das ist aber ein gewaltiger Irrtum. Auf und im Menschen leben massenweise Bakterien, ohne die wir krank würden. Bakterien machen gesund.
Wussten Sie:

- Ein gesunder Mensch besteht aus 10 Billionen ($10^{13}$) Zellen. Auf und in ihm hausen noch viel mehr Bakterien: etwa zehn Mal so viele ($10^{14}$).
- Im gesunden Mund eines Menschen leben zehn Milliarden ($10^{10}$) Bakterien.
- Etwa eine Billion ($10^{12}$) Bakterien bevölkern die menschliche Haut, das sind hundert Mal mehr als im Mund.
- Die Mehrheit dieser Mitbewohner (99 %) lebt im Darm und bilden die sogenannte Darmflora: über 400 Arten, vorwiegend Bakterien, das bekannteste ist E.coli.

Zwischen den Mikroben und dem Menschen besteht ein symbiotisches Verhältnis, beide brauchen einander und können nicht ohne einander leben. Auf der Haut ernähren sich Milliarden von Bakterien von Hautschuppen und Mineralstoffen sowie Fetten, die aus den Hautporen abgegeben werden. Unsere «heimischen Bakterien» schützen uns vor krankmachenden Bakterien und regen unser Immunsystem an, dass es fit bleibt und jederzeit bereit ist, sich gegen fremde Mikroben zu wehren. Im Darm helfen sie bei der Verdauung, produzieren Vitamine, wehren krankmachende Bakterien ab, und regulieren das Darm-Immunsystem.
Das Wissen um Mikroben im und auf dem Menschen ist zwar längst noch nicht Allgemeingut, aber beileibe nicht neu. Die ersten Bakterien am menschlichen Körper entdeckte Antonie van Leeuwenhoek bereits im 17. Jahrhundert. Aus Neugier entnahm sich van Leeuwenhoek von seinen Zähnen Plaques und entdeckte unter dem Mikroskop kleine Lebewesen, die offensichtlich in seinem Mund lebten, obwohl er seine Zähne regelmässig sauber rei-

nigte. Bakterien. Diese Entdeckung beschrieb er 1683 in einem Brief an die «Royal Society of London».

Erst im 19. Jahrhundert entstand die moderne, medizinische Mikrobiologie, die sich mit Mikroben und ihren Auswirkungen auf den Menschen beschäftigte. In erster Linie interessierten die damaligen Forscher Krankheitserreger: 1879 entdeckte Albert Neisser Gonokokken, die Erreger von Gonorrhö, und 1905 sahen Friedrich Schaudinn und Fritz Hofmann Treponema pallidum, welches Syphilis verursacht. Diese damals junge Disziplin der Medizin nahm aber auch die Erkenntnisse von van Leeuwenhoek wieder auf und ging der Frage nach, wie Mikroben unsere Gesundheit positiv beeinflussen könnten. Bereits 1901 hob der Ukrainer Ilja Iljitsch Metschnikow (1908 Nobelpreisträger für Medizin) hervor, dass die Mikroben auch einen guten Einfluss auf den Menschen haben können. Er entdeckte, dass Bakterien (Lactobacillus delbrueckii) Milchsäure produzieren und damit Sauermilch, aber auch Joghurt und Kefir hergestellt werden können. Schon damals empfahl er diese Milchprodukte für ein gesundes Leben. Noch heute empfehlen Ärzte nach Durchfallerkrankungen Joghurt, um die Darmflora wieder aufzubauen. Bereits 1909 schrieb Arthur Kendall in einem Artikel im Journal of Biological Chemistry, dass Darmbakterien bei der Verdauung mithelfen. Seither erarbeiteten sich die Forscher ein immenses Wissen über Mikroben. Und doch sind noch viele Fragen offen, wie die Symbiose zwischen Mensch und Mikroben funktioniert.

## 2.3 Viren- und Bakterientransfer in der Partnerschaft

Der Umgang mit krankmachenden Mikroben will gelernt sein, auch in einer Partnerschaft. Wie ich schon im letzten Kapitel dargelegt habe, geht es bei weitem nicht nur um sexuell übertragbare Keime in engerem Sinne. Die Mikroben-Flora ist bei jedem Menschen individuell zusammengesetzt. Durch die körperliche Nähe eines Paares werden Mikroben vom einen auf den anderen übertragen, was bei dem einen kreucht und fleucht, finden wir auch bald beim Partner. Das kann die Flora bereichern und die Gesundheit stärken, aber es können auch schädigende Mikroben auf den Partner übertragen werden. Von Ansteckung oder Infektion spricht man aber nur bei pathogenen (krankmachenden) Mikroben, obwohl auch Millionen, ja Milliarden von «gesundmachenden» Mikroben übertragen werden, gerade in einer Partnerschaft oder in einer Familie.

Ein Beispiel, das jeder kennt, sind Grippeviren, die über die Luft übertragen werden. Typischerweise bringt ein jüngeres Kind von der Spielgruppe oder dem Kindergarten Grippeviren mit nach Hause. Mit grosser Wahrscheinlichkeit werden alle Familienmitglieder angesteckt, aber nicht alle erkranken. Heute lernen Menschen einen vernünftigen Umgang mit den Grippeviren; die Eltern brechen nicht gleich in Panik aus, die Kranken werden nicht gleich in Quarantäne verbannt.

Ein anderes Beispiel ist die Mundhöhle. Beim Ungeborenen ist sie steril, ohne Bakterien. Während der Geburt wandern die ersten vaginalen und fäkalen Mikroben der Mutter in den Mund des Kindes. Beim Stillen, Saugen an den Fingern und allen möglichen Gegenständen entwickelt sich innerhalb kurzer Zeit eine natürliche, individuelle Bakterienflora. Erzähle ich diesen Vorgang in Beratungsgesprächen, finden die Menschen insbesondere die Übertragung von vaginalen und fäkalen Keimen eklig. Dies zeigt die Vorurteile gegen Bakterien und den unsachlichen Umgang damit. Die Besiedlung von Haut und Schleimhaut von der Geburt an ist seit Jahrtausenden so natürlich wie die Geburt. Die erwachsene Mundhöhle tauscht stetig Bakterien seiner Umgebung aus, beim Essen, durch Schmierinfektionen über Finger, die alles Mögliche berühren, durch die Atemluft der Mitmenschen usw.

Ist nun Küssen, insbesondere das Zungenküssen eine Schweinerei? Wenn ja, dann sind wohl 99 % der Menschen Schweine. Durch Küssen wandern Milliarden von Mikroben vom eigenen Mund zu dem des Partners und umgekehrt. Es findet ein Bakterien- und Virentransfer meist gesunder, aber auch einzelner krankmachender statt.

Die Herpes-simplex-Viren Typ 1 (HSV-1) werden durch Küsse übertragen (s. Kap. 6.2.4) und verursachen Fieberbläschen. 90 % der 50-Jährigen sind Träger von HSV-1. Ein Teil davon bekommt ab und zu Fieberbläschen. Es entwickelt also nicht jeder Träger von Herpes-Viren auch Fieberbläschen. Auch individuell ist, wie intensiv die Krankheitssymptome auftreten und inwieweit Krankheitssymptome wahrgenommen werden. So kann HSV-1 zu schwerem schmerzhaften Befall des Gesichts oder nur zu kaum sichtbaren Fieberbläschen an einer Lippe führen.

Diese Beobachtungen veranschaulichen allgemeine Erkenntnisse der Infektionserkrankungen: Jede pathogene (krankmachende) Mikrobe führt in einer unterschiedlichen Prozentzahl zu unterschiedlich starken Krankheitsausbrüchen.

Vor kurzem wurde bekannt, dass Karies durch das Kariesbakterium Streptokokkus mutans mit verursacht wird. Zahnärzte beobachten bei Erwachsenen mit gesunden Zähnen nicht selten, ein bis zwei Jahre nach einem Partnerwechsel, plötzlich Karies. Offenbar führen Zungenküsse zu Karies: Sind Kariesbakterien eine «halbe» sexuell übertragbare Infektion? Bald darauf wurde festgestellt, dass spezielle Milchsäurebakterien, Lactobacillus paracasei, gegen Karieserreger eingesetzt werden können. Diese sind in der Lage, Kariesbakterien zu erkennen, an diesen anzudocken und sie danach abzutöten. Letzteres ein Beispiel für gesundmachende Bakterien.

Sachgerechte Informationen über Mikroben im Allgemeinen und die sexuell übertragbaren im Besonderen sind Voraussetzungen, um einen vernünftigen Umgang mit Krankheiten in der Partnerschaft zu entwickeln. Ich rate jedem Paar, sich dieser Auseinandersetzung zu stellen, sei es bei einer banalen Grippe, Fieberbläschen oder einer weniger harmlosen Infektion. Jeder bekommt ab und zu eine Infektionserkrankung. Dann sind auch die Grundlagen gelegt, um einen sachgerechten Umgang mit einer STI zu finden.

## 2.4 Sexualverhalten bei sexuell übertragbaren Infektionen (STI)

Jeder Mensch möchte gesund bleiben. Dafür sorgt der stärkste Trieb des Menschen, der Selbsterhaltungstrieb. Wird das Leben oder die Gesundheit eines Menschen bedroht, tritt unwillkürlich Furcht auf, die natürliche Angst des Menschen vor Gefahren.

Erfahren Sie, dass ihr Partner Träger von HIV oder einer anderen sexuell übertragbaren Krankheit ist, überfällt Sie im ersten Moment wahrscheinlich zuerst einmal Angst vor Krankheit oder vielleicht vor Tod, Unfruchtbarkeit oder sozialer Ausgrenzung. Die Angst manifestiert sich meist als Unwohlsein, Nervosität und Verzweiflung oder einer Leere im Kopf, ähnlich einer Denklähmung; oder sie möchten davonlaufen. Das sind normale «Sofort-Reaktionen» der Angst. Der Verstand reagiert generell langsamer als die Gefühle. Ist die erste Panik vorüber, schalten Sie wahrscheinlich den Verstand ein und überlegen, wie gross die Gefahr wirklich ist und welche Konsequenzen dies nun für Sie und Ihren Partner hat. Dafür brauchen Sie sachgerechte Informationen über die entsprechende sexuell übertragbare Infektion. Sie lesen in Broschüren, im Internet oder in Büchern wie diesem nach. Meist ist aber eine sachgerechte Beurteilung durch einen spezialisierten Arzt notwendig, um zu erfahren, wie in Ihrem Falle das Risiko einer Ansteckung ist oder ob Sie möglicherweise bereits infiziert sind. Viele weitere Fragen werden sich stellen. Je besser Sie über die Infektion Bescheid wissen, desto eher verschwindet die Angst. Den Umgang damit müssen Sie sich – am besten zusammen mit dem Partner oder der Partnerin– erarbeiten.

Angst vor einer Ansteckung führt manchmal dazu, dass die Lust auf Sexualität vergeht. Angst vor einer Ansteckung mit STI ist denn auch eine wichtige Ursache von Schwierigkeiten in der Partnerschaft oder Sexualstörungen wie sexuelle Lustlosigkeit, Impotenz, zu schneller oder verzögerter Samenerguss, mangelnde Lubrikation oder Verkrampfung der Scheide.

Eine ärztliche Untersuchung mit entsprechenden Tests auf STI ist die Grundlage vernünftigen Verhaltens. Zusätzlich braucht es immer ein Paargespräch über diese Fragen und die konkrete Situation und Ansteckungs- resp. Krankheitsbedrohung.

Besteht die Gewissheit, dass beide Partner keine sexuell übertragbare Infektion haben oder eine Ansteckung nicht mehr möglich ist (z. B. nach einer Antibiotika-Therapie bei Syphilis, Gonorrhö), steht einer lustvollen Sexualität nichts mehr im Wege.

Eine spezielle Situation besteht dann, wenn einer der beiden Partner vor der ersten Sexualität mit einer STI infiziert ist oder ein Partner unter einer chronischen Infektion leidet. Solche Situationen sind nicht einfach zu bewältigen und stellen hohe Ansprüche an die Kommunikation.

## 2.5 Prävention und Therapie stoppen Epidemien

Ansteckende Krankheiten gehen die ganze Gesellschaft etwas an, denn Viren oder Bakterien wollen sich in möglichst vielen Menschen festsetzen und sich vermehren, um ihrer Mikroben-Art das Überleben zu sichern. Die ganze Bevölkerung einer Gemeinschaft oder eines Staates ist daran interessiert, dass Epidemien sich nicht ausbreiten oder eingedämmt werden. Sexuell übertragbare Infektionen betreffen nicht nur das Individuum, sondern auch den Partner und die Kinder. Je nach Erreger bedrohen sie den Fortbestand der künftigen Generation, also einen neuralgischen Punkt eines Volkes. Jeder, der sich vor einer STI schützt, sich impfen lässt oder seine Mikroben nicht weitergibt, tut etwas für das Wohl aller.

Deshalb gibt es in allen Staaten ein Epidemiengesetz, meist unter besonderer Berücksichtigung der sexuell übertragbaren Infektionen. Die meisten demokratischen Staaten schreiben Personen mit HIV oder einer anderen sexuell übertragbaren Krankheit vor, den Partner vollumfänglich über die Infektion zu informieren und ihn vor einer Übertragung zu schützen. Bei einer heilbaren Infektion, soll der Infizierte sich behandeln lassen, und erst wieder sexuell aktiv sein, wenn die Ansteckungsgefahr vorbei ist. Auch bei chronischen Infektionen wie HIV, Hepatitis oder Herpes ist eine erfüllte Sexualität und Partnerschaft durchaus möglich, wenn beide Partner gut informiert sind und die Risiken sowie Möglichkeiten der Behandlung und Prävention kennen.

## 2.6 Das HIV-Roulette

Eine kleine Minderheit empfindet Freude beim Spiel mit Tod oder Krankheit, wie beim russischen Roulette. Jene gehen ganz bewusst ein HIV-Risiko ein, indem sie sogenannte Darkrooms oder Swingerclubs besuchen, von denen sie wissen oder vermuten müssen, dass sie auf HIV-Infizierte treffen könnten. In den letzten Jahren sollen im Internet und in einschlägigen Magazinen zunehmend Kontaktanzeigen und Profile mit der Angabe zu finden sein wie «Safer Sex egal», «Safer Sex Verhandlungssache» oder «Bareback». Um Sie in diese neuartige Nomenklatur einzuführen, gebe ich die Definition von Wikipedia wieder:

> Barebacking: (engl. «reiten ohne Sattel», wörtlich: «bare back» = «nackter Rücken») ist ein Begriff aus der Schwulenszene. In der Regel beschreibt er Analverkehr zwischen Männern ohne Verwendung eines Kondoms, was erhebliche Infektionsrisiken bedeutet, insbesondere mit dem HI-Virus. Die Entscheidung gegen Safer Sex (geschützten Sex) wird in der Regel bewusst und zumeist in Kenntnis der Infektionsrisiken getroffen. *(Wikipedia, März 2011)*

Zu Menschen mit asozialem Verhalten gehören auch die seltenen Fälle, wo HIV-Positive aus Rache unbekannte Menschen anstecken wollen, wie die Frau, die nach einem One-Night-Stand unbemerkt verschwand und noch mit ihrem Lippenstift auf den Spiegel schrieb «Willkommen im HIV-Club».

Es sei allerdings hervorgehoben, dass sich die überwiegende Mehrheit der HIV-infizierten Menschen sozial verhält. Es ist ihnen sehr wichtig, andere Menschen vor dem gleichen Schicksal zu verschonen. Sie tun alles, damit sie ihren Partner nicht anstecken.

Die Grenze zwischen bewusstem Wollen, in Kauf nehmen oder Verdrängen sind häufig unscharf. Will eine Person jemanden bewusst anstecken, wie die oben erwähnte Frau mit dem Lippenstift? Nimmt ein HIV-Positiver die Ansteckung eines Sexualpartners in Kauf? Macht jemand gar keinen HIV-Test, aus Angst, er müsste dann sein Sexualleben einschränken? Sucht ein HIV-negativer Mensch einen HIV-Positiven des «Nervenkitzels» wegen? Greift jemand zur Flasche, um sich Mut für Sex anzutrinken und ist bei der Partnerwahl nicht sehr wählerisch? Die Liste könnte beliebig weitergeführt werden.

Menschen sind nicht immer Engel, davon können Partnersuchende ausgehen. Manchmal heiligt der Zweck die Mittel, das heisst, um Sex zu bekommen oder einen Mann oder eine Frau zu erobern, zeigt manch einer sich von der besten Seite und verschweigt hindernde Details wie vergangenen risikoreichen Sex oder gibt vor, kürzlich einen HIV-Test gemacht zu haben, obwohl der letzte Test schon drei Jahre zurückliegt. Dies zeigen die Erfahrung aus Beratungsgesprächen und Studien.

## 2.7 Ignoranz, Verdrängung und Unwissenheit

Im ersten Jahrzehnt unseres Jahrhunderts nahmen in allen Ländern Europas sexuell übertragbaren Krankheiten zu. Die osteuropäischen Länder sind Spitzenreiter. Aber auch in den deutschsprachigen Ländern stieg die Zahl der offiziell gemeldeten STI-Fälle teilweise stark an (s. **Abb. 2-2**). Diese Entwicklung ist angesichts der millionenschweren Präventionskampagnen erstaunlich. Was sind die Gründe für dafür?

Umfragen weisen auf ein schwindendes Interesse an HIV und anderen STI in breiten Bevölkerungsschichten, aber auch in den Risikogruppen hin. Die mediale Aufmerksamkeit für STI ist deutlich abgeflaut, manche Medien berichten nicht einmal mehr über den Welt-Aids-Tag am 1. Dezember. Bei Redaktionen bekomme ich meist

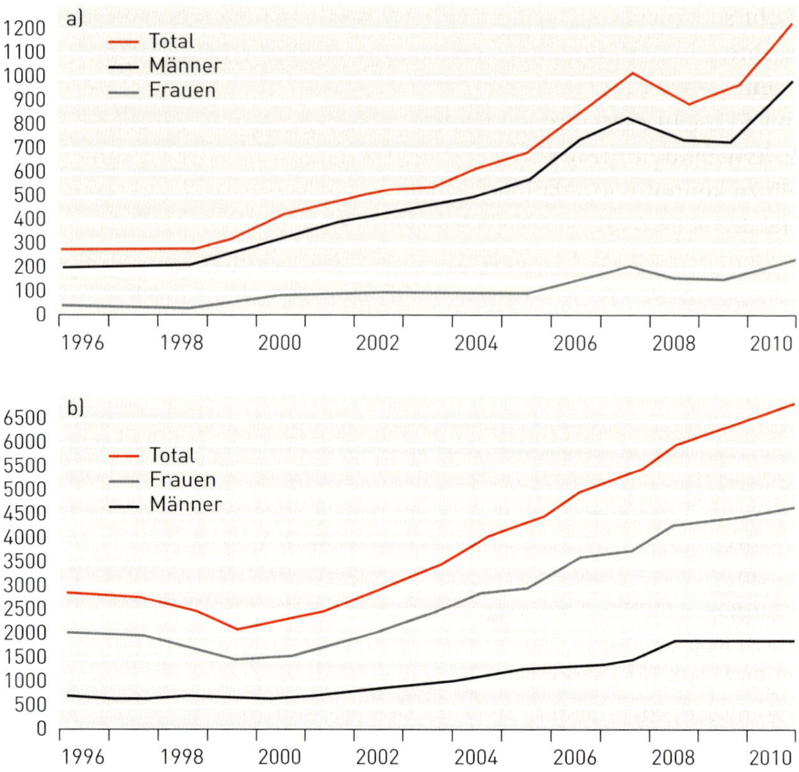


**Abbildung 2-2:** Frische Gonorrhö- (a) und Chlamydien-Fälle (b) in der Schweiz 1996–2010. Zwischen 1998 und 2010 verdreifachten sich die offiziell gemeldeten Chlamydien-Fälle, und die Gonorrhö-Fälle vervierfachten sich sogar. Die Dunkelziffer wird auf ein Mehrfaches geschätzt. (Quelle: Bundesamt für Gesundheit 2011)

einen Korb, wenn ich versuche, sie für einen Artikel oder ein Interview zu begeistern. Die HIV-Infektion war vor 25 Jahren ein Renner für Medienschaffende und ambitionierte Politiker. Nach so langer Zeit ist das Thema keine Schlagzeile mehr wert.

Ein zweiter wichtiger Faktor dürften die medizinischen Fortschritte sein. HIV wurde durch die antiretrovirale Therapie von einer tödlichen zu einer chronischen Krankheit. Bei wirksamer Behandlung kann ein HIV-Infizierter ein weitgehend «normales» Leben führen. Ein grosser Teil der HIV-Infizierten ist heute berufstätig (s. Kap. 6.4.1). Manch einer denkt, dass eine sexuell übertragbare Infektion nicht mehr so schlimm sei; die Ärzte werden es schon richten. Leider ist das aber nicht so einfach und viele Menschen verzweifeln schon an scheinbar leichten Infektionen wie Genitalwarzen oder genitaler Herpes.

Ein dritter Faktor dürfte eine Rolle spielen: Den meisten Menschen mit STI sieht man ihre Infektion nicht an, weil sie eben keine Krankheitssymptome aufweisen. So erkennt man die Problematik nicht. Hinzu kommt noch, dass es nicht gerade sexy ist, über STI zu sprechen. Bei den meisten ist es ein gut gehütetes Geheimnis.

Heute wiegen sich viele Menschen in falscher Sicherheit oder verdrängen die Risiken. Die Unaufgeklärtheit und Fehlinformationen über die Verbreitung und die Folgen von Ansteckung mit HIV und anderer STI sind leider an der Tagesordnung.

### Was hindert Menschen sich angemessen zu schützen?

Was sind die Gründe, dass Menschen sich STI-Risiken aussetzen? Ein Aspekt kann mangelnde Information über HIV, STI sowie deren Prävention sein.
Oft liegt es aber nicht am Wissen, sondern an dessen Umsetzung in die Praxis, denn die Präventionsempfehlungen sind nicht wirklich schwierig zu verstehen. In der Praxis haben vielen Menschen Probleme, mit dem Partner oder Geliebten über die eigene Sexualität und damit auch über mögliche STI-Risiken zu sprechen. Nur schon den Partner zu fragen, wie viele und was für Sexualkontakte er in der Vergangenheit hatte oder ob er sich letzthin auf Geschlechtskrankheiten testen liess, bringen sehr viele Menschen nicht zu Stande. Dahinter stehen persönliche Unzulänglichkeiten wie mangelndes Selbstwertgefühl, Schüchternheit, Scham, Befangenheit, Verdrängung und die Angst, deswegen verlassen zu werden.
Ein weiterer Grund für erhöhtes Risikoverhalten ist die sogenannte «Sexsucht». Früher nannte man Frauen mit einem gesteigerten sexuellen Verlangen Nymphomaninnen, und bei Männern spricht man von Donjuanismus. Heute bezeichnet das Manual für Krankheitsdiagnosen der Weltgesundheitsorganisation (ICD-10) dieses Verhalten als Hypersexualität, wobei keine Grenzen für normalen und zu viel Sex definiert sind. Die Betroffenen leiden unter ihrem gesteigerten sexuellen Verlangen, z. B. können sie sich nicht genügend auf ihre Arbeit konzentrieren, weil sie sich dauernd mit Sex

beschäftigten und innerlich zu schnellem Sex getrieben sind, z. B. auf einer Toilette. Häufiger Sex befriedigt ihr sexuelles Verlangen meist nicht, sondern sie fühlen danach oft eine innere Leere. In der Regel haben hypersexuelle Menschen häufig wechselnde, anonyme Partner, ohne emotionale Bindung, so dass sie ein hohes Ansteckungsrisiko aufweisen.

Ein exzessives sexuelles Verlangen findet sich manchmal auch bei einer manischen Erkrankung.

# 3 Kommunikation in der Partnerschaft über Sexualität

## 3.1 Kommunikation in der Partnerschaft

Wann auch immer zwei Partner sich begegnen, braucht es Verständigung und Einigung, eben Kommunikation, wie man heute sagt, denn es gibt keine zwei Menschen, die immer die gleichen Bedürfnisse, Meinungen oder Ziele haben. Die Kommunikation entscheidet über Gelingen und Scheitern von Liebe.

Sich blind zu vertrauen und ohne Worte zu verstehen gilt heute noch oft als höchste Form von Liebe. Diese Idee der «wahren» Liebe stammt aus dem Zeitalter der Romantik (1790 bis 1850), als man sich Liebe als etwas Göttliches vorstellte, die aus heiterem Himmel wie ein Blitz einschlägt und dann ewig fortbesteht, bis zum Tod. Bei genauerem Hinsehen beschreiben die romantischen Dichter die Liebe aber nur von deren Entfachung bis längstens zur Hochzeitsnacht. Leider oder vielleicht auch zum Glück ist diese Vorstellung realitätsfremd. Liebe entsteht. Sie muss meist «hart erarbeitet» werden. Heute nennt man die erste Phase einer Liebe, die mit dem ersten Date beginnt, treffender Kennenlernen. Nach den ersten Wochen und Monaten der «Schmetterlinge im Bauch» beginnen meist die schwierigen Auseinandersetzungen um Kompromisse, oft eine Zeit mit starken Höhenflügen und tiefen Enttäuschungen. Um dies zu vermeiden, versuchen einige, sich dem Partner anzupassen, dem Frieden zu Liebe. Diese Methode erfüllt ihre Erwartungen meist nicht, wie ich das im Fallbeispiel Filippe (s. Kap. 7.2.5) exemplarisch darstelle.

Ohne gegenseitiges Engagement geht Liebe vorbei, und irgendwann nerven sich beide Partner oft mehr, statt sich übereinander zu freuen. Beim Pflegen der Liebe spielt die Kommunikation die zentrale Rolle. Sich zu verständigen ist möglich auf der Ebene der Gefühle, was dann vielmehr eine nonverbale Kommunikation ist, oder auf der Ebene des Verstandes, mit dem Gespräch, durch Argumente.

Die Trennung von Gefühlen und Verstand ist aber in einer partnerschaftlichen Kommunikation oft künstlich, denn das eine funktioniert meist nicht ohne das andere. Jedes Wort oder jede Geste wird von Gefühlen begleitet. Derselbe Satz kann von wohlwollenden Gefühlen getragen werden oder von negativen Gefühlen wie Ärger, Enttäuschung oder Rache.

### 3.1.1 Nonverbale Kommunikation

Der nonverbalen Kommunikation kommt in einer Liebesbeziehung grosse Bedeutung zu. Denken Sie nur ans Flirten, das nicht nur am Anfang einer Beziehung «Wunder» bewirken kann, sondern bis ins hohe Alter. Die Körpersprache bringt – durch die Körperhaltung, Gestik, Blicke, Distanz, Berührungen, Mimik oder Bewegungen – Gefühle zum Ausdruck und vermittelt Botschaften. Die nonverbale Kommunikation kann die Beziehung fördern, stören oder zunichte machen.

Nonverbale Kommunikation ist die Sprache der Gefühle. Mit Gesten und Mimik teilt eine Person alles Mögliche mit. Ein bewundernder Blick vermittelt Anerkennung und Wertschätzung, manchmal auch Unterordnung. Blicke können aber auch Abwertung, Verachtung oder Enttäuschung zum Ausdruck bringen. Stehen positive Emotionen hinter der Körpersprache, fördert das die Freude aneinander. Ein verliebter Blick kann enorme Wirkung zeigen, eine mitfühlende Geste die Traurigkeit des Partners mildern. Solche Gesten bedeuten manchmal mehr als tausend Worte. Ein Geschenk kann jemanden unterstützen oder einfach nur Freude machen. Ein verachtender Blick oder Gesten der Wut oder Erniedrigung können Distanz schaffen, vielleicht eine Forderung durchsetzen oder sogar einen Beziehungsabbruch signalisieren.

Sexualität kann auch nonverbale Kommunikation sein. Zur Sexualität verführen vermag grosse Nähe und ein beglückendes Gefühl hervorrufen. Sexualität kann ein Akt der Versöhnung sein. Durch Sexualität kann auch gezeigt werden, wer der Chef ist. Männer zwingen Frauen zur Sexualität, um sie zu unterwerfen. Frauen verweigern die Sexualität, um den Mann gefügig zu machen.

Negative Emotionen zu vermitteln muss aber nicht immer schädlich für die Partnerschaft sein. Wurde ein Partner objektiv verletzt, dann sind emotionale Distanz, Abschottung oder Gleichgültigkeit wirksame Massnahmen, manchmal wirksamer als reden. Damit kann eine Partnerschaft auch wieder ins Lot gebracht werden.

Nonverbale Kommunikation in einer Partnerschaft kann auch dazu dienen, sich durchzusetzen. Arbeitet ein Partner mit Einschüchterung und Angst, dient die nonverbale Kommunikation häufig als Mittel zum Zweck. Braucht der Partner die Fäuste oder die Partnerin ihre Zähne, bleibt dem Partner meist nur, sich zu unterwerfen oder nachzugeben. Nonverbale Kommunikation mit dem Ziel, Dominanz über den Partner zu erlangen, erstickt die Liebe mit der Zeit.

Die Körpersprache kann an Grenzen stossen. Die Kommunikation über das Gespräch ist enorm vielfältiger. Im Gespräch können Kompromisse gefunden, Beweggründe vermittelt, Vor- und Nachteile für beide dargelegt oder einander gegenübergestellt werden. Spricht ein Partner ein Problem in ruhigem Ton und angstfrei an, fordert er den Partner zu vernünftigen Argumenten heraus. Auf eine Diskussion einzusteigen braucht allerdings Mut, denn es muss in Kauf genommen werden, dass die Argumente des Partners besser sind.

### 3.1.2 Das Gespräch – das Salz in der Beziehung

Die Güte einer Partnerschaft steht und fällt mit der Qualität der Kommunikation. Ohne miteinander zu sprechen bleiben Missverständnisse ungeklärt, verschiedene Meinungen werden nicht verstanden und für unterschiedliche Vorstellungen und Bedürfnisse werden keine Kompromisse gefunden. Wenn ein Paar einmal gelernt hat, über alles zu sprechen, bekommen sie auch Freude an Auseinandersetzungen, lernen die Meinung des Partners zu respektieren und freuen sich darauf, zusammen Unklarheiten zu besprechen. Dann kann auch Streiten Spass machen.

Ein Gespräch bedeutet mehr als nur das Austauschen von Fakten. Ein Gespräch ermöglicht die Schaffung einer guten Atmosphäre. Den Partner am eigenen Leben teilnehmen zu lassen und sich für dasjenige des Partners zu interessieren, sind zentrale Elemente einer Partnerschaft und das funktioniert nur über das Gespräch. Mitteilen, was man mag, nicht gerne hat, was einen stört usw., alles das geschieht über das Reden. Auch eine gute Streitkultur will gelernt sein; nicht gleicher Meinung zu sein, sich die Argumente des Partners anzuhören und die eigenen Einwände zu formulieren, das alles gehört zu einem Entscheidungsfindungsprozess. Die Vorstellung von ständiger Harmonie ohne Missstimmung ist unrealistisch, denn die Interessen eines Paares decken sich nicht immer.

Das Gespräch bringt auch Abwechslung und Interessantes in die Beziehung. Durch das Gespräch entsteht stärkeres Vertrauen und eine tiefere Beziehung. Eine Erweiterung der Welt einer Partnerschaft oder einer Kleinfamilie ist das gemeinsame Interesse an der näheren und weiteren Umgebung. Diskussionen über Politik, Kultur, Geschichte und Natur befruchten beide Partner.

Um die passenden Worte zu finden, um eine gute Atmosphäre zu schaffen, müssen Sie kein eloquenter Redner oder grosser Denker sein. Ein wohlwollendes Gefühl, getragen von der Freude am Partner, lässt Sie das Richtige sagen. Solche kleinen Aufmerksamkeiten legen den Grundstein für eine Beziehung, in der Sie sich geachtet und ernst genommen fühlen.

Sowohl am Leben Ihres Partners Anteil zu nehmen und gleichzeitig Ihre Erlebnisse, Sorgen, Wünsche, Niederlagen und Erfolge mitzuteilen ist das Geheimnis einer guten Beziehung. In einer solch engagierten Beziehung wiegen Krisen weniger schwer und können besser bewältigt werden. Die Partner suchen dann weniger das Haar in der Suppe und rechnen weniger aus, wer nun im Vorteil oder im Nachteil ist.

Ein weiteres zentrales Element für eine intakte Partnerschaft ist Einfühlungsvermögen. Der Tiefenpsychologe Alfred Adler (1870–1937) beschrieb diese wichtige Fähigkeit anschaulich:

> Mit den Augen eines anderen zu sehen, mit den Ohren eines anderen zu hören, mit dem Herzen eines anderen zu fühlen. *(Adler 1982, S. 224)*

Dadurch entsteht Verständnis für das Verhalten, Denken und die Gefühle des Partners. Wenn Sie die Beweggründe Ihres Partners erahnen, können Sie ihn besser verstehen. Das Einfühlungsvermögen wird am besten über die Sprache geschult. Interpretationen von nonverbaler Kommunikation (Mimik, Blick, Rückzug ohne Worte) sind häufig irreführend. Zu verstehen, was im Partner vorgeht, ist viel leichter, wenn er es Ihnen mitteilt. Erzählt er es nicht selber, dann fragen Sie ihn. Fragen Sie ihn, bevor sie sich schon über sein Verhalten geärgert haben.

Was ein Gespräch erstickt ist Besserwisserei, Schwatzhaftigkeit, nicht zuhören können und ein Mangel an Interesse. Ein guter Redner ist noch lange kein guter Gesprächspartner. Je einfacher und direkter Sie sprechen, desto besser. Meist braucht es keine langen Reden oder Erklärungen. Wichtig ist, dass Sie ehrlich sind und ihre Aussagen von wahrhaftigem Gefühl getragen sind.

Reden will gelernt sein und kann gelernt werden, unabhängig von Bildung und Alter. Ein Professor für Sprachen oder ein professioneller Kommunikator führen nicht unbedingt bessere Ehen. Kein Mensch ist mit der Fähigkeit eines guten Gesprächspartners in der Partnerschaft auf die Welt gekommen.

Kürzlich erzählte mir der 28-jährige Schreiner Daniel, wie er in der Partnerschaft sprechen lernte:

Vor sechs Jahren lernte er Corinne, heute 23 Jahre alt, kennen. Damals fuhren sie täglich mit dem gleichen Zug zur Arbeit und schauten einander jeweils verstohlen nach. Nach mehreren Monaten schaffte er es, sie auf dem Bahnhof anzusprechen. Er war schüchtern und nicht eben ein Mann grosser Worte. Dutzende Male spielte er durch, wie er sie ansprechen sollte, und jede Variante verwarf er wieder, sobald es ernst wurde. Schliesslich fragte er sie beim Warten auf den Zug völlig banal: «Gehst du auch arbeiten?» Der Bann war gebrochen, sie wartete schon längst sehnlichst auf ein Zeichen von ihm. Sie hätte den ersten Schritt nie getan. Es war Liebe auf den ersten Blick, und einige Monate lief auch alles gut, auch beim Sex. Für sie war klar, dass er der Mann ihres Lebens war. Doch er war sich nach einem Jahr seiner Gefühle nicht mehr so sicher: «Ist sie wirklich die Richtige? Oder gibt es noch eine Bessere?» Diese Gedanken brachten ihn ganz durcheinander, er bekam Schuldgefühle, speziell bei der Sexualität und begann sich zurückzuziehen. Corinne fragte zwei- oder dreimal, was er hätte. Er sagte dann nur: «Nichts, es ist alles in Ordnung». Das ging einige Monate so, die Stimmung war häufig im Eimer. Eines Abends druckste Corinne herum und sagte schliesslich: «Ich hatte mit George Sex und weiss nicht, ob ich mich für dich oder ihn entscheiden soll.» Daniel war wie vom Blitz geschlagen. Damit hatte er nicht gerechnet. Nach zwei schlaflosen Nächten begann er, um sie zu werben. Es fielen ihm plötzlich schöne Geschenke ein, und wenn sie einmal Zeit für ihn fand, mangelte es ihm nicht mehr an romantischen Worten und schönen Komplimenten. Er, der Schüchterne, kam aus sich heraus, so wie ihn Corinne noch nicht kannte. Sie wusste längst, für welchen der beiden sie sich entscheiden würde, denn die Affäre mit George hatte sie nur inszeniert, um Daniel aus der Reserve zu locken. Aber sie zierte sich noch einige Wochen und liess Dani schmoren.

Bei der Geschichte kam es zu einem Happy End. Corinnes Mutter brachte ihr schon als Jugendliche bei, wie wichtig ein gut gehendes Gespräch für eine Beziehung war. Corinne wollte nun mit Daniel alles besprechen, was in den letzten zwei Jahren gewesen war und auch in Zukunft über Missverständnisse, Probleme und Pläne reden. Er war bereit, von ihr zu lernen und sich auf ein Gespräch einzulassen, wenn er sich auch oft überwinden musste und sich oft lieber zurückgezogen hätte. Heute schätzt er das Gespräch und sucht es auch. Es ist ihm wichtig, ihr von seinem Alltag zu erzählen und davon, was ihn beschäftigt.

«Die Liebe zum Lehrer ist die beste Motivation zum Lernen.» heisst eine alte pädagogische Weisheit. Liebe vermag Berge versetzen. Wie viele Menschen haben schon aus Liebe zum Partner aufgehört, Drogen zu nehmen oder zu trinken. Die Liebe ist der stärkste Motor im Leben eines Menschen, um sich zu ändern und Neues zu lernen. Deshalb kann es auch der schüchternste Mensch oder der grösste Eigenbrötler schaffen, ein guter Gesprächspartner zu werden. Die Partnerin oder auch der Partner können mit etwas Geduld und Einfühlungsvermögen viel bewirken. Was uns die Geschichte auch lehrt: Es braucht den Willen und den Wunsch, das Gespräch zu üben. Sonst verläuft eine Partnerschaft wie die ersten zwei Jahre von Daniel und Corinne.

## 3.2 Das Gespräch über Sexualität

Das sexuelle Erleben ist von Mensch zu Mensch verschieden. Wie ich in Kapitel 1.2.9 erläutert habe, gibt es kulturell und biologisch bedingte Unterschiede zwischen Frauen und Männern. Die Sexualität ist sehr eng mit der Persönlichkeit verwoben, so dass auch die sexuellen Bedürfnisse, die Vorlieben und das sexuelle Erleben individuell ausgeprägt sind. Wie kann man da wissen, was dem Partner im sexuellen Bereich gefällt? Und wie soll ein Paar die Art und Weise herausfinden, dass beide auf ihre Rechnung kommen?

Manche Partnerschaften kränkeln an dieser Frage. Viele Menschen glauben zu wissen, wie der Partner sexuell tickt, tun es aber in Wirklichkeit nicht. Das führt zu Missverständnissen und Missstimmungen, insbesondere bei Partnern, die auf ständige Harmonie aus sind.

Die Lösung ist: Sprechen Sie darüber! Darüber reden, was man gerne hat, wie oft, wann und wann nicht. Da die sexuellen Bedürfnisse und das Erleben sehr unterschiedlich sein können, kommt ein Paar nicht darum herum, auch im Bereich der Sexualität Kompromisse zu finden. Auch wenn ein Paar sich gegenseitig erkundigt, was angenehm und sexuell erregend ist, braucht es eine minimale Kommunikation, die durch das Gespräch am ergiebigsten wird.

Leicht gesagt, aber bei den meisten Paaren schwierig in die Tat umzusetzen. In der Paarkommunikation ist meist das Reden über Sexualität der schwierigste Teil. Das hängt unter anderem mit dem mangelnden Wortschatz in diesem Bereich zusammen. Selbst wortgewandten Dichtern und Kommunikationsfachleuten mangelt es an treffenden Ausdrücken und Begriffen. Sexualität ist Sünde, darüber spricht man nicht, hiess es Jahrhunderte lang. Analog zur Einteilung der Frauen in Huren und Heilige, existierten die Gassensprache mit ihren «schmutzigen Worten» und eine «gehobenere» Sprache voll von blumigen Andeutungen, aber ohne die Dinge beim Wort zu nennen. Wie bereits weiter oben ausgeführt, bedeutet nur schon das Wort Sexualität sehr viel Verschiedenes. Ebenfalls kulturell bedingt ist die Befangenheit vieler Menschen, wenn es um die eigene Sexualität geht (s. Kap. 3.4). Überall spricht man über Sex, nur im Schlafzimmer herrscht Stille.

Leichter haben es Menschen, deren Eltern im Bereich der Sexualität einen unbefangenen Umgang pflegten. Sie lernen das Sprechen über Sex ohne grosse Mühe, denn sie fühlen sich auch später mit dem Partner unbefangen, über sexuelle Fragen zu reden. Auch sie kommen nicht darum herum, mit dem Partner über Sexuelles sprechen zu lernen, aber ohne Angst und Hemmungen lernt es sich schneller. Sie sind weniger mit eigenen Unzulänglichkeiten beschäftigt, weshalb sie den Partner mehr im Auge haben und eher die richtigen Worte finden. Zudem konnten ihre Eltern ihnen reichhaltigere Informationen und eigene Erfahrungen über sexuelle Fragen vermitteln.

In einem gehemmten, prüden Elternhaus wird wenig über Sexualität gesprochen und wenn doch, dann sind es verkrampfte Gespräche, bei denen die Eltern ihre Verlegenheit auf die Kinder übertragen. Den Kindern wird bei solchen «Aufklärungsgesprächen» unwohl, weshalb sie meist gar nicht zuhören oder weglaufen. Es ist unschwer sich vorzustellen, dass diese Kinder später Gesprächen über Sexualität mit dem Partner ausweichen und folglich mehr Schwierigkeiten haben, über Sex reden zu lernen.

Ein sachgerechtes Grundwissen über die menschliche Sexualität ist Voraussetzung, um in der Partnerschaft erfolgreich über Sexualität sprechen zu können. Ist ein Mensch aber auf die Sexualaufklärung durch Gleichaltrige, auf das Internet und die Medien angewiesen, erfährt er zwar viel, sogar sehr viel, leider aber Richtiges, Falsches und Halbwahres wild durcheinander. Deshalb sind viele junge Menschen trotz – oder gerade wegen – der Informationsflut orientierungslos und verwirrt. Heutzutage stellen viele Menschen überhöhte und unrealistische Anforderungen an das Sexualleben in der Partnerschaft. In diesem Zusammenhang haben Sexualwissenschaftler den Eindruck, dass Störungen der Sexualfunktionen (Impotenz, Frigidität usw.) in den letzten zehn Jahren zugenommen haben. Interessanterweise führte die «Sexualisierung unserer Gesellschaft» nicht zu einem glücklicheren Sexualleben der Paare.

Es gibt unzählige Sex-Kurse und -Ratgeber, die leider die Verwirrung nur noch vergrössern, da sie von selbsternannten Sexaposteln geleitet werden. Beispielsweise sollen Table-Dancing- oder Striptease-Kurse der Frau von heute dazu verhelfen, ihr eigenes Sexualleben attraktiver zu gestalten oder den Mann hinter dem Ofen hervorzulocken und ihn «scharf» zu machen. Zu Besucherinnen solcher Seminare zählen nicht selten Frauen, die sich wegen angeblich «zu wenig Sexappeal» minderwertig fühlen.

«Soll ich einen Kurs im Table-Dance belegen, um meinen Partner mehr anturnen zu können?», fragte mich die 29-jährige Janine in einem Sexualberatungsgespräch. In ihrer Partnerschaft sei die Sexualität bereits nach einigen Monaten «eingeschlafen» und sie befürchte, er könnte sich deswegen eine Andere suchen. Im Verlaufe der Gespräche stellte sich heraus, dass Janine schon immer Mühe hatte, sich in der Sexualität fallen zu lassen. Sie glaubte, zu wenig enthusiastisch und zu kühl zu sein. «Ich machte zwar beim Sexualverkehr mit, genauso gut hätte ich auf Sex aber verzichten können, denn ich erlebte dabei nichts Grosses. Ergriff ihr jeweiliger Partner die Initiative zur Sexualität, wurde sie häufig steif und verkrampfte sich, so dass sie manchmal nicht feucht wurde und der Sexualverkehr für sie schmerzhaft war. In der Therapie erarbeiteten wir, wie sie lernen konnte, sich mehr «gehen zu lassen» und sich weniger zu kontrollieren. Um dieses Ziel zu erreichen, wäre der Table-Dancing-Kurs genau der falsche Ansatz gewesen. In diesen Kursen sollen die Teilnehmer lernen, zu tanzen ihre und Muskeln so zu steuern, wie das eben beim Table-Dance gemacht wird (**Abb. 3-1**). Das würde sie aber noch kopflastiger machen und sie würde sich noch weniger gehen lassen.

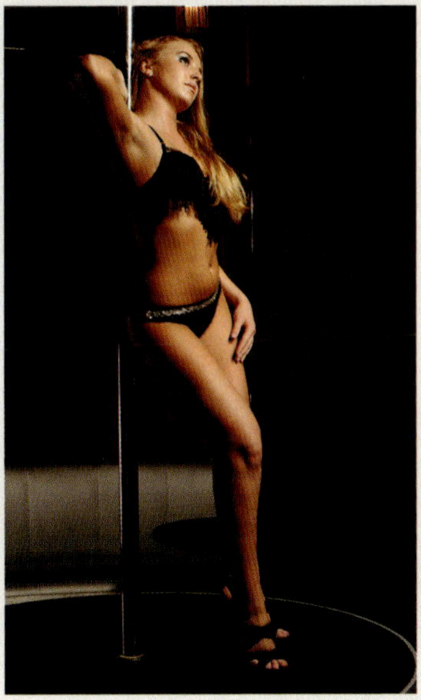

**Abbildung 3-1:**
Table Dance. Diese attraktive Tänzerin kann Männern den Kopf verdrehen. Sie bieten oft auch sexuelle Dienstleistungen an. Männer konsumieren Sex für einen «guten» Preis. In einer Liebesbeziehung kann Sexualität keine Dienstleistung oder Konsumgut sein, da spielen ganz andere Qualitäten eine Rolle, damit es für beide zu gutem Sex kommt. (Quelle: Shutterstock)

Eine Prostituierte lernt Striptease, Table-Dance und die Verführungskunst schliesslich auch nicht, um mehr in der Sexualität zu erleben, sondern um den Männern den Kopf zu verdrehen, damit am Schluss die Kasse stimmt. In den letzten Jahren wurden in einigen Medien die «Sexworkerinnen» als vorbildliche emanzipierte Frauen dargestellt, als begehrenswerte Frauen, die es verstehen, die Männer zu beherrschen. Gleichzeitig wurden sie als Fachfrauen für alles rund um den Sex zu Rate gezogen. Bei Problemen wie denjenigen von Janine sind die «Sexworkerinnen» die verkehrte Adresse. Bei Janine half die Einzel- und Sexualtherapie ganz gut, so dass sie heute eine zufriedene Partnerschaft mit durchschnittlich gutem Sex führt. Die Geschichte von Janine ist ein Beispiel dafür, dass es für ein glückliches Sexualleben zuerst einmal sachgerechtes Wissen braucht. Manchmal vermag zusätzlich eine Paar- oder Sexualtherapie hilfreich sein, wo angemessene Informationen über das Sexualproblem ein erster Teilbereich sind.

### 3.2.1 Sexualität planen

Sexualität ist in einer Partnerschaft etwas Exklusives, der Ort, wo sich die Partner am nächsten kommen. Genauso wie die Partnerschaft braucht auch die Sexualität immer wieder Investitionen, sonst versandet sie. Sexualität ist wie die Partnerschaft kein Selbstläufer.

In den ersten Monaten wallen die Hormone und Sex passiert einfach, zu jeder Zeit oder Unzeit. Aber bald einmal ist alles ausprobiert, der Partner endgültig erobert und die Sexualität verliert ihren Reiz: Der Alltag kehrt ein. In einer festen Partnerschaft ist das Gespräch über Sexualität wichtig.

Die Einigung über den richtigen Zeitpunkt – also Sex zu planen – ist meist notwendig, nur schon deshalb, weil der ausgefüllte Alltag die Spontaneität meist aus zeitlichen Gründen nicht zulässt. Viele müssen sich ein Zeitfenster einrichten, sonst passiert bald nichts mehr. Damit Sex interessant und angenehm bleibt, geht nicht ohne zu reden, zum Beispiel um die Technik zu verfeinern oder die Bedürfnisse besser aufeinander abstimmen zu können. In einer längeren Partnerschaft sind Kompromisse gefragt, es braucht Raum, wo die Kinder nicht stören und auch niemand mehr ein geschäftliches oder privates Problem gelöst haben will.

Bei den meisten langjährigen Paaren kommt die Sexualität nicht in den vorderen Rängen der wichtigsten Bedürfnisse vor, laut einer Umfrage sogar erst an neunter Stelle. Darüber sollte sich ein Paar auch unterhalten, und beide sollten ehrlich zu ihren Bedürfnissen stehen. Da die Bedürfnisse häufig nicht simultan auftreten, geht es nicht ohne Aushandeln von Kompromissen. Vergessen Sie nicht, dass auch in einer langjährigen Partnerschaft Flirten und Verführungskunst wirken und auch ein vom Alltag absorbierter Partner sich noch verführen lässt. Am Anfang einer Beziehung bedeutet Sex meist Sexualverkehr. Lernt ein Paar sich über die Jahre besser kennen, so kann es ein vielfältigeres Sexualleben entwickeln. Auch hierfür reicht nonverbale Kommunikation meist nicht, sondern es braucht Worte oder ein Gespräch dazu.

### 3.2.2 Das Gespräch vor dem ersten Mal

Wahrscheinlich können sich die meisten Menschen gut an ihren ersten Sex erinnern. Selbst Lady Gaga, die exzentrische Pop-Ikone, erinnert sich gut an ihren ersten Sex mit 17: «Ich muss sagen, dass ich nicht einmal damals bereit war und es war eine absolut schreckliche Erfahrung. Es war überhaupt nicht gut.» Damit steht Lady Gaga nicht alleine da, vielleicht berichten sogar die meisten Menschen über den ersten Sex etwa folgendermassen: «Es war nichts Besonderes», oder «ich war so nervös und froh, dass es schnell vorbei war». Über die Verhütung oder sexuell übertragbare Infektionen zu reden, ist bei vielen Teenagern Glückssache. Sie sind so mit der Frage beschäftigt, wie der Partner sie nackt findet, ob der Penis steif wird, ob es funktioniert und wie die «Performance» wird, sodass Fragen nach Verhütung und STI unwichtig oder verdrängt werden. Die meisten Jugendlichen geben auch an, es sei halt einfach passiert, geplant hätten sie es nicht.

Die schönste Nebensache der Welt? Beim ersten Mal häufig nicht wirklich, auch wenn Jugendliche gelegentlich mit dem ersten Sex bei Gleichaltrigen prahlen. Woran liegt das? Wie bereits ausgeführt, muss auch Sexualität gelernt werden. Im katholischen Italien des 20. Jahrhunderts schien man sich dessen offenbar bewusst gewesen zu sein: Weil damals die Frauen unbefleckt heiraten mussten, konnten die jungen Menschen keine Erfahrung sammeln, bevor es nach der Heirat «erstmals zur Sache» ging. Deshalb sollen die Väter ihre Jungs zur Einführung in die praktische Sexualität zu einer Prostituierten gebracht haben.

Heute haben diejenigen jungen Menschen Glück, die von einem erfahrenen Partner liebevoll und geduldig in die Sexualität eingeführt werden. Umgekehrt haben es Menschen mit ihrem Sexualleben schwieriger, die zur ersten Sexualität gedrängt wurden oder zu Sexualpraktiken überredet wurden, die sie nicht wollten, oder im Extremfall sogar sexuell missbraucht oder vergewaltigt wurden. Aber auch traumatische Erfahrungen mit einem betrunkenen oder unter Drogeneinfluss stehenden Partner oder mit einem, der grob, bezwingend oder verbal erniedrigend war, wirken sich auf das weitere Erleben in der Sexualität aus. Ansteckungen mit einer sexuell übertragbaren Infektion können ebenfalls seelisch traumatisieren.

Es ist noch kein Meister vom Himmel gefallen, auch bei der Sexualität nicht. Der erste Sex wird schöner, wenn das Paar sich vorher in Ruhe über beiderseitige Bedürfnisse, Vorstellungen und vielleicht über bisherige Erfahrungen unterhalten kann. Die Partner fühlen sich dann sicherer und es kommt weniger zu unerwarteten Situationen, wo sie sich überfordert fühlen oder glauben, etwas tun oder mitmachen zu müssen, was sie nicht wirklich wollen. Ohne Gespräch können vermutete Erwartungen (des Partners) ins Unermessliche wachsen und Ängste bewirken. Um ein solches Gespräch anzufangen, braucht es doch recht viel Mut, aber es lohnt sich. Je besser sich das Paar vorher schon kennt, je mehr Vertrauen es gegenseitig hegt, desto unbefangener wird es. Teenagern sei empfohlen, mit Eltern, Vertrauenspersonen oder Fachpersonen solche Probleme zu diskutieren. Dadurch haben sie mit dem Sprechen über solche Fragen schon etwas Übung und kennen mehr Argumente und mögliche Schwierigkeiten für den «Ernstfall». Jugendliche können sich auch immer vor Augen führen, dass sie ja noch genug Gelegenheiten zum Sex haben werden, auch wenn es beim ersten Mal nicht klappt, oder nicht das erträumte Erlebnis passierte.

### 3.2.3 Der erste Sex mit einem neuen Partner

Es bestehen Ähnlichkeiten zwischen dem ersten Sex und dem ersten Sex mit einem neuen Partner. Der Unterschied sind die bisherigen Erlebnisse. Meist wird es ja mit der Erfahrung müheloser oder problemloser. Ausser Sie haben schlechte Erfahrungen gemacht. Vielleicht haben Sie nach Ihren Vorstellungen «versagt», weil die Erektion nicht wunschgemäss funktionierte, oder sie zu schnell waren, vielleicht schon vor dem Einführen des Glieds einen Samenerguss hatten oder die Vagina nicht genügend Flüssigkeit absonderte oder verkrampft war, so dass Ihr Partner das Glied gar nicht einführen konnte. Vielleicht war einfach der Partner mit Ihnen unzufrieden und glaubte nicht, auf seine Rechnung gekommen zu sein. Oder Sie wurden zur Sexualität gezwungen, machten Dinge mit, die Sie nicht wollten. Sprechen Sie mit Ihrem Partner darüber, zumeist werden Sie auf Verständnis stossen und er oder sie wird Rücksicht nehmen oder helfen.

Im Prinzip stellen sich die gleichen Schwierigkeiten wie vor dem «ersten Mal». Sie wollen einige Fragen klären: Zumindest möchten Sie wissen, wie die Schwangerschafts-Verhütung stattfinden soll und ob sexuell übertragbare Infektionen bekannt sind oder ausgeschlossen werden können.

Sind Sie lediglich an einer Sex-Affäre interessiert, kann Ihnen vielleicht die Klärung dieser Fragen reichen (s. Kap. 7). Möglicherweise kennen Sie den Sex-Partner noch nicht sehr gut. Dann können Sie nicht so genau wissen, ob er Ihnen die Wahrheit sagt. Am besten sorgen Sie selber für die Verhütung und verwenden Kondome. Dabei genügt bereits eine minimale Kommunikation. Aber vielleicht wollen Sie doch etwas mehr vom Partner wissen oder haben sexuelle Wünsche und Bedürfnisse. Auch bei einem Ferienflirt oder einem One-Night-Stand braucht diese Kommunikation den geeigneten Augenblick. Nehmen Sie sich genügend Zeit und lassen sie sich nicht drängen.

Sind Sie aber an einer Partnerschaft interessiert, lassen Sie sich mehr Zeit; treffen Sie den Partner vor dem ersten Sex so oft, bis sie sich sicher und wohl fühlen. Es lohnt sich, vorher alles mit ihm zu besprechen, was Ihnen am Herzen liegt. Das ist aber für die meisten Menschen nicht einfach, das zeigen die entsprechenden Studien. Es ist leichter, ein Gespräch über Sex zu führen, wenn Sie sich vor Augen führen, dass aller Wahrscheinlichkeit nach auch ihr Geliebter damit Probleme hat. Vielleicht schneidet er zuerst das Thema an und will einiges Wissen. Wenn nicht, gehen Sie am besten davon aus, dass er Schwierigkeiten hat, darüber zu reden. Unangenehme Dinge schiebt man gerne hinaus und verpasst somit Gelegenheiten. Schieben Sie das Thema nicht hinaus, auch der Partner wird Ihnen dankbar sein.

## 3.3 Individuelle Hindernisse beim Gespräch über Sexualität

### 3.3.1 Harmoniestreben

Manuela, eine 32-jährige Grafikerin, wünschte sich schon immer eine harmonische Partnerschaft. In einer Beziehung gibt sie sich Mühe, immer guter Laune zu sein und vermeidet Situationen, die den Partner verärgern könnten. Sich ohne Worte zu verstehen ist für sie gleichbedeutend mit wahrer Liebe.
Seit fünf Jahren lebt sie mit Thomas zusammen. Sie vertraute ihm blind und war sich sicher, dass er nie einen Seitensprung machen würde. Eines Tages bekam sie im Genitalbereich Schmerzen und wurde durch grässliches Jucken und Schmerzen immer wieder von der Arbeit abgelenkt. Sie meldete sich bei ihrem Frauenarzt an, denn nach zwei Tagen waren die Beschwerden kaum mehr ertragbar. Die Diagnose lautete Herpes genitalis (s. Kap. 6.2.2). Weil die Beschwerden so stark waren, verschrieb er ihr ein antivirales Medikament. Der Arzt sagte ihr, dass es sich um eine sexuell übertragbare Krankheit handelte und fragte sie, ob sie schon mit dem Partner darüber gesprochen hätte. Sie antwortete mit ja, obwohl es nicht stimmte. «Ich war wie unter einem Schock. Hat Thomas eine andere, kam mir unwillkürlich in den Sinn. Aber das kann ja gar nicht sein … oder doch? Ich war für Wochen völlig durch den Wind, getraute mich aber nicht, ihn anzusprechen.» Manuela zog sich in der Beziehung immer mehr zurück, wurde zuerst schnippisch, dann streitbar. «Thomas fragte mich mehrmals, was los sei, so kenne er mich ja gar nicht. Eines Abends zettelte ich wieder einen Streit an, und als die Fetzen flogen, stellte ich ihn zur Rede und verlangte, er solle endlich zugeben, dass er eine andere habe und erzählte ihm die Story mit dem genitalen Herpes. Endlich war es raus! Aber seine Beteuerung, keinen Seitensprung gemacht zu haben, glaubte ich ihm natürlich nicht sofort. Nach wochenlangem Hin und Her brachte er mich schliesslich dazu, mit ihm zum Frauenarzt zu gehen. Dieser erklärte uns, dass nicht unbedingt ein Seitensprung zur Erklärung meiner Symptome notwendig war. Es könne gut sein, dass einer von uns sich schon vor

unserer Beziehung mit Herpes angesteckt und nichts davon gemerkt hatte. Auch ohne Beschwerden seien Herpes-Übertragungen möglich und die Symptome könnten gleichwohl erstmals nach Jahren auftreten. Wer von uns sich zuerst angesteckt habe, könne man jetzt kaum mehr eruieren. Nach diesem Gespräch glaubte ich Thomas und entschuldigte mich für mein Benehmen während der letzten Monate.»

Eine Liebe bedeutet nicht andauernde Harmonie! Im Gegenteil: Eine übertriebene Harmoniebedürftigkeit kann die Entwicklung einer tiefen Beziehung stören. Denn auch in einer treuen Partnerschaft müssen heikle Themen vernünftig besprochen werden können. Sich auf eine Meinungsverschiedenheit oder einen Streit einzulassen, ist riskant. Aber es lohnt sich immer. Wie viel einfacher wäre es für Manuela und Thomas gewesen, von Anfang an offen über die Genitalbeschwerden zu sprechen. Selbst wenn sich ein Seitensprung als Ursache herausgestellt hätte, ist Offenheit immer besser. Nehmen wir an, Manuela hätte nur vorübergehende und leichte Symptome vom Herpes gehabt. Was dann?

Ich kenne aus meiner Praxis mehrere Paare, bei denen eine Zerrüttung der Ehe mit folgenden Problemen begonnen hat: Wiederkehrende Beispiele – neben Herpes, Chlamydien & Co – sind ein Kondom oder eine Tablette Viagra, welche die Frau beim Waschen der Kleider in der Manteltasche gefunden hat. Diese Frauen, aber auch Männer, verdrängten Fragen nach einem Seitensprung, obwohl ihnen diese auf der Zunge brannte. Von da an war der «Wurm in der Beziehung». Manchmal ohne zu wissen warum, waren Frauen oder Männer öfters gereizt, unzufrieden oder hatten keine Lust mehr auf Sex. Mit der Zeit kann so eine untergründige Gereiztheit eine Partnerschaft langsam erodieren, bis schliesslich beide zermürbt sind. Harmoniebedürftigkeit um jeden Preis ist in einer Partnerschaft nicht förderlich. Es lohnt sich, schon vom ersten Date an auftauchende Fragen oder Probleme direkt anzusprechen.

### 3.3.2 «Wahre Liebe» und blindes Vertrauen

Einige Menschen streben eine «wahre Liebe» mit blindem Vertrauen an. Sobald sie sich verlieben und die berühmten «Schmetterlinge im Bauch» spüren, glauben sie, dass blindes Vertrauen selbstverständlich und Beweis ihrer Liebe ist. Aus dieser Logik heraus stellen sie keine «misstrauischen» Fragen nach Drogen, Alkoholmissbrauch, Spielsucht oder sexuell übertragbaren Infektionen. Solche Fragen könnten den Partner beunruhigen, die Liebe stören und widersprechen dem blinden Vertrauen. Vielleicht befürchten sie Streit oder gar, dass der Partner sie wegen indiskreter Fragen verlassen könnte. Aber wie wollen Sie so Ihren Partner kennenlernen? Sie können Ihrem Partner nur wirklich nahekommen, wenn Sie ihm gegenüber offen und ehrlich sind, und diese Offenheit und Ehrlichkeit auch selbstverständlich vom Partner erwarten. Manchmal muss Offenheit auch eingefordert werden, um den Partner wirklich kennenzulernen. Wichtige Themen sind seine Einstellung zur Sexualität und seine sexuelle Vergangenheit.

Aber selbst wenn Sie diese Fragen in der einen oder anderen Situation stellen, wissen Sie noch nicht, ob er oder sie auch die Wahrheit sagt. Man soll den Menschen nicht nur nach seinen Worten beurteilen, sondern auch nach seinen Taten. Deshalb rate ich, der Person auf die Finger zu schauen, auf sein Verhalten zu achten und sich aufgrund der Beobachtungen Fragen zu stellen und auch den Partner damit zu konfrontieren. Gerade Diskussionen über STI eignen sich dazu.

Ein Problem des blinden Vertrauens und der «wahren» Liebe sind die weitreichenden Konsequenzen, die eine Ansteckung mit einer STI haben können, wie verminderte Lebensqualität, sogar ein verkürztes Leben (bei HIV oder Hepatitis B und C) sowie Unfruchtbarkeit (bei Gonorrhöe oder Chlamydien). Sich mit dem unrealistischem Optimismus in eine Beziehung zu begeben, alles werde sich schon von selbst regeln, wirkt sich meist früher oder später negativ aus. Die Ansteckung mit einer sexuell übertragbaren Infektion führt nicht selten zu Streit und manchmal zur Auflösung der Partnerschaft.

Die Initiative zum Gespräch über Sexualität und sexuelle Gesundheit zeigt, dass Ihnen Ihr eigenes Wohlergehen, wie auch dasjenige Ihres Partners, wichtig sind. Sie wollen sich und den Partner schützen. Um eine tragfähige Beziehung aufbauen zu können, sind auch Gespräche über heikle Themen nötig. Blindes Vertrauen zahlt sich nicht aus. In einer guten Partnerschaft bricht nicht gerade der Krieg aus, wenn einer bei solchen Themen vielleicht nicht ganz die angemessenen Worte finden sollte oder sich auch einmal im Ton vergreift.

Wenn Sie Ihren Partner noch nicht so lange und gut kennen, braucht es vielleicht auch einige Zeit, bis das gegenseitige Vertrauen aufgebaut ist. Gespräche über Sexualität, STI, Schwangerschaftsverhütung oder Kinderwunsch sind insbesondere in einer jungen Beziehung nicht für jedermann einfach. Aber der Mut zahlt sich aus und hilft Ihnen, eine bessere Beziehung aufzubauen. Falls zwei Menschen nicht zueinander passen, können gerade solche Gespräche frühzeitig Klarheit schaffen. Dadurch wird Ihnen viel Unangenehmes erspart, unter anderem auch die Ansteckung mit einer sexuell übertragbaren Infektion.

### 3.3.3 Verdrängung

> Und er kommt zum Ergebnis:
> Nur ein Traum war das Erlebnis.
> Weil, so schließt er messerscharf,
> nicht sein *kann*, was nicht sein *darf*.
> *(Morgenstern 1981, S. 164)*

Weil nicht sein kann, was nicht sein darf! Es gibt Menschen, die pflegen ihre Fähigkeit, die «grausame» Wirklichkeit auszublenden, in verschiedenen Lebenslagen. Sie bemühen sich, an ihre Scheinwelt zu glauben. Insbesondere Teenager verhalten sich, wie wenn sie gegen STI immun oder sonst irgendwie dagegen gefeit wären. Sie beruhigen sich und auch andere mit der Zurechtlegung: «Mir wird es schon nicht passieren». Wer die Risiken verdrängt, für den mag es leichter sein zu denken, für ihn seien STI nicht bedrohlich.

Ein weiterer Irrtum ist die Meinung: «Nur Menschen mit häufigem Partnerwechsel können sich mit HIV oder einer anderen sexuell übertragbaren Infektion anstecken. Wenn ich mich auf keinen Homosexuellen, keinen Fixer, keinen Schwarzen oder keine Prostituierte sexuell einlasse, kann ich mich nicht mit einer sexuell übertragbaren Infektion anstecken.» Solche Mythen können Menschen in falscher Sicherheit wiegen. Es stimmt schon: Je mehr Partner Sie haben, desto grösser wird die Wahrscheinlichkeit, sich mit HIV oder einer anderen sexuell übertragbaren Krankheit anzustecken. Aber ein einziger Sexualverkehr mit einem Infizierten kann für eine Ansteckung ohne weiteres genügen, auch bei HIV.

Es ist an der Zeit, all diese Mythen zu zerstören. In Europa erkranken jedes Jahr mehrere Millionen Menschen an einer sexuell übertragbaren Infektion, viele von ihnen an oft nicht heilbaren wie HIV, Hepatitis, genitaler Herpes oder Genitalwarzen. Einige Menschen werden durch sexuell übertragbare Infektionen unfruchtbar und andere sterben vorzeitig.

Seit mehr als dreissig Jahren breitet sich die HIV-Epidemie aus, mit jährlich mehr Menschen, die mit HIV leben. Die Anzahl Menschen mit anderen STI steigt weiterhin an. HIV hat unser Sexualleben verändert. Sexualverkehr war nie risikolos. Sexuell übertragbare Krankheiten gibt es schon seit Jahrhunderten – ebenso unerwünschte Schwangerschaften. Aber es gibt heute die Möglichkeit, sich davor zu schützen. Der Anfang dazu ist gemacht, wenn Sie das Risiko erkennen und Sie sich nichts mehr vormachen.

### 3.3.4 Minderwertigkeitsgefühle

Minderwertigkeitsgefühle sind weit verbreitet. Personen mit wenig Selbstwertgefühl trauen sich manchmal nicht, ihre Wünsche zu äussern und noch weniger, ihre Bedürfnisse geltend zu machen. Dies ist ein häufiger Grund, weshalb Menschen Sex haben, ohne die Fragen nach Schwangerschaftsverhütung oder Safer Sex zu klären.

Willi, an sich ein verantwortungsvoller Mensch, lernte Gabriela kennen. Nach einigen Dates schliefen sie miteinander ohne Kondom und ohne den STI-Status des anderen zu kennen. In der darauffolgenden Woche kam er zu mir in eine Therapiesitzung. Auf meine Frage, ob er denn kein Kondom dabei hatte, antwortete er: «Doch doch, ich hatte an jenem Samstagabend ein Kondom in meiner Tasche. Aber ich verpasste einfach den richtigen Zeitpunkt, um es herauszunehmen oder sie zu fragen, ob sie einen Aids-Test gemacht habe. Sie bedeutet mir sehr viel. Zuerst dachte ich beim ganzen Nachtessen daran, sie nach der Pille oder einem Aids-Test zu fragen. Ich überlegte mir viele Formulierungen, aber immer fand ich meine Frage dumm oder unpassend. Das ging so weiter, bis wir bei mir zu Hause waren. Mir gingen hundert Fragen durch den Kopf, aber ich schaffte es nicht, sie zu fragen und schliesslich verkehrten wir ohne Kondom. Ich weiss nicht, ob sie die Pille nimmt. Nach dem Sexualverkehr fand ich es noch unpassender, das Gespräch darüber anzufangen und sie tat es auch nicht. So weiss ich es immer noch nicht.»

Menschen, die sich unsicher oder minderwertig fühlen wie Willi, gehen in zwischenmenschlichen Beziehungen nicht gerne Risiken ein. Die Partnerin hätte es doof finden können, wie er die Frage formulierte, oder dass er den Zeitpunkt falsch wählte, oder sie hätte seine Unsicherheit bemerken können. Ob all dieser Gedanken verliess Willi der Mut und er sagte lieber gar nichts. Im Nachhinein verurteilte er sich. Auf den ersten Blick verhält sich Willi bezüglich Risiken widersprüchlich: Er vermeidet Risiken im Zwischenmenschlichen, z. B. dass Gabriela ihn doof finden könnte. Gleichzeitig geht er aber das Risiko einer unerwünschten Schwangerschaft oder einer sexuell übertragbaren Infektion, was doch lebenslange Konsequenzen haben könnte. Selbstunsicherheiten können sich gerade im zwischenmenschlichen Bereich stark auswirken, so dass reale Gefahren ausgeblendet werden. Das Verhalten von Willi typisch für einen Menschen mit vermindertem Selbstwertgefühl.

Minderwertigkeitsgefühle sind weiter verbreitet als allgemein angenommen wird. Es sind nicht nur schüchterne Menschen davon betroffen. In psychotherapeutischen Gesprächen lernte ich viele Menschen kennen, die in allen Lebensbereichen starke Charaktere sind, ausser in der Liebesbeziehung. In Gesellschaft mögen sie extrovertiert sein oder im Beruf viel Durchsetzungsvermögen zeigen und erfolgreiche Manager sein, aber in der Partnerschaft wollen sie Harmonie und sprechen nicht gerne heikle Fragen an. Eine unzufriedene Frau oder einen verärgerten Mann können sie nicht ertragen, lieber geben sie nach oder vermeiden heikle Themen und eventuelle Auseinandersetzungen. Ein Aussenstehender würde nicht vermuten, dass sich solch «starke Persönlichkeiten» in der Zweierbeziehung unterwerfen und sich nicht wehren können.

Ein Mangel an Selbstwertgefühl kann sich auch auf ein Gespräch über Sexualität hemmend auswirken. Bringt der Partner das Thema auf den Tisch und äussert, was er möchte, kann eine Person mit Minderwertigkeitsgefühlen diese Wünsche häufig schlecht abschlagen oder lässt sich von einem dominant auftretenden Gegenüber schnell einschüchtern. So lässt sich eine unsichere Person unter Umständen auf Sexualität ein, ohne dass sie es will. Zum Beispiel wenn der Partner vorwirft: «Du würdest mit mir ins Bett gehen, wenn du mich wirklich lieben würdest». Oder beim Kennenlernen eines möglichen Partners:«Du willst keinen Sex mit mir, weil du prüde bist» – eine gemeinere Variante ist, «weil du frigide bist». Eine unsichere Person fügt sich dem Willen des Partners oder potentiellen Partners. Sie traut sich nicht, eine solche Forderung als das zu charakterisieren, was sie ist: Ein unfairer Versuch, um Sex zu bekommen.

Das Erkennen der eigenen Schwächen und der realen Risiken sind der erste Schritt zur Veränderung. Das Erarbeiten angemessener Verhaltensweisen ist ein weiterer Schritt, sich im partnerschaftlichen Leben besser zurechtzufinden. Beispielsweise hilft die Erkenntnis, dass es zu einer unglücklichen Beziehung führen kann, wenn man seine Bedürfnisse um des lieben Friedens willen nicht äussert. Manch eine Person wird erst durch Unterwürfigkeit des Partners dominant. Gleiche Augenhöhe und keine Angst, seine Wünsche zu äussern, ist ein wichtiger Beitrag für eine tragfähige und schöne Partnerschaft. Oft ist die Sexualität ein gutes Übungsfeld für das Gespräch in der Partnerschaft.

### 3.3.5 Einfluss der Peergroup und des Zeitgeistes

Für das Verhalten von Jugendlichen spielt die Meinung der Gleichaltrigen eine wichtige Rolle. Jugendliche wollen sich profilieren und von den Eltern abgrenzen. Dabei orientieren sie sich stark an Gleichaltrigen und Idolen.

In ihrer Persönlichkeit noch nicht gereift, sind sie besonders anfällig für Modetrends und probieren auch Dinge aus, die ihnen nicht immer guttun. Einige konsumieren Drogen, andere lassen sich schon mit 14 Jahren oder sogar noch früher auf Sexualität ein; oft nicht aus einem sexuellen Bedürfnis oder einer innigen Liebe heraus, sondern um mit Erwachsenen zu konkurrieren, um als erste in der Peergroup Sex gehabt zu haben oder um es einem Freund oder einer Freundin gleichzutun. Unerwünschte Schwangerschaft oder eine Ansteckung mit STI können Folgen dieses Verhaltens sein. Jugendliche verfügen manchmal noch nicht über entsprechendes Verantwortungsgefühl für sich und die eigene

Gesundheit, so dass eine Viertelstunde grosse Auswirkungen auf ihr ganzes Leben haben kann. Es gibt auch Peergroups, in denen Hierarchie und Gewaltdenken oder -bereitschaft zu einem starken Gruppendruck werden können. Einige Jugendliche ordnen sich dem Wortführer derart unter, dass sie in vorauseilendem Gehorsam handeln.

Jugendliche sind aber auch sehr ansprechbar auf positive Werte wie Gewaltlosigkeit, gegenseitige Hilfe, und sich einen eigenen Standpunkt zu erarbeiten, der nicht mit dem Mainstream übereinstimmt. Finden Eltern, Vertrauenspersonen oder Fachleute den richtigen Ton, so können sie Jugendlichen viel beibringen. Dazu gehört auch, auf die eigenen Bedürfnisse und diejenigen des Partners zu achten.

Es liegt in der sozialen Natur des Menschen, seinen Mitmenschen gefallen zu wollen und sich nach dessen Meinung zu richten. Das betrifft auch die Auffassungen im sexuellen Bereich. Für jeden wird es viel schwieriger, seinen Willen durchzusetzen, wenn seine innere Auffassung dem allgemeinen Trend in der Gesellschaft, dem Zeitgeist, zuwiderläuft.

Was gerade modern ist, ändert sich entsprechend dem Zeitgeist, der in unterschiedlichen Gesellschaftsschichten verschieden sein kann (s. Kap. 3.4). In der zweiten Hälfte des 20. Jahrhunderts etablierte sich in einigen intellektuellen Kreisen mit den Vorbildern Jean Paul Sartre und Simone de Beauvoir die Meinung, dass eine Zweierbeziehung nur auf moralischen Druck der Gesellschaft zustande käme. Sie propagierten und lebten «offene» Partnerschaften, bei denen auch gleichzeitig mehrere andere sexuelle Beziehungen gelebt werden konnten und sollten. In diesen Cliquen liessen sich denn viele Menschen auf eine solch offene Beziehung ein und führten, obwohl es ihnen zuwiderlief, mehrere sexuelle Beziehungen gleichzeitig. Das ist ein Beispiel, wie sich Menschen gegen ihr Gefühl auf sexuelle Beziehungen einlassen, die ihnen nicht entsprechen. Das gilt für jede gesellschaftliche Gruppe oder Religionsgemeinschaft, die Werte und Moralvorstellungen vorgibt. Problematisch wird es dann, wenn mit den Moralvorstellungen die sexuelle Gesundheit tangiert wird. Es braucht schon eine starke Persönlichkeit, um sich dem Zeitgeist und Gruppendruck zu widersetzen. Für Menschen mit einem schwächeren Selbstwertgefühl ist es oft sehr schwierig. Was aber auch hier hilft, ist gesichertes Wissen über sexuell übertragbare Krankheiten im Speziellen und die sexuelle Gesundheit im Allgemeinen. Menschen, die sich mit diesen Fragen auseinandersetzen, fällt es viel leichter, sich gegen den Mainstream zu stellen und für ihr Wohl und dasjenige ihres Partners einzustehen.

### 3.3.6 Schamgefühl

Die 22-jährige Susi studiert Facility-Management an einer Fachhochschule und lebt seit einem Jahr mit Kevin zusammen. Seit einiger Zeit leidet sie immer wieder unter unangenehmen Symptomen beim Wasserlassen: Brennen und häufiger Harndrang. Manchmal hat sie den Verdacht, diese Symptome würden nach dem Sexualverkehr auftreten. Aber sie klagt selten über körperliche oder seelische Schmerzen oder Beschwerden und spricht mit niemandem darüber. «Ich mache solche Probleme mit mir aus. Kevin würde ich nichts davon erzählen, denn vielleicht würde er mich auslachen. Generell rede ich nicht gerne über Schwächen. Selbst die besten Freundinnen sollen so etwas nicht von mir erfahren. Zu einem Arzt gehen ist mir unangenehm, der fragt so genau und dann will er sicher noch meinen Unterleib untersuchen.»

Die Eigenart, das Gesicht zu wahren und sich keine Blösse geben, ist auch in unseren Breitengraden weit verbreitet. Viele Menschen gehen deswegen bei Beschwerden nicht zu einem Arzt, so wird die Diagnose verschleppt und die Krankheit ist schwieriger zu behandeln. Körperliche und seelische Leiden erachten sie als intim und behalten diese für sich, insbesondere wenn es um die Geschlechtsorgane oder Sexualität geht.

Wie viel leichter haben es Menschen, die ihre Freunde fragen: «Hast du das auch schon einmal gehabt?» Menschen, die offener sind, erfahren dann auch viel leichter, dass sie nicht die einzigen sind, die unter diesem oder jenem leiden. Viele meiner Patienten berichten über ein interessantes Phänomen: «Als ich nach langem Leid meine Beschwerden endlich einem Freund anvertraute, getraute sich dieser, mir auch ähnliches zu berichten. So fasste ich den Mut, dies noch ein paar weiteren engen Freunden anzuvertrauen. Plötzlich wusste ich von vielen Menschen, die genau dieselben Probleme hatten oder noch haben. Es ist, als ob ich solche Menschen anziehen würde». Das alte Sprichwort «geteiltes Leid ist halbes Leid» hat seine Richtigkeit. Es erleichtert einen zu erfahren, dass ich nicht der einzige bin. Manchmal liegt hinter dem «Für sich behalten» auch falscher Stolz. Es lohnt sich, seine Hemmungen zu überwinden und mit dem Arzt oder mit einem Freund/einer Freundin darüber zu sprechen.

Das gilt auch für STI. Kaum einer erzählt gerne, er habe Herpes oder Chlamydien. Das tönt nicht «sexy», werden die meisten denken. Aber viele Millionen Menschen leiden darunter. Sollen sich diese alle schämen? Vergleichen Sie, wie viel über Schnupfen und Grippen gesprochen wird – ohne Scham; welche Medienpräsenz genossen doch die Vogelgrippe und die Schweinegrippe. Die werden auch durch Viren verursacht, aber diese befallen eben nicht die Sexualorgane. Es ist an der Zeit umzudenken!

### 3.3.7 Drogen

Ein vernünftiges Gespräch findet unter Drogeneinfluss meist nicht statt. Drogen verändern die Psyche und die Wahrnehmung des Menschen. Sie kennen vielleicht Beispiele aus ihrer eigenen Erfahrung wie etwa gesteigerte Eifersucht, Ärger und Aggressionen unter Alkoholeinfluss oder Misstrauen und Distanzlosigkeit unter Kokain- oder Amphetamineinfluss. Zudem werden die Gedankengänge gestört und die Gefühle verändert. Manche Menschen werden redselig, andere melancholisch und dritte in sich gekehrt. An dieser Stelle möchte ich auch darauf hinweisen, dass Alkohol nicht, wie oft fälschlicherweise angenommen, die Wahrheit ans Tageslicht bringt. Wenn einer unter Alkohol zu plaudern beginnt, wissen Sie nicht, was stimmt und was verdreht oder erfunden ist. Bei entsprechendem Alkoholspiegel wissen die Menschen am nächsten Tag gar nicht mehr, was sie alles erzählt haben und können auch nicht mehr zusammenbringen, was alles geschehen ist.

So erzählte Bob seiner Frau Lucy, als er abends von Ausgang mit einem Freund und seiner Frau betrunken nach Hause kam, er habe mit dieser Frau Sex gehabt. Als Lucy ihn am nächsten Tag zur Rede stellte, hatte er nicht nur ein Blackout für das Gespräch mit seiner Frau, sondern für den ganzen Abend. Er konnte sich nicht erinnern, ob er mit der Frau seines Freundes, die beim Trinken auch dabei war, Sex gehabt hatte. Lucy wollte der Sache auf den Grund gehen und vereinbarte mit der Frau des Freundes eine Unterredung. Sie können sich vorstellen, wie viel Streit und Unfrieden es bei beiden Paaren gab. Lucy war schlussendlich darauf angewiesen, ihr zu glauben, dass sie nichts mit Bob gehabt hatte, denn es gab nur besoffene Zeugen.

Unter Drogenkonsum ist es schwieriger, besonnene Entscheidungen zu fällen.

Max, ein 44jähriger Homosexueller, trank schon immer gerne ein Glas Rotwein zum Essen, oder einen Grappa an der Bar, aber nicht übermässig. Vor fünf Jahren wurde beim ihm die Diagnose HIV-Infektion gestellt. Er ging regelmässig zum Arzt und versuchte, alle Ratschläge des Arztes zu beherzigen. Als er mir dies erzählte, war es noch üblich, mit einer antiretroviralen Therapie (ART) erst zu beginnen, wenn die $CD4^+$-Zellzahl im Blut deutlich unter 200/ml fielen, was bei Max nicht der Fall war. Die Diagnose HIV-Infektion schockte ihn enorm und er begann in seiner Melancholie, sich von seinen Freunden zurückzuziehen, war häufig alleine und begann, grössere Mengen Alkohol zu trinken. Eines Abends besuchte er eine Bar, trank mehrere Gläser Grappa und lernte Fredy kennen. Beide tranken zusammen weiter und Fredy erzählte ihm humorvolle Geschichten und Witze. An jenem Abend lachte er seit sehr langer Zeit wieder das erste Mal richtig herzlich. Als die Bar schloss, gingen sie zusammen zu Fredy und hatten Sex miteinander. Am Morgen erwachte er und Fredy schlief noch. «Ich wusste nicht einmal ob ich ein Kondom gebraucht hatte, wahrscheinlich eher nicht, denn ich kann mich an nichts mehr erinnern. Ich zog mich an, ohne dass er wach wurde und schlich mich davon. Zuhause machte ich mir grosse Vorwürfe. Ich hatte ihn doch einem Risiko ausgesetzt. Weder habe ich ihm von meiner HIV-Infektion erzählt noch Kondome gebraucht. Wieso musste mir das passieren.»

Mit Drogen und Alkohol werden risikoreicheres Verhalten praktiziert – wie zu schnelles Fahren oder die Nacht mit einem fremden Menschen zu verbringen. Die Kombination aus nicht mehr klar denken zu können und die Aussicht darauf, Sex haben zu können, lässt eine Person eher grosse Risiken eingehen und Grenzen überschreiten. In solch einer Situation ist es für alle schwierig, dem Gegenüber Fragen zu stellen oder auf die Anwendung von Kondomen zu bestehen. Kein einziger Sex ist es wert, sich mit HIV oder einer anderen sexuell übertragbaren Krankheit anzustecken.

## 3.4 Kulturelle Hindernisse beim Gespräch über Sexualität

Heutzutage wissen selbst junge Menschen nicht immer, dass sie über Safer Sex sprechen sollten. Die 25-jährige Chantal erzählte mir, wie sie Männer kennenlernte und wie es jeweils zum ersten Sex kam.

Chantal ist attraktiv, nicht auf den Mund gefallen und lernte nach einer Trennung bald neue Männer kennen. Sie zierte sich auch nicht lange, wenn ihr ein Mann gefiel und wollte ihren Spass und ihr Vergnügen haben. Viel Gedanken über Safer Sex machte sie sich nicht. In der Regel teilte Sie ihrem Lover mit: «Bei mir immer mit». Die Verhütung regelte sie mit der Pille. «Wenn mir einer gefiel, ging es nach zwei bis drei Dates zur Sache. Die Männer verspürten meist ihren Jagdtrieb, so dass es ihnen nicht schnell genug gehen konnte, bis wir im Bett landeten. Wir redeten meist nicht viel. Sie machten mir tolle Komplimente und wenn ich halb nackt im Bett lag, fragten sie mich, ob ich die Pille nehmen würde, packten bald ein Kondom aus und montierten dieses mehr oder weniger geschickt.» Viel mehr sprach Chantal mit ihren Liebhabern vor dem ersten Sex nicht über Verhütung und Safer Sex. «Einmal gefiel mir ein Mann wirklich gut, der sah gut aus und hatte das gewisse Etwas. Er fragte noch kurz nach der Pille, benutzte aber kein Kondom. Ich liess mich einfach gehen und wollte nicht an Kondome denken. Im Nachhinein ein Fehler, denn gerade bei dem blieb es bei einer Nacht. Er wusste offensichtlich, wie man eine Frau verführen kann, und war wunderbar, bis zum nächsten Morgen. Dann realisierte ich, dass er unverbindlich blieb.» Es kam zu keinem zweiten Date und Chantal meinte nun: «Gerade bei dem wäre wohl ein Kondom notwendig gewesen, denn der hatte bestimmt schon viele Frauen und schützte sich auch bei ihnen nicht, sicher ein Risikokandidat!»

Im Grunde genommen ist es erstaunlich, wie selten wortgewandte und gebildete Menschen wie Chantal vor dem ersten Sex über sexuelle Gesundheit sprechen. Wenn es hoch kommt, fragt der Mann «Du nimmst doch die Pille?» und sie antwortet mit «Ja» und manchmal (noch mit vertauschten Rollen) kommt vielleicht noch die Frage nach dem Kondom auf. Warum denn diese Sprachlosigkeit, leben wir doch in einer Zeit, in der Sex überall ein Thema ist: In Zeitungen, Fernsehen, Filmen, Werbung und im Internet. Nackte Busen und Pos begleiten uns auf Schritt und Tritt. Schon Schulkinder schauen sich Pornos an. Einige 13-jährige Mädchen haben bereits ihre ersten sexuellen Erfahrungen hinter sich. Und trotzdem die Sprachlosigkeit bei diesem Thema!

Es ist ein Phänomen: Viele Menschen sind in Gesellschaft sehr geschwätzig beim Thema Sexualität. «Schmutzige» Witze finden in allen Altersgruppen und allen sozialen Schichten viel Beachtung. Aber im Schlafzimmer sind die meisten Menschen stumm wie Fische. Zahlreiche Untersuchungen bringen ans Tageslicht, dass Paare kaum über ihre sexuellen Funktionsstörungen oder sexuell übertragbaren Krankheiten miteinander sprechen.

Ein ähnliches Phänomen spielt sich in den Sprechstunden von Ärzten, selbst Gynäkologen und Hausärzten ab, wo häufig heikle Themen zur Sprache kommen, wie sonst kaum. Ärzte halten sich eher zurück, auch wenn Fragen nach dem Sexualleben ihrer Patienten angemessen wären. Sie wollen Patienten nicht in Verlegenheit bringen, erklären sie ihre unzulängliche Gesprächsführung. Die meisten Patienten erwarten aber vom Arzt, dass dieser sie auf sexuelle Fragen anspricht, selbst wenn sie das Thema stark bedrückt.

Die Sprachlosigkeit in der Partnerschaft oder beim Arzt ist bezüglich der eigenen Sexualität offensichtlich ein so weitverbreitetes Phänomen, dass es in unserer Kultur und Geschichte Gründe dafür geben muss. Denn die Moralvorstellungen und Emotionen des Einzelnen – auch in Bezug auf die Sexualität – werden einerseits von der Kultur einer Gesellschaft und andererseits vom Zeitgeist bestimmt. In den nächsten Kapiteln werde ich einige zentrale Aspekte zu diesem Thema beleuchten, damit das Empfinden und das Verhalten der heutigen Menschen besser verständlich werden.

### 3.4.1 Unser kulturelles Erbe: christliche Sexualmoral

Von alters her waren archaische Mythen und religiöse Glaubensauffassungen die Grundlagen für das Denken, das Verhalten und das Empfinden des Einzelnen, aber auch für die Sitten und Gebräuche und beeinflussten die spätere Rechtsprechung und Ethik der verschiedenen Gesellschaften. So muss auch der Ursprung für unsere heutige

Auffassung von Sexualität und für die Befangenheit, über Sexualität zu sprechen, in der Geschichte unseres christlichen Abendlandes liegen. Später beeinflussten Philosophen, Denker und schliesslich die wissenschaftlichen Erkenntnisse die Sexualität stark.

In den ersten Jahrhunderten nach Christus entstanden zahlreiche asketisch-religiöse Bewegungen, die jeglicher sexuellen Freude entsagten und körperliche Bedürfnisse als «unrein» betrachteten. Um die Seele zu reinigen, wurden sexuelle Enthaltsamkeit und keusches Verhalten gefordert. In den ersten Überlieferungen von Jesus Wirken ist die Ablehnung der Sexualität nicht vorhanden, hingegen steht die Lehre von Toleranz und Vergebung im Vordergrund (siehe die Evangelien von Lukas und Johannes). Erst die Schriften von Paulus enthalten rigorose sexuelle Regeln, die Abwertung der Frau und die Verurteilung der Homosexualität. Der vom Kirchenvater Augustinus (354–430) hergestellte Zusammenhang von Erbsünde und Schuld mit Sexualität prägte jahrhundertelang die Moralvorstellung der katholischen Kirche.

Im Mittelalter (5.–15. Jahrhundert) verurteilte die katholische Kirche fast jegliche Sexualität als Sünde. Sexualität wurde nur erlaubt, um Kinder zu zeugen, allerdings erst nach der Eheschliessung. Ausserhalb der Ehe war Sexualität verboten. Mönche und Nonnen sollten Zeit ihres Lebens sexuell abstinent bleiben, ebenso wie die Priester, für die das Zölibat eingeführt wurde. Intoleranz und religiöser Fanatismus wurde von der katholischen Kirche gepredigt und von weltlichen Herrschern in ihre Gesetzgebung übernommen. Menschen, die von der christlich-katholischen Sexualmoral abwichen, wurden schwer bestraft und aus der Gesellschaft ausgestossen oder gleich öffentlich hingerichtet. Opfer waren insbesondere Frauen, die sowieso grundsätzlich als minderwertige Menschen betrachtet wurden. Aber auch Homosexuelle wurden verfolgt und bestraft.

Gegen Ende des Mittelalters etablierte die katholische Kirche die grausame Inquisition mit den Ketzerprozessen und der Hexenverfolgung. Der Höhepunkt dieses Fanatismus wurde im 15. Jahrhundert erreicht, als Millionen von Frauen auf dem Scheiterhaufen verbrannt wurden, oft, weil sie gegen die Sexualmoral der Kirche verstossen hatten. Es handelte sich um eigentliche Schauprozesse mit öffentlichen Verbrennungen auf dem Scheiterhaufen. Die ganze Bevölkerung erlebte, was einem blühen konnte, wenn man sich nicht den kirchlichen Vorschriften unterwarf. Die Wirkung wurde nicht verfehlt, denn die Menschen bemühten sich, fromm und keusch zu werden, damit sie nicht auch auf dem Scheiterhaufen verbrannt wurden oder später in der Hölle schmachten mussten. Die letzte Hexenverbrennung in Deutschland fand in Nürnberg 1749 statt. Anna Göldin war europaweit die letzte Hexe, die 1782 in Glarus (Schweiz) verbrannt wurde, also noch nicht vor allzu langer Zeit.

Allerdings wissen wir heute, dass sich einige Menschen trotz der rigorosen Verurteilung von sexuellen «Sünden» nicht ganz an die kirchlichen Gesetze halten konnten. Der Sexualtrieb stellte sich als zu stark heraus. Selbst in den Klöstern kam es über Jahrhunderte hinweg immer wieder zu sexuellen Handlungen; dies belegen z. B. Funde von Kindergräbern in Frauenklöstern. Die katholischen Herrscher wussten sehr wohl um die «Fleischeslust» und nutzten diese manchmal auch zu ihren Gunsten aus. Beispielsweise ordneten sie während der Kreuzzüge an, dass ganze Heerscharen von Prostituierten ihre Heere begleiten sollten, damit die Laune und Kampfeslust der Krieger besser erhalten blieb. Es waren nicht zuletzt die Prostituierten und Soldaten, die für die weltweite Verbreitung der Geschlechtskrankheiten sorgten. So verbreiteten die «christlichen» Kreuzzüge im 12. bis 13. Jahrhundert die Gonorrhö und die Heere der «christlichen» Könige und Kaiser waren im 16. Jahrhundert dafür verantwortlich, dass sich die damals neu eingeschleppte Syphilis in kurzer Zeit in ganz Europa ausbreitete.

Männern wurde manchmal noch eine Doppelmoral zugestanden und bei Prostituiertenbesuchen wurden beide Augen zugedrückt. Weltliche und kirchliche Fürsten unterhielten als Einnahmequellen manchmal selber Bordelle. Bei den Frauen hingegen gab es bei Vergehen gegen die geltende Sexualmoral kein Pardon. Entweder mussten sie als Huren, ausgeschlossen von der Gesellschaft und ohne Ehre, ihr Leben fristen oder sie mussten dem Manne Untertan sein und sich an die kirchliche Moral halten. Diese Auffassung verankerte sich tief im Gemüt des Menschen und prägte über Jahrhunderte die Denkweise.

Frauen wurde generell jegliche natürliche Sexualität abgesprochen. Wenn eine Frau trotzdem Freude an der Sexualität erlebte, so musste der Teufel mit im Spiel sein, denn auf natürliche Weise konnten sich die Gelehrten sexuelle Empfindungen bei der Frau nicht vorstellen. So ist es auch nicht verwunderlich, dass die Geschlechtskrankheiten als Strafe Gottes betrachtet wurden. Syphilitiker wurden ausgegrenzt und verhöhnt. Insbesondere Bauern oder Arbeiter, Angehörige von Unterschichten wurden ausgestossen und mussten elendiglich zugrunde gehen, ohne Beistand von Angehörigen, ohne Barmherzigkeit der Kirche oder soziale Hilfe der Fürsten oder des Staates.

Im 16. Jahrhundert spalteten sich die Protestanten von der katholischen Kirche ab. Sie anerkannten den Papst und die katholische Lehre nicht mehr. Die Beichte wurde ebenso wie das Zölibat abgeschafft. Da es nicht nur um Moral, sondern auch um Macht ging, wurden in der Folge «Religionskriege» wie der Dreissigjährige Krieg geführt. Bei den Protestanten durften nun die Pfarrer zwar heiraten und Kinder zeugen. Die protestantische und evangelische Lehre führten ihrerseits die sexualfeindliche Einstellung mit kleinen Unterschieden weiter. Die Sexualität blieb – ausser, um Kinder zu bekommen – weiterhin Sünde und auch die evangelischen Pfarrer predigten von der ewigen Verdammnis und den Höllenqualen, die diejenige erwarten würden, die sich nicht der kirchlichen Sexualmoral unterwarfen. Die besonders prüden calvinistische Missionare trugen im 17. bis 19. Jahrhundert ihre Religion mit der entsprechenden Sexualmoral in die Welt hinaus, was dann zum englischen und amerikanischen Puritanismus führte. In den deutschen und angelsächsischen Ländern sollten sich diese Vorurteile noch lange halten und eine speziell puritanische Prägung bekommen.

Ärzte und Pädagogen konnten sich diesem Zeitgeist nicht entziehen. Dazu gehört der heute nur noch schwer zu verstehende Kreuzzug gegen die Masturbation im 19. Jahrhundert. Bereits im Jahre 1774 stellte der Schweizer Arzt Simon André David Tissot in seiner Schrift «Onanismus oder die Abhandlung über die Krankheiten, die von der Selbstbefleckung herrühren» die abenteuerliche Behauptung auf, dass die «unmässige Verschwendung von Samen» viele Krankheiten nach sich ziehen müsse. Diese Theorie verbreitete sich bald in ganz Europa. Selbst an den medizinischen Fakultäten der Universitäten lehrten damals Professoren, dass Selbstbefriedigung praktisch alle Arten von Krankheiten verursachen könne, von der Schwindsucht und Impotenz bis zu Verblödung und Wahnsinn.

### 3.4.2 Aufklärung und sexuelle Befreiung

Die Erkenntnisse der Medizin stellten einen Gegenpol zu der irrationalen Moralvorstellung der christlichen Kirchen dar. Erst seit dem 14. Jahrhundert entstand zur mittelalterlichen Kirchenlehre in kleinen Schritten eine Gegenbewegung, die zunächst nur von wenigen Gelehrten ausging. Die Universalgelehrten der Renaissance trauten sich, zunächst nur heimlich, Leichen auszugraben und zu sezieren. Der menschliche Körper und auch die Sexualorgane wurden auf diese Weise genauer untersucht und beschrieben. Das dürften nach dem düsteren Mittelalter die ersten Schritte zu einem natürlicheren Umgang mit der Sexualität gewesen sein.

Im Zeitalter der Aufklärung (17. bis 18. Jahrhundert) wagten es die Philosophen, sich auch über die Sexualmoral Gedanken zu machen, und stellten die christliche Moral in Frage. Sie schafften in ihrer Philosophie die Sünde und den Teufel ab, und manche Philosophen wagten sogar, die menschliche Sexualität als etwas Natürliches zu betrachten. Beispielsweise empfahl der Philosoph Denis Diderot (1713–84) die Sexualität, selbst Masturbation, als Mittel zur Bewahrung des seelischen Gleichgewichts. Auf diese Weise sorgten die Philosophen dafür, dass die Angst der Menschen vor dem Teufel und der Sünde mit der Zeit nachliessen.

Die Französische Revolution von 1789 schaffte die katholische Gesetzgebung radikal ab, errichtete die Trennung von Kirche und Staat und im folgenden Code Pénal (Strafgesetzbuch) von 1810 wurden Masturbation, voreheliche Beziehungen und Homosexualität für straflos erklärt. In Frankreich blieb diese moderne Gesetzgebung bis heute. Die Franzosen galten denn auch als besonders freizügig und ihnen wurde ein besonderer Sex-Appeal zugeschrieben.

In den Ländern, wo die evangelischen Glaubensgemeinschaften und die katholische Kirche weiterhin die staatliche Sexualmoral prägten, setzte sich eine liberale Sexualmoral nur verzögert durch.

Erst Ende des 19. und im 20. Jahrhundert etablierte sich eine wissenschaftliche Sicht der Sexualität, zuerst bei Ärzten, Wissenschaftlern und Philosophen. Einen gewichtigen Beitrag zur Befreiung der Sexualität von ihren Mythen leisteten zu Beginn des 20. Jahrhunderts die Psychiatrie (z.B. Bleuler, Forel) und die noch junge Psychologie mit ihren Gründervätern Sigmund Freud und Alfred Adler. Eugen Beuler, dem die Volksgesundheit ein besonderes Anliegen war, betont die Wichtigkeit der Sexualität (1908): «Wer keinen Sexualtrieb hat ist ein Krüppel!» (Scharfetter 2006, S. 54) Alfred Kinsey veröffentlichte 1948 und 1953 in seinen berühmt gewordenen Büchern erstmals Erkenntnisse über das Sexualverhalten des Menschen, die er durch Befragung einer grossen amerikanischen Studienpopulation (18000) gewonnen hatte. Die ersten wissenschaftlichen Untersuchungen zur Therapie von

Sexualstörungen wurden erst in den 1970er-Jahren von den Amerikanern William Master, Virginia Johnson und Helen Singer Kaplan veröffentlicht.

Die Sexualität war der letzte Bereich des Menschen, an den sich Wissenschaftler heranwagten. Heute lernt jeder Medizinstudent die Grundlagen der Sexualmedizin und weiss in Grundzügen wie das Hirn, das Nervensystem, die Hormone und die Emotionen in der Sexualität zusammenspielen.

Die Einführung der Antibiotika gegen die Geschlechtskrankheiten (Syphilis und Gonorrhö) in den 1940er-Jahren sowie der Antibabypille im Jahre 1960 ermöglichten ein liberaleres Sexualverhalten. Damit konnte die Ängste vor einer unerwünschten Schwangerschaft und den Geschlechtskrankheiten vermindert werden.

Zu Beginn des 20. Jahrhunderts erreichte die wissenschaftliche Betrachtungsweise von Sexualität breitere Bevölkerungsschichten. Verschiedene politische Bewegungen schrieben sich die Befreiung der Sexualität auf ihre Fahnen. Zu nennen sind die Frauenbewegungen und die Sozialisten, insbesondere engagierte «Arbeiterärzten», wie Fritz Brupbacher (1874–1945) in Zürich und Magnus Hirschfeld (1868–1935) in Berlin. Ihre Auffassungen schlossen sich nahtlos an das Zeitalter der Aufklärung an.

Nach dem Zweiten Weltkrieg nahmen sich insbesondere die «Neue Linke», die Frauenbewegung und etwas später auch die Homosexuellen-Bewegung jeweils aus ihrem Sichtwinkel der Liberalisierung der Sexualität an. Dieses Engagement der Verbände, Parteien und Organisationen führten in den 1960er- und 1970er-Jahren schliesslich zu einer breiten Volksbewegung, die auch die sexuelle Revolution genannt wird.

Die Folgen waren gewaltige Veränderungen in den Ansichten über Sexualität, Ehe und Familie. Innert weniger Jahrzehnte änderte sich im Verhalten und Denken des Einzelnen, in der öffentlichen Meinung und in der Gesetzgebung mehr als in den vielen Jahrhunderten zuvor. In den Schulen wurde überall Sexualkundeunterricht eingeführt und die Eltern bemühten sich um eine angemessene sexuelle Aufklärung ihrer Kinder und Nacktheit war kein Tabu mehr. Die Reformpädagogen wollten eine Generation hervorbringen, die Sexualität frei leben kann, d.h. ohne Angst und Befangenheit. In den Medien wurde um mehr Offenheit für sexuelle Fragen geworben. Homosexuelle wurden nicht mehr ausgegrenzt, Jugendliche konnten selber entscheiden, ob sie die

Pille nehmen wollten und junge Paare durften schon vor der Heirat zusammenwohnen. Diese Errungenschaften sind heute so selbstverständlich, dass die junge Generation von heute sich nicht mehr vorstellen kann, wie der Alltag ihrer Grosseltern im sexuellen Bereich noch vor 60 Jahren aussah.

Trotz der sexuellen Befreiung im Denken und Verhalten ist Befangenheit im sexuellen Bereich im Zwischenmenschlichen und Emotionalen noch weit verbreitet. Es gibt kaum ein Paar, das in einer wohlwollenden Atmosphäre entkrampft über dieses Thema zu sprechen vermag. Warum hinken die Emotionen dem Denken hinterher?

### 3.4.3 Die kulturelle Vererbung der Sexualmoral

Dass es den christlichen Kirchen gelang, die sexuellen Bedürfnisse der Menschen so erfolgreich zu unterdrücken, erstaunt mich immer wieder von neuem. Denn die Sexualität ist schliesslich die natürlichste Angelegenheit des Menschen. Dazu kommt, dass sich in der Sexualität zwei mächtige Triebe des Menschen vereinen: Der Selbsterhaltungstrieb und der Sexualtrieb.

In diesem Kapitel will ich Ihnen folgende Fragen beantworten:

Wie konnte sich die mittelalterliche Sexualmoral in den Köpfen und Herzen der Menschen einnisten und über so viele Jahrhunderte halten? Oder anders gefragt: Warum brauchte es von der ersten anatomischen Beschreibung der menschlichen Sexualorgane bis zu den ersten wissenschaftlichen Untersuchungen des Sexualverhaltens 500 Jahre und sogar noch länger, bis sich die Erkenntnisse über die sexuelle Natur des Menschen allgemein durchsetzen?

Wie weiter oben beschrieben, stellten die christlichen Kirchen die Sexualität als Sünde und als Versuchung des Teufels dar, die überwunden werden musste. Über Jahrhunderte jagten die Kirchen den Menschen Angst vor der Sünde und der Hölle ein, bis die Menschen die kirchliche Sexualmoral verinnerlicht hatten. Diese Indoktrination hielt über viele Generationen lang an, bis jeder Einzelne in seinem tiefsten Innern Sexualität als etwas Schlechtes empfand. Ohne jene starke Einschüchterung und Angstmacherei wäre dieser «Lernprozess», gar nicht denkbar gewesen.

Diesen Vorgang kann man kulturelle Vererbung nennen. Kulturelle Werte werden von einer Generation zur nächsten weitergegeben, nicht durch die Gene, sondern über die Vorbildwirkung der Eltern auf ihre Kinder. Durch das Verhalten, das Denken und die Emotionen der Eltern wird ihre Sexualmoral automatisch auf ihre Kinder übertragen, oft unbewusst. Um diesen Prozess zu veranschaulichen, sei folgendes Beispiel erwähnt. Immer wieder schilderten mir Menschen, wie sie schon als kleines Kind Masturbation als etwas Unanständiges empfanden, obwohl die Eltern sich nie über Onanie geäussert hatten. Das Interessante daran ist auch, dass diese Eltern meistens nicht der Meinung waren, dass Masturbation etwas Schädliches oder Unmoralisches ist, aber sie waren bezüglich der Sexualität selber gehemmt oder legten eine künstliche Offenheit an den Tag. Als meine Klienten ins jugendliche Alter kamen, versuchten die Eltern sie aufzuklären, dass Onanie etwas Natürliches sei. Zu diesem Zeitpunkt haben diese Jugendlichen die emotionale Befangenheit der Eltern längst in ihr Gefühl integriert und empfanden die Onanie als etwas «Schmutziges». Gefühle werden den Kindern hauptsächlich auf einer unbewussten, emotionalen Ebene vermittelt, einer Ebene, zu der Menschen häufig selber keinen rationalen Zugang finden.

Diese kulturelle Vererbung ist auch der Grund, warum sich Vorurteile, Fehlmeinungen und das menschliche Verhalten so schwer ändern lassen. Durch die unbewusste Konservierung von Meinungen und Gefühlen braucht es manchmal Jahrhunderte, bis Irrtümer von den Wissenschaftlern erkannt und korrigiert werden, wie es bei der verfehlten Sexualmoral offensichtlich der Fall war. Und bis diese Irrtümer bei allen Menschen verschwunden sind, braucht es wiederum Generationen.

Trotz aller Tabulosigkeit in der Öffentlichkeit, sind wir alle Kinder unserer Kultur. Das erklärt auch, warum heutzutage Menschen immer noch Mühe haben, offen über die Sexualität zu sprechen. Weil dieser Lernvorgang in erster Linie Gefühle betrifft, ist es nicht verwunderlich, warum Menschen gerade in der Partnerschaft am meisten Hemmungen haben. Dazu passt auch, dass Gespräche am Stammtisch, im Freundeskreis oder anlässlich einer intellektuellen Auseinandersetzung meist nicht schwierig sind und kaum Befangenheit aufkommt.

Ausdruck der unbewussten emotionalen Befangenheit ist, dass Menschen sich daran stören, Sexualität zu planen oder ein Gespräch über STI vor dem ersten Sexualverkehr vermeiden. Die unbewussten Gefühle lassen den Menschen sich zurechtlegen, geplante Sexualität sei kopflastig oder zu wenig romantisch. Empfinden sie Sexualität als etwas so Natürliches, wie essen und trinken, können sie Sexualität auch planen wie essen und trinken.

Verschiedene Irrtümer, Überzeugungen oder Aberglauben verhindern ein vernünftiges Verhalten. Tabus halten sich häufig hartnäckig, obwohl wissenschaftlich-medizinische Erkenntnisse die Menschen eines Besseren belehren müssten. Es ist ganz erstaunlich, welche Meinungen heute noch gang und gäbe sind. Beispielsweise lehnen Männer Kondome ab, weil sie deren Anwendung nicht männlich finden. Oder Männer und Frauen sind überzeugt, dass Kondome oder geplanter Sex die sexuelle Lust vermindern würden. In anderen Kulturen wird geglaubt, bei der Sexualität fliesse Energie zwischen den Partnern, die durch Kondome abgeblockt würden.

## 3.5 Rückschritte trotz Fortschritt

### 3.5.1 Sprachlosigkeit durch Pille und Viagra

Im Jahre 1960 wurde die Antibabypille in Amerika auf den Markt gebracht **(Abb. 3-2)**. Seither ist die «Pille» das am häufigsten verwendete Mittel zur Verhütung einer Schwangerschaft. Frauen und Männer müssen keine Angst mehr vor einer ungewollten Schwangerschaft haben – ein wichtiger Schritt zur Emanzipation der Frau und zu einer angstfreien Sexualität. Die Zeit der ungewollten Schwangerschaften und der Schwangerschaftsabbrüche schien damals vorbei zu sein.
Mit den Jahren wurde es selbstverständlich, dass die moderne Frau die Pille nahm. Leider bürgerte sich allgemein ein, dass viele Paare kaum mehr miteinander über die Verhütungsfrage sprachen, es sei denn, sie wollten die Verhütungen wegen eines Kinderwunsches absetzen. Sagte die Frau beim ersten Sex nichts zur Verhütung, ging der Mann häufig davon aus, dass die Verhütung mit der Antibabypille geregelt sei, gleichsam einem ungeschriebenen Gesetz. Ein Gespräch über Verhütung (und Sexualität) schien nicht mehr notwendig. Sexualität konnte wieder «spontan» sein, einfach passieren, ohne ein Wort über das Wie und Warum.

Viagra, seit 1998 auf dem Markt, rief ein ähnliches Phänomen hervor. Es war das erste wirksame Mittel gegen beinahe alle Erektionsstörungen, unabhängig von der jeweiligen Ursache. Um ihre Manneskraft

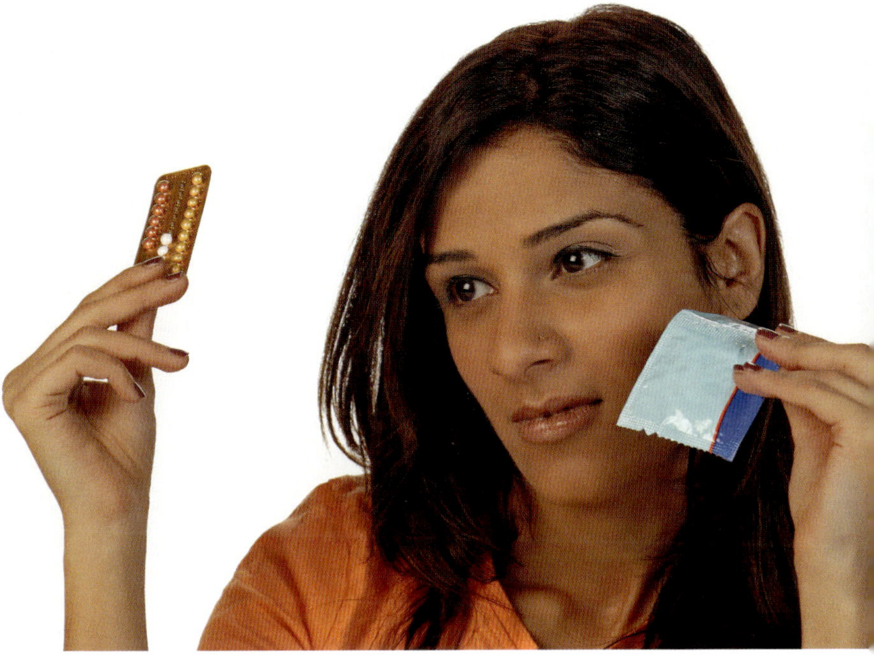

**Abbildung 3-2:** Die Antibabypille. Die «Pille» und Viagra sind zwei wunderbare Errungenschaften der Medizin. Allerdings können diese Pillen ein Paar dazu verleiten, nicht mehr über Verhütung oder Erektionsstörungen zu sprechen und so auch das Gespräch über Sexualität zu vermeiden. (Quelle: Shutterstock)

zeigen zu können, schluckten davor unzählige Männer während tausenden von Jahren bittere Kräuter und eklige Extrakte, die nicht selten gesundheitsschädlich waren.

Und nun gibt es eine Pille, die kaum Nebenwirkungen hat und eine Erektion jederzeit garantiert. Hat ein Mann Erektionsschwierigkeiten – eine häufige Erscheinung – so braucht ein Paar nicht mehr darüber zu sprechen, der Mann behilft sich mit dieser Pille. Liegen körperliche Ursachen der Störung zu Grunde, hilft ein Gespräch nicht zur Behebung der Schwierigkeiten, aber Offenheit fördert Vertrautheit und Nähe. Oft sind die Ursachen aber psychischer Art oder liegen in Beziehungsproblemen des Paares. Durch ein offenes Gespräch über die Problematik schafft es ein Paar oft, die Störung selber zu verbessern. Falls die Partner sich gegenseitig nicht helfen können, gibt es die Möglichkeit, mit einer Psycho- oder Paartherapie die Schwierigkeiten zu erkennen und zu beheben. Dafür müsste aber der Mann oder das Paar offen über Erektionsstörungen sprechen.

### 3.5.2 Das sexuelle Tabu der 68er

Die 68er-Linken wollten die gesellschaftlichen Verhältnisse durch eine kulturelle Revolution ändern. Wie bereits beschrieben, führte die sexuelle Befreiung, die auch von den 68ern mit ihrer sexuellen Revolution unterstützt wurde, zu einer offeneren und sachgerechteren Einstellung der Sexualität. Einige Exponenten der 68er schütteten aber das Kind mit dem Bade aus. Provozieren und Schockieren gehörte zum Programm, um die Meinungen in den Köpfen der Menschen zu ändern. Die sexuelle Revolution erschien ihnen als ein geeignetes Mittel hierzu. So entstand der Slogan «Wer zwei Mal mit der Gleichen pennt, gehört schon zum Establishment», welcher der legendären Kommune 1 in Berlin zugeschrieben wurde. Mehr als ein Dutzend «Revolutionäre» der Kommune 1 wohnten in einer grossen Fabrikhalle ohne Wände, damit keiner ein Geheimnis vor den anderen haben konnte. Privatsphäre wurde als bürgerliches Besitzdenken interpretiert und abgeschafft. So konnte sich ein Paar auch nicht für ihre sexuellen Bedürfnisse zurückziehen. Das «Besitzen» eines Partners, wie eine feste, treue Partnerschaft gesehen wurde, sollte wie jegliches Eigentum abgeschafft werden. Mit mehr als einem Partner eine unverbindliche, sexuelle Beziehung zu haben, galt als zukünftige Form der Sexualität und Liebe. Bei den Aktivisten und den Mitläufern wurde ein starker Gruppendruck aufgebaut, damit sie sich «antibürgerlich» verhielten.

Manche 68er übertrieben die «sexuelle Offenheit» aus ihrem politischen Selbstverständnis oder einfach aus einer Orientierungslosigkeit heraus. Zum Beispiel liessen Eltern ihre Kinder beim Sexualakt zuschauen. Diese verkrampfte Offenheit führte bei den Kindern keineswegs zu einer unbefangeneren Einstellung der Sexualität gegenüber. Später erzählten solche Kinder der 68er, wie sie Sexualität als etwas Unverständliches und manchmal Gewalttätiges erlebten. Die gespielte Offenheit dieser Eltern war nichts anderes, als die andere Seite der gleichen Medaille mit dem Titel Befangenheit. Andere der «Neuen Linken» tolerierten Pädophilie, weil sie glaubten, alle sexuellen Wünsche und Neigungen von Menschen akzeptieren oder auf diese

Weise die kindliche Sexualität fördern zu müssen. Dadurch fühlten sich pädophile Organisationen denn auch unterstützt, um öffentlich das Recht auf pädophile Sexualität zu fordern.

Zu wenig erkannte die 68er Linke die Bedeutung der zwischenmenschlichen Beziehung für das psychische Wohlbefinden und die sexuelle Gesundheit. Für viele Menschen brachte dieser promiske Lebensstil Probleme mit sich wie Eifersucht, Verminderung der Beziehungsfähigkeit, Vereinsamung oder Drogenmissbrauch. Eine logische Folge der vermehrten Promiskuität war die Zunahme der sexuell übertragbaren Krankheiten (siehe Kap. 5.2.3). Interessanterweise blieben Geschlechtskrankheiten für die 68er Linke ein Tabu.

Damit unterschieden sie sich wesentlich von der sozialistischen Bewegung der ersten Hälfte des 20. Jahrhunderts. Diese «alte» Linke wollte die Menschen durch breite Aufklärung der Bevölkerung über Sexualität, Verhütung, Abtreibung und auch Geschlechtskrankheiten informieren. Unerwünschte Schwangerschaften, aber auch sexuell übertragbare Krankheiten sollten verhindert werden, weil sie die Gesundheit schädigen konnten. Hingegen tabuisierten damals die konservativen katholischen und die bürgerlichen Parteien das Thema Geschlechtskrankheiten.

Die «Neue Linke», zu denen sich die 68er auch zählten, wollte aber nicht über STI informieren. Sie wollten alles, was gegen «freie» Sexualität sprach, aus dem Weg räumen: bürgerliche Sexualmoral, christliches Denken, Ächtung der Drogen und auch Informationen über STI. Als dann Mitte der 1980er-Jahre die HIV-Epidemie bekannt wurde, war eine grosse Sorge vieler Linker, die erworbene sexuelle Freiheit wieder zu verlieren. Es machte manchmal den Eindruck, als ob die Alt-68er die HIV-Epidemie mit Millionen von Opfern weniger fürchteten als einen Verlust der erkämpften sexuellen Freiheit. Paradoxerweise wurden denjenigen, die über STI sachlich informieren wollten, ideologische Beweggründe unterstellt. Weil Ärzte auch auf die problematische Seite des häufigen Partnerwechsels hinwiesen, wurden sie als «Hüter einer unmenschlichen Sexualmoral» verunglimpft. Die 68er wollten weismachen, dass Ärzte vom Virus der bürgerlichen Moral befallen wären, wenn sie auf die medizinisch-epidemiologische Problematik hinwiesen.

### 3.5.3 Kondom – Allerweltsmittel gegen HIV und STI?

Nach der Einführung der Antibabypille in den 1960er-Jahren wurde das Kondom als Verhütungsmittel gegen unerwünschte Schwangerschaft nur noch als zweite Wahl empfohlen. Die Versagerrate der Kondome betrug ein Mehrfaches gegenüber derjenigen der Antibabypille. Vor der Aidsepidemie (vor 1985) wurde das Kondom als Präventionsmittel gegen sexuell übertragbare Krankheiten auch empfohlen, aber nur zweitrangig. Es wurde Menschen mit häufig wechselnden Partnern ans Herz gelegt, aber mit dem Hinweis, dass das Kondom – richtig angewendet – gegen sexuell übertragbare Krankheiten (wie Gonorrhöe oder Syphilis) das Ansteckungsrisiko zwar reduziert, aber ein beachtliches Restrisiko bleibt. Gleichzeitig wurde die Treue und die Verminderung der Anzahl Partner als Prävention hervorgehoben. Besonderes Gewicht legte man auf epidemiologische Massnahmen: Erkennung der Infektionsquellen (Diagnose), Meldepflicht und Unterbrechung der Infektionsketten durch Behandlung der Infizierten mit Antibiotika. Partnerinformation war in den westlichen Demokratien gesetzlich vorgeschrieben.

Das Auftreten der Aidsepidemie fiel gerade in eine Zeit, in der ein gesellschaftlicher und kultureller Wandel stattfand: Individualisierung, d.h. mehr Rechte für den Bürger und weniger Verantwortung gegenüber der Gesellschaft (s. Kap. 3.4.2). So änderte sich auch in der Seuchenbekämpfung als erstes bei der HIV-Infektion Grundlegendes: New Public Health war angesagt: möglichst keine staatliche und ärztliche Einmischung ins Sexualleben, epidemiologische Massnahmen wurden weniger angewendet, keine HIV-Tests ohne «informed consent» (s. Kasten «Umgang mit dem HIV-Test im Wandel des Zeitgeistes» S. 228), keine Pflicht zur Partnerinformation, Straffreiheit für HIV-Ansteckungen, keine Diskriminierung von «Risikogruppen» und Betroffenen, insbesondere Gleichstellung von Homosexuellen.

Das Kondom propagiert man nun in vielen Ländern als «Allerweltsmittel» gegen die HIV-Infektion. Forschungen ergaben auch, dass Kondome gegen HIV undurchlässig sind und das HIV-Übertragungsrisiko um immerhin 90 % reduzieren. Safer Sex wurde besonders in den deutschsprachigen Ländern hauptsächlich auf das Kondom reduziert: In der Schweiz lauten die offiziellen Botschaften *Ohne Dings kein Bums. Klipp und klar* (1986) oder: *1. Keine Penetration ohne Kondom; 2. Kein Sperma in den Mund. Einfach – prägnant – effektiv* (2009). Damit konzentrierte sich das öffentliche Gesundheitswesen auf Menschen mit häufig wechselnden Partnern, die in der Verbreitung von HIV besonders wichtig waren. Für die «Risikogruppen», d.h. Menschen mit hoher Promiskuität wie Prostituierte, Homosexuelle und i.v. Drogenabhängige sind New Public Health und ihre Botschaften ohne Zweifel ansprechend, denn Kondomgebrauch ist nur eine kleine Verhaltensänderung. Safer Sex bedeutet praktisch unbeschränkten Sex trotz HIV, so häufig wie gewünscht, mit einer beliebigen Anzahl Sexualpartnern und beinahe jeder Sexualpraktik.

Kritiker dieser Kondomstrategie befürchteten, dass durch die Vernachlässigung des etwa 10 %-igen Restrisikos der Kondome die HIV-Epidemie verharmlost wurde. Sie wiesen darauf hin, dass durch die Vernachlässigung der epidemiologischen Massnahmen mehr HIV-Infektionen geschehen könnten. Die Kritiker halten die Botschaft, dass «Kondome sicher vor einer HIV-Übertragung schützen» für die «normale heterosexuelle» Mehrheit, insbesondere für Kinder und Jugendliche, die ihr Sexualleben noch vor sich haben, als nicht angemessen.

Kondomanwendung kann auch dazu verleiten, das Gespräch über sexuell übertragbare Krankheiten zu vermeiden. Frau oder Mann braucht lediglich zu sagen: «Bei mir immer mit.» Somit ist mit einem neuen Partner kein Gespräch mehr über HIV und andere STI vor dem Sex nötig. Fragen nach dem HIV-Status, nach der sexuellen Vergangenheit und nach sexuellen Vorstellungen brauchen so nicht gestellt werden. Dies ist ein ähnlicher Effekt wie bei der Antibabypille und Viagra. Der präventive Effekt des Gespräches über die HIV-Infektion oder andere STI fällt dadurch weg.

### 3.5.4 Informationslücken im Informationsüberfluss

Seit den 1960er-Jahren geniesst das Thema Sexualität viel Publizität und es gibt dabei kaum noch Tabus – im Kontrast zur Sprachlosigkeit in den Schlafzimmern. Jung und Alt werden von Informationen mit sexuellem Inhalt regelrecht überflutet und ertrinken darin manchmal, so dass sie nicht selten den Mut verlieren, dem Wahrheitsgehalt einer Meldung auf den Grund zu gehen.

Trotz der grossen Informationsmenge leiden die meisten auch heute noch unter zu wenig sachgerechtem Wissen oder vielleicht eher unter zu vielen falschen, halbwahren oder verwirrenden Informationen.

Nachrichten aus den elektronischen, digitalen und interaktiven Medien – im World Wide Web oder in den digitalen sozialen Netzwerken wie Facebook – können nicht auf ihren Ursprung zurückverfolgt werden und damit auch nicht auf ihren Wahrheitsgehalt überprüft werden. Wird eine Sensation einmal losgetreten, verbreitet sie sich unkontrolliert und Falschmeldungen können kaum noch korrigiert werden. Deshalb überwältigen Gefühle von Ratlosigkeit und Verlorenheit das Individuum. Jugendliche die oft schon nicht wissen, wie sie mit eigenen sexuellen Erfahrungen und andere Erlebnissen emotional umgehen sollen, werden besonders verwirrt.

Der erste Schritt zu sachgerechtem Wissen ist es, sich der eigenen Meinung und Gefühle klar zu werden. Der zweite Schritt ist, fundierte Informationen zu finden, zum Beispiel bei Fachleuten oder in seriösen Büchern, Broschüren und Filmen, die sich besser eignen, richtige und umfassende Informationen zu bekommen, als das uferlose Internet. Der dritte Schritt besteht in einer bewussten Konfrontation der eigenen Meinung mit korrekten Informationen, wodurch Fehlinformationen ausgemistet werden können.

Offene Gespräche mit gut informierten Vertrauenspersonen können eine wichtige Hilfe in diesem Prozess sein. Viele Menschen bleiben mit ihren sexuellen Nöten allein. Jugendliche sprechen am ehesten noch mit Gleichaltrigen über Sexualität, was durchaus begrüssenswert ist, nur fehlt ihnen meist entsprechendes Wissen. Eltern unterschätzen oft ihre Vorbildfunktion und ihre wichtige Rolle im Vermitteln von Werten und Wissen.

# 4 Das Gespräch über sexuell übertragbare Infektionen

## 4.1 STI – ein Tabu

«Ich heisse André Ratti, ich bin 50, homosexuell, und ich habe Aids.» Mit dieser Aussage schockierte André Ratti, ein bekannter Schweizer Fernsehjournalist, am 2. Juli 1985 die Öffentlichkeit. Mit seinem doppelten Comingout lehrte er die Menschen, dass es möglich ist, offen mit der damals noch wenig bekannten HIV-Infektion umzugehen **(Abb. 4-1)**. Er erfuhr dadurch viel Bewunderung und Anerkennung. Ein Jahr spä-

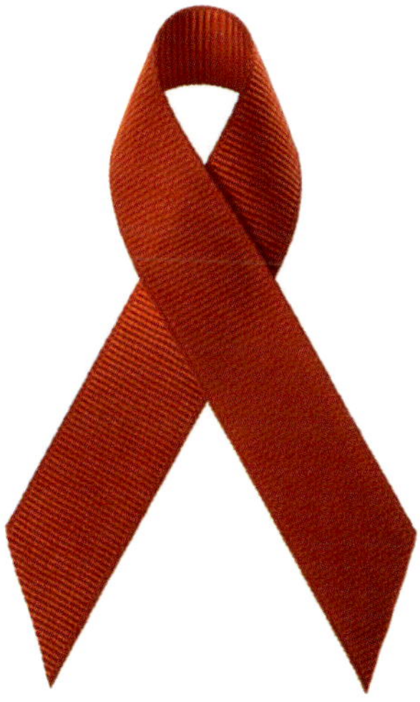

**Abbildung 4-1:**
Die Rote Schleife (red ribbon) gilt weltweit als Symbol der Solidarität mit HIV-Infizierten und Aidskranken. Die Akzeptanz von sexuell übertragbaren Infektionen bei sich und den Mitmenschen ist ein entscheidender Schritt, um gesund zu bleiben und zur Prävention beizutragen. Brechen Sie das STI-Tabu und sprechen Sie über STI. (Quelle: Shutterstock)

ter starb er an Aids. Seither sind mehr als 25 Jahre ins Land gegangen, aber über STI zu sprechen ist immer noch keine Selbstverständlichkeit.

Im März 2011 interviewten Reporter des Schweizer Fernsehens junge Menschen über ihr Wissen bezüglich Geschlechtskrankheiten. Ausser Aids konnte kaum einer eine Geschlechtskrankheit mit Namen nennen, von zusätzlichen gefragten Fakten gar nicht zu reden. Zu dem erstaunte mich, dass die Reporter, die sonst noch so gerne Tabus brechen, eine Frage nicht stellten: Haben Sie schon einmal eine sexuell übertragbare Infektion gehabt?

Kennen Sie selber jemanden, der Ihnen von seiner sexuell übertragbaren Infektion (STI) erzählt hat?

Ein Paradoxon: Wo man geht und steht ist Sex ein Thema, aber nicht STI, obwohl in den deutschsprachigen Ländern etwa ein Drittel der Bevölkerung einmal im Leben mit einer sexuell übertragbaren Infektion angesteckt wird. In den beliebten und etwas voyeuristischen Gesundheitssendungen werden Betroffene mit Brustkrebs, Inkontinenzproblemen oder Alzheimer interviewt und nackte Brüste von Frauen vor, während und nach der Operation von allen Seiten gefilmt. Selbst Geschlechtsumwandlungen können Sie ohne Scham mit Bildern von allen intimen Details in verfolgen. Haben Sie schon einmal Herpesbläschen oder Genitalwarzen an Schamlippen, am Anus oder am Penis im Fernsehen gesehen? STI ist offensichtlich ein Tabu-Thema! Auch Aids ist 25 Jahre nach André Rattis Tod in den Medien kein Thema mehr.

Vor diesem Hintergrund ist es nicht verwunderlich, wenn Sie noch von keinem Sexualpartner auf STI angesprochen wurden. Nachvollziehbar ist es auch, wenn ein Mensch mit einer Infektion sich dem Partner nicht outet. Gerade weil es so gut wie niemand tut, kann es Ihnen passieren, dass Sie Ihren Sexualpartner mit Fragen nach STI schockieren.

Ihrer sexuellen Gesundheit zuliebe lohnt es sich, diese Fragen dennoch zu stellen. Meist sieht und riecht man STI nicht, und trotzdem können sie Ihr Leben von einem Tag auf den anderen schwerwiegend verändern können. Auch wenn viele nichts von ihrer Chlamydien-Infektion spüren, kann sie bei Frauen doch zu Unfruchtbarkeit führen. Symptome von Herpes oder Genitalwarzen sind zwar nicht lebensbedrohlich, aber manchmal sehr lästig und können Sex verunmöglichen. Es muss nicht Aids sein, auch Hepatitis B oder C können zu lebensbedrohlichen Infektionen werden.

Wenn Sie sich diese Fakten vor Augen führen, können Sie mutiger werden und so ein Gespräch etwas leichter beginnen. Befassen Sie sich mit dieser Problematik, und denken Sie daran, dass die sexuell übertragbaren Infektionen in den letzten Jahren stark zugenommen haben.

Weil ein Gespräch über STI nicht immer auf Verständnis und Gegenliebe stösst, lohnt es, sich gut darauf vorzubereiten. Die negative Reaktion des Gegenübers überrascht Sie weniger, wenn Sie mit einer verständnislosen oder vielleicht sogar ablehnenden Haltung rechnen. Aus diesem Grunde beginnen Sie auch nicht im letzten Augenblick vor dem Sexualverkehr darüber zu sprechen. Sie könnten sich einen Sport daraus machen, das STI-Tabu zu brechen. Danach können Sie besonders stolz auf sich sein, denn es ist Ihnen etwas Schwieriges gelungen, selbst dann, wenn der Partner nicht darauf einging.

## 4.2 Neun Schritte zum erfolgreichen Gespräch

Haben Sie Ihren Intimpartner noch nie auf STI angesprochen? Vielleicht haben Sie eine Infektion und dies Ihrem Partner noch nie anvertraut? Dann sind Sie in guter Gesellschaft. Nur, wie lernen Sie diesen gordischen Knoten zu durchtrennen? Zusammenfassend verdeutliche ich Ihnen den Weg zu mit einem erfolgreichen Gespräch über STI in neun Schritten. Vielleicht haben Sie ja schon den einen oder anderen Schritt gemacht und können nur noch die fehlenden ergänzen.

**Der erste Schritt** zu einer erfolgreichen Kommunikation besteht in der Selbsterkenntnis. «Erkenne dich selbst» forderte schon der griechische Philosoph Platon (428–348 v. Chr.), dachte aber wahrscheinlich nicht an STI. Trotzdem: Jede Verhaltensänderung beginnt mit Selbsterkenntnis. Wie verhalte ich mich? Wo habe ich Schwierigkeiten? Was denke ich und welche Emotionen empfinde ich? Was möchte ich ändern? Und was kann ich eigentlich ganz gut?

Dies erreichen Sie am besten, indem Sie Erlebtes und Ihr Verhalten analysieren. Warum haben Sie sich auf einen riskanten One-Night-Stand mit einem Unbekannten eingelassen, obwohl Ihnen das gar nicht so viel bedeutet? Warum haben Sie kein Kondom angewendet, obwohl Sie an jenem Abend extra eins mitgenommen haben?

**Der zweite Schritt** besteht in der Konfrontation Ihres Verhaltens mit möglichen Risiken, die Sie eingegangen sind. Welche Situationen waren risikoreich? Dafür ist notwendig, sich aktiv mit dem Vorkommen, den Übertragungswegen und möglichen Krankheiten von STI auseinandersetzen (s. Kap. 6).

**Der dritte Schritt** besteht im Erkennen und Festlegen Ihrer Ziele. Was wollen Sie? Sich durch eine Affäre oder einen Seitensprung Bestätigung holen? Suchen Sie einen treuen Partner? Wollen Sie Ihren «Marktwert» testen? Wollen Sie etwas Abwechslung in Ihren monotonen Alltag hineinbringen? Erhoffen Sie, Ihren «Traumprinzen» durch guten Sex von sich zu überzeugen? Wollen Sie einzig und allein Sex geniessen ohne Partnerschaft? Suchen Sie einen Partner, um mit ihm eine Familie zu gründen? Wollen Sie Erfahrungen auf dem Gebiet der Sexualität sammeln? Wollen Sie Sex mit einem neuen Partner, um die verflossene Liebe zu vergessen?

Sich Fragen zu stellen und zu beantworten macht Sie zu einem bewusst lebenden Menschen, der weiss, was er will.

**Der vierte Schritt** ist die Frage nach dem Wie. Wie wollen Sie Ihr Ziel erreichen? Wollen Sie Sex mit möglichst geringem Risiko? Wollen Sie Sex ohne Kondome, aber erst wenn eine Infektion bei Ihnen und Ihrem Partner ausgeschlossen ist? Reicht Ihnen die Sicherheit von Kondomen?

**Der fünfte Schritt** ist das Gespräch über STI mit Ihrem Sexualpartner. Beim Sex braucht es Absprachen. «Wollen wir oder wollen wir nicht? Wie und unter welchen Bedingungen?» Die Fragen nach STI und Verhütung gehören auch hierhin. Eine zumindest minimale Kommunikation ist immer notwendig.

**Der sechste Schritt:** Wie und wann beginne ich ein Gespräch über STI? Ein Gespräch über sexuelle Gesundheit muss vorbereitet sein. Was wollen Sie Ihrem Partner sagen oder was wollen Sie ihn fragen und wie wollen Sie es tun?

**Der siebte Schritt:** Von anderen lernen. Fragen Sie Ihre Freundin, Ihren Freund oder die Eltern, wie sie es anstellten, wie sie den Mut hatten, so ein Gespräch zu beginnen. Nur schon zu erfahren, dass Sie mit diesem

Problem nicht allein sind, gibt Ihnen mehr Selbstbewusstsein. Über eine Schwierigkeit zu reden hilft, diese zu ordnen, neue Erkenntnisse zu gewinnen und Lösungen zu finden.

**Der achte Schritt:** Üben. Es ist wie beim Schwimmen, irgendwann müssen Sie ins kalte Wasser springen und es versuchen. Es erleichtert das Üben, wenn Sie daran denken, dass Ihr Sexualpartner die gleichen Interessen hat wie Sie: Auch er möchte seine sexuelle Gesundheit erhalten. Die meisten sind froh, wenn der Partner die Initiative für ein Gespräch übernimmt.

Schafften Sie es nicht, das Thema rechtzeitig aufs Tapet zu bringen und es zu Sex ohne *ein vorheriges* Gespräch kam, versuchen Sie es im Nachhinein. Es ist besser, seine Risiken zu kennen als zu verdrängen. Auch bei diesem Thema gilt: Übung macht den Meister.

**Der neunte Schritt:** Aufsuchen eines fachmännischen Beraters oder eines Psychotherapeuten. Vielleicht haben Sie immer wieder Sex ohne Kondome, obwohl Sie es sich wieder und wieder vornehmen und auch stets eines dabei haben. Oder Sie haben schon wieder zu viel getrunken und waren wieder einmal leichtsinnig. Gelingt Ihnen das Gespräch über STI nicht, obwohl Sie Schritt eins bis neun beherzigt haben, lohnt es sich, einen fachkundigen Berater oder einen Psychotherapeuten aufzusuchen, um den letzten Schritt zur Verhaltensänderung zu lernen.

## 4.3 Der richtige Zeitpunkt

«Gut Ding will Weile haben» heisst eine alte Volksweisheit. Wollen Sie einen Partner für eine treue Beziehung kennenlernen, lassen Sie sich etwas Zeit, bevor Sie sich auf die Sexualität einlassen. Auch das Thema STI ansprechen geht leichter, wenn Sie dazu bereit sind.

Zuerst lohnt es sich, einen Zeitpunkt und Ort zu wählen, wo Sie nicht gestört werden. Es ist von Vorteil, sich auf das Gespräch vorzubereiten. Sich vorher mit Ihrer sexuellen Gesundheit (STI, Verhütung) zu befassen, erweist sich als hilfreich. Seien Sie sich darüber im Klaren, welche Schutzmassnahmen Sie anwenden möchten und welche Sexualpraktiken Ihnen entsprechen. Dadurch können Sie vermeiden, dass Sie sich unter Druck oder in der Hitze des Gefechtes auf etwas einlassen, was Sie nicht möchten.

Solche Aussprachen klappen selten, wenn Sie schon erregt halbnackt im Bett liegen, in letzter Sekunde doch noch über sexuelle Gesundheit reden wollen und sich vielleicht folgendermassen äussern: «Einen Moment, ich hab da noch etwas, wie machen wir es mit der Verhütung, und übrigens hast du schon einen HIV-Test gemacht?» In diesem Moment haben die Emotionen und Hormone Oberhand und der Verstand ist heruntergefahren. Ernste Diskussionen sind ein Lustkiller und nicht dazu angetan, sich ganz der Sexualität und dem Partner hinzugeben.

Haben Sie sich entschieden, eine sexuelle Beziehung einzugehen und sitzen in guter Stimmung an einem ungestörten Ort, könnten das Gespräch folgendermassen beginnen:

«Ich fühle mich dir nah und möchte über Safer Sex sprechen. Ist jetzt für dich auch ein guter Zeitpunkt?» Oder: «Ich möchte mit dir über ein Thema sprechen, was mir nicht leicht fällt. Trotzdem finde ich es wichtig. Ich möchte über Safer Sex und Schwangerschaftsverhütung sprechen».

Falls es Ihrem Partner unangenehm ist, über sexuelle Gesundheit zu sprechen, bringen Sie dafür Verständnis zum Ausdruck. Signalisieren Sie ihm ihre Bereitschaft, dann darüber zu reden, wenn er bereit ist. Aber erklären Sie ihm deutlich, dass Sie erst dann Sexualität wollen, wenn diese Fragen geklärt sind.

Das vorgeschlagene Gespräch mag nicht immer so klappen, wie Sie es sich vorgenommen haben. Aber zumindest verschafft es Ihnen doch etwas Zeit, um sich Gedanken zu machen und vernünftig zu handeln. Beispielsweise wenn der Partner nicht auf eine Diskussion eingeht, besserwisserisch argumentiert oder versucht, Sie unter Druck zu setzen, können Sie die Sexualität aufschieben. Wird das Gespräch zu schwierig, versuchen Sie es noch einmal. Wird Ihnen im Nachhinein klar, dass einige wichtige Punkte noch nicht richtig geklärt sind, nehmen Sie einen zweiten Anlauf für eine Diskussion.

## 4.4 Kommunikationsregeln

Ein guter Ausgang der Diskussion über STI hängt nicht zuletzt von Ihrer Gesprächsführung ab. Falls Sie und Ihr Partner sich entschieden haben, das Thema in Angriff zu nehmen, lohnt es sich, einige Kommunikationsregeln zu berücksichtigen.

**Dialog auf Augenhöhe:** Für einen Dialog ist Zuhören ebenso wichtig wie Reden: Beide sollen die Möglichkeit haben, ihre Meinungen und ihre Gefühle zu äussern und verstanden zu werden. Dabei führen Abwertung oder Verurteilung des Gegenübers wie: «Jeder, der kein Kondom verwenden will, ist doof!», kaum zu einer offenen Diskussion. Vorwürfe und Kritik an der Person oder der Meinung des Partners bringen die Kommunikation ins Stocken.

**Ihre Gefühle einbringen:** Bringen Sie Ihre Liebesgefühle immer wieder zum Ausdruck. Erläutern Sie Ihrem Partner, dass Sie das alles wissen wollen, weil Sie ihn lieben und damit dazu beitragen möchten, dass die Beziehung einen guten Verlauf nimmt und beide an der Sexualität Freude haben.

**Ehrlichkeit:** Versuchen Sie in Bezug auf ihre Gedanken und Ziele ehrlich zu sein. Sagen Sie nichts, nur um Ihrem Partner zu imponieren.

**«Ich»-Statements:** Sprechen Sie von sich, von Ihren Gefühlen und Ihrer Sicht der Dinge und vermeiden Sie allgemeine Aussagen. Das erlaubt Ihnen, Ihre Gedanken offen und autentisch zu äussern: «*Ich* möchte ein Kondom für Safer Sex anwenden», oder es kann auch direkter sein, wie «Ohne Kondom läuft bei *mir* gar nichts». Vermeiden Sie hingegen «*Man sollte* einen HIV-Test machen».

**Konkret bleiben:** Bringen Sie im Gespräch keine Allgemeinplätze ein. Bleiben Sie bei Informationen und Fragen über vergangene Risiken möglichst konkret. Auch bei belastenden oder peinlichen Details von vergangenen Liebesbeziehungen wie z.B.: «Bei der letzten Affäre war ich beim Sex leider betrunken. Ich kann mich kaum noch daran erinnern. Ich weiss nicht einmal, ob wir Kondome gebraucht haben.» Oder: «Ich bin mir nicht sicher, ob mein letzter Partner auch mal eine Prostituierte aufsuchte». Oder: «Meinen letzten HIV-Test machte ich noch vor der letzten kurzen Beziehung vor einem Jahr, seither …»

**Offene Fragen:** Verwenden Sie offene Fragen wie: «Wie denkst du darüber?» Was hat dich so aufgewühlt in unserem letzten Gespräch?

**Vollständige Informationen und Unsicherheiten ausräumen:** Achten Sie darauf, dass Sie während des Gespräches die notwendigen Informationen erhalten und sprechen Sie Unklarheiten an, bis Sie mit der Antwort zufrieden sind. Genieren Sie sich auch nicht, zu einem späteren Zeitpunkt noch einmal präziser nachzufragen.

**Über den Risikostatus reden**

Die unten aufgelisteten Fragen sollen Ihnen helfen, das Risiko des Partners abschätzen zu können. Achten Sie darauf, dass Ihr Liebespartner von Ihnen diese Informationen ebenfalls bekommt (Dialog auf Augenhöhe). Wenn Sie diese Fragen so abhaken, wie Sie eine Einkaufsliste checken würden, fühlt sich der Partner möglicherweise nicht wohl. Es ist angenehmer, die Fragen im Verlaufe einer Diskussion einzubringen.
Folgende Fragen sollen nicht vergessen werden:

1. Wie viele Sexualpartner hast du bisher gehabt?
2. Hast du schon Sex mit Personen aus Risikogruppen gehabt, wie mit Prostituierten, Homosexuellen, Drogenabhängigen oder Personen aus Hochrisikogebieten (wie Afrika)?
3. Bist du schon ungeschützten Sex eingegangen?
4. Hast du schon Sex mit einer STI-infizierten Person gehabt?
5. Hast du schon Drogen konsumiert? Welche? Auch intravenös?
6. Hast du schon eine sexuell übertragbare Infektion gehabt?
7. Bist du bereits auf HIV oder andere STI getestet?
8. Hast du beim Test die diagnostische Lücke berücksichtigt?
9. Wann fand dein letzter Sex statt? Und mit wem?

## 4.5 Verweigerung des Partners

Einige Menschen können oder wollen aus ganz unterschiedlichen Gründen nicht über sexuelle Gesundheit sprechen. Ohne ein Gespräch können Sie die Beweggründe des Partners nicht wissen. Deshalb fragen Sie ihren Partner, warum er es ablehnt darüber zu diskutieren oder warum er einsilbig ist.

Möglicherweise ist er schlecht über STI informiert. Dann kann das gemeinsame Studieren von medizinischem Informationsmaterial über STI und Prävention den Knoten lösen. Uninformierte Menschen weisen häufiger risikoreichen Sex und STI auf. Sex mit ihnen birgt ebenfalls erhöhte Risiken.

Vielleicht mag Ihr Partner aus Angst oder Scham nicht reden und etwas Hartnäckigkeit und Charme lösen das Problem. Einige Menschen blocken ein Gespräch über Prävention ab, weil dies ihren Plan durchkreuzt, Sex ohne Kondome zu bekommen.

Was tun, wenn Ihre neue Bekanntschaft nicht über sexuelle Gesundheit sprechen möchte, aber trotzdem Sex haben will? Es ist gut möglich, dass er allgemein Schwierigkeiten mit einer offenen Diskussion hat. Vielleicht versteht er die Bedeutung des Gespräches und den Einigungsprozess nicht. Wahrscheinlich würde er später in einer Zweierbeziehung bei anderen Themen ähnliche Probleme haben. Es stellt sich die Frage, ob Sie das später stören oder ärgern würde, oder ob Sie damit ganz gut zurechtkommen. Sich zu fragen, ob er dann zu Ihnen passt, ist durchaus legitim. Vielleicht kommen Sie zum Schluss, dass Sie das Experiment Partnerschaft mit dieser Person abschliessen, bevor Sie mit ihm Sex gehabt haben.

Was seine tieferen Beweggründe auch sein mögen, ein Gespräch über STI abzulehnen: Denken Sie daran, es liegt alleine an Ihnen, sich für oder gegen Sexualität zu entscheiden. Haben Sie sich aber entschieden, «Nein» zu sagen, lassen Sie sich nicht weiter auf Zärtlichkeit ein und teilen Sie es Ihre Bekanntschaft unmissverständlich mit.

## 4.6 Zehn Argumente gegen dumme Sprüche

Einige Menschen versuchen Sie unter Druck setzen, weil sie Sex ohne Kondom wollen oder ohne über sexuelle Gesundheit zu sprechen. Andere verfügen über zu geringe kommunikative Fähigkeiten, um auf ein Gespräch einzugehen. Wieder andere sind dafür zu befangen. Denken Sie über folgende zehn Aussagen von solchen Personen nach. Auf jedes Statement folgt eine mögliche Antwort. Auch wenn diese Antwort Ihre neue Bekanntschaft nicht zu überzeugen vermag, so hilft sie Ihnen doch, bei Ihrer Überzeugung zu bleiben.

1. Wenn du über dieses Thema sprechen willst, bedeutet dies für mich, dass du die Partner wechselst wie deine Slips.
   *Nein, heisst es nicht. Es bedeutet, dass ich mich um meine Gesundheit sorge und dass ich mit dir über ein schwieriges Thema sprechen will.*

2. Menschen, die verliebt sind, brauchen kein Kondom.
   *Verliebt sein schützt niemanden vor der Ansteckung mit einer STI.*

3. Du willst keinen Sex mit mir, weil du verklemmt bist.
   *Heruntergemacht zu werden, führt nicht dazu, dass ich mich auf Sex mit dir einlasse.*
4. Wir brauchen keinen HIV-Test zu machen. Es trifft nur Risikogruppen wie Homosexuelle, Drogensüchtige und Prostituierte.
   *Du irrst dich. Die Wahrheit ist, dass jeder und jede mit HIV oder einer anderen STI angesteckt werden kann. Ein einziger Sexualverkehr mit einem Infizierten kann zu einer Übertragung führen.*
5. Ich habe bei allen Gelegenheitskontakten immer Kondome verwendet, folglich habe ich kein Aids. Warum soll ich mich dann erst testen?
   *Woher soll ich wissen, dass du die Wahrheit sagst? Ausserdem vertraue ich den Kondomen nicht 100 %ig. Bei einigen STI wie Chlamydien und Herpes bieten mir Kondome zu wenig Schutz. Bevor wir nicht gemeinsam einen HIV-Test gemacht haben, will ich keinen Sex mit dir.*
6. Wenn ich vor der Ejakulation einen Rückzieher mache (Penis aus dir herausziehe), kann ich dich nicht mit STI anstecken.
   *Das stimmt nicht. Im Präejakulat können sich Viren oder Bakterien befinden, so dass du mich doch anstecken könntest. Entweder wir haben Sex mit Kondom, bevor dein Penis meine Scheide oder meinen Mund berührt, oder wir haben keinen.*
7. Das Kondom vermindert die Empfindung und verdirbt den Spass am Sex, sowohl für dich wie für mich.
   *Eine sexuell übertragbare Infektion zu erwischen, verdirbt mir noch mehr die Freude am Sex.*
8. Ich habe noch nie ein Kondom angewendet und noch nie eine sexuell übertragbare Krankheit gehabt.
   *Viele sexuell übertragbare Krankheiten merkst du nicht, weil sie keine Symptome zeigen. Du erkennst die STI oft nur durch einen Test. Bis wir beide gemeinsam einen HIV-Test gemacht haben, läuft nichts zwischen uns.*
9. Der beste Sex ist ohne Kondom, weil er spontaner ist.
   *Den besten Sex gibt es, wenn wir keine Angst vor einer Schwangerschaft oder einer Geschlechtskrankheit zu haben brauchen. Bei mir läuft nichts ohne Kondom.*
10. Kein Kondom zu verwenden, zeigt mir, dass du mich liebst.
    *Nein, aber meine Beharrlichkeit bedeutet, dass ich mich um die Gesundheit von uns beiden kümmere.*

Es gibt Menschen, die andere einschüchtern oder in eine unangenehme Situation bringen wollen, um nicht über dieses Thema sprechen zu müssen. Es kann vorkommen, dass Sie jemanden kennenlernen, der Ihnen unterschieben will, Sie hätten eine Bakterienphobie oder Sie gehörten zu den Ewig-Gestrigen.

Es ist sinnvoll, sich vor einem Gespräch über STI zu entscheiden, wie viel Sicherheit und welche Prävention Ihnen entsprechen. Wählen Sie Ihren eigenen Weg und Ihre Lebensziele. Lassen Sie sich nicht von Ihrem Weg abbringen. Schliesslich stehen Ihre sexuelle Gesundheit und Ihre Zukunft auf dem Spiel. Keiner hat das Recht, Ihnen Vorschriften zu machen. Selbst wenn viele Ihrer Freunde und Gleichaltrige sich risikoreicher verhalten, als es Ihnen entspricht, bedeutet das nur, dass sie sich alle dem gleichen Risiko aussetzen. Solche Auseinandersetzungen und Erfahrungen helfen Ihnen nicht nur, gesund zu bleiben, sondern lassen Ihre Persönlichkeit stärker werden. Das hilft Ihnen, auch in anderen Lebenssituationen nicht einfach blind ja zu sagen, sich eine unabhängige Meinung zu bilden sowie nach dieser zu leben.

## 4.7 Zuerst der Test, dann der Sex

Nehmen wir an, Sie und Ihr Partner haben miteinander über STI und Verhütung geredet. Genügt dies für risikofreien Sex?

Im Gespräch über STI erheben Sie den Risikostatus, das bedeutet, Sie schätzen das Risiko Ihres Partners (und das Ihrige) ab. Das ist schon einmal sehr gut und mindert die Risiken erheblich (s. Kap. 7.2.3). Leider garantieren das schönste Gespräch und die überzeugendsten Worte des Partners keine Sicherheit. Wenn Sie oder Ihr Partner in der Vergangenheit schon ungeschützten Sex gehabt haben, ist es schwer, ein Risiko völlig auszuschliessen. Eine HIV- oder andere sexuell übertragbare Infektion muss sich nicht unbedingt durch Krankheitssymptome bemerkbar gemacht haben. Weiter muss auch berücksichtigt werden, dass frühere Partner nicht immer die Wahrheit gesagt haben und Sie sich bei der Einschätzung des STI-Risikostatus verschätzen. Beispielsweise senken Kondome ein Übertragungsrisiko bei den meisten STI deutlich, schliessen es aber nicht 100 %ig aus.

Den STI-Status bestimmen zu lassen, senkt das Risiko gegen Null (s. Kap. 7.2.4). Sind Sie oder Ihr Partner in Ihrer Vergangenheit ein

Risiko eingegangen, zahlt sich ein STI-Screening aus. Bei Unklarheiten lohnt es sich, einen spezialisierten Arzt aufzusuchen und sich beraten und evtl. gleich testen zu lassen.

Eine gute Möglichkeit ist es, den Arzt gemeinsam aufzusuchen, denn beide Partner hören dasselbe und können ihre Fragen klären. Die Testresultate können auch gemeinsam entgegengenommen und mit dem Arzt besprochen werden. Dieses Vorgehen wirkt sich auf die Beziehung vertrauensbildend aus, denn beide können damit einander beweisen, dass bezüglich STI keine Geheimnisse bestehen. Ein Nachbesprechen untereinander vertieft die Beziehung und erweitert bei beiden das Wissen zusätzlich.

Menschen haben unterschiedliche Ansichten über das Leben – auch über Sex. Was richtig ist für Sie, mag für andere falsch sein. Sie müssen für sich entscheiden, wie viel Sicherheit für Sie richtig ist und zu Ihrem Lebensplan passt.

Alain und Isabelle verwendeten die ersten sechs Monate Kondome und entschieden sich dann, mit den Kondomen aufzuhören, da sie einander gut kannten und sich vertrauten. Isabelle entschied sich, die Pille zur Schwangerschaftsverhütung zu nehmen. Beide glaubten, dass in dieser Zeit längst Symptome hätten auftreten müssen, falls einer mit STI infiziert gewesen wäre. Zwei Wochen nach dem Kondomstopp bekam Alain ein Brennen beim Wasserlassen. Der Arzt diagnostizierte eine Harnwegsentzündung (Urethritis), verursacht durch Chlamydien und verabreichte Antibiotika. Danach beschäftigte Alain immer wieder die Frage, woher denn diese Bazillen kommen könnten. Wegen dieser Gedanken konnte er schlecht einschlafen: «Wenn ich Isabelle so anschaute, wenn sie so glückselig schlief, stritten in meinem Kopf ein Engelchen und ein Teufelchen. Das Teufelchen sagte mir, dass es doch keine andere Erklärung für die Infektion geben konnte, als einen Seitensprung von Isabelle. Und das Engelchen versuchte mich zu beschwichtigen, dass Isabelle doch gar nicht der Typ für einen Seitensprung wäre. Eine Lösung fand ich längere Zeit nicht.» Alain behielt diese Gedanken jedoch für sich.

Einige Wochen später suchte Isabelle ihren Gynäkologen für eine Jahreskontrolle auf und fragte ihn, woher denn Alain so eine Harnwegsentzündung haben könnte. Der Arzt erklärte ihr, dass sie sich

vielleicht gegenseitig angesteckt hätten. Zu ihrer Überraschung testete er sie auf Mikroben. Tatsächlich fiel der Chlamydien-Test auch bei ihr positiv aus. Obwohl sie unter gar keinen Beschwerden litt, verabreichte er ihr dieselben Antibiotika, wie sie Alain schon bekommen hatte. Das sei notwendig, weil sie sonst unfruchtbar werden könnte und der Ping-Pong-Effekt eintreten könnte. Damit meinte er, dass sie sich gegenseitig hin und her anstecken.
Obwohl Isabelle es abgestritten hätte, überlegte auch sie sich, ob Alain wohl fremdgegangen sei und zermarterte sich den Kopf, ob es die attraktive Arbeitskollegin oder eine Tennispartnerin war. Bei der Nachkontrolle nahm sie all ihren Mut zusammen und fragte den Gynäkologen, ob denn ihr Partner als einzige Infektionsquelle in Frage komme? Es könne ebensogut sein, erwiderte er, dass ein – ebenfalls symptomloser – Expartner sie vor Jahren mit Chlamydien angesteckt habe und sie, obwohl sie ebenfalls keine Symptome bekommen hatte, trotzdem Träger dieser Bakterien war und Alain angesteckt hatte.
Am gleichen Abend erzählte Isabelle Alain vom Gespräch beim Gynäkologen über die Infektionsquelle ihrer Chlamydien. Alain war sehr erleichtert. Beide besprachen nun das Misstrauen, das sie in den letzten Wochen einander entgegengebracht hatten. Sie realisierten, dass die Beziehung doch recht stark darunter gelitten hatte und die Stimmung schlecht gewesen war. Das sollte ihm eine Lehre sein, dachte Alain, und nahm sich vor, bei der nächsten Unklarheit Isabelle direkt anzusprechen.

Wenn Sie sich auf Sexualität mit Ansteckungsrisiko eingelassen haben, so lassen Sie sich testen.

Das Testen auf STI gibt beiden – dem Partner und Ihnen – die Möglichkeit zu erfahren, ob einer infiziert ist. Es bietet beiden vor der Sexualität die Gelegenheit, darüber zu diskutieren und eine Abmachung über den Umgang mit STI zu treffen.

## 4.8 Das Gespräch als Infizierter

Eine STI-Diagnose bedeutet nicht, dass Sie eine schlechte oder unmoralische Person sind, sondern lediglich, dass Sie Opfer von sexuell übertragbaren Mikroben wurden. Haben Sie eine sexuell übertragbare Infektion oder vermuten Sie eine, ist es unerlässlich, einen fachkundigen Arzt aufzusuchen, der Sie über Diagnose, Behandlung, Prävention und Partnerinformation aufklärt. Von grossem Vorteil ist es, eine Infektion möglichst frühzeitig zu diagnostizieren. Erst gegen eine erkannte Infektion können Sie etwas tun: Es bestehen gute Behandlungsmöglichkeiten, Sie können Ihren Partner informieren, damit er sich auch behandeln lassen kann oder Sie können Ihre Sexualpartner vor einer Ansteckung bewahren.

**Die bakteriellen STI** sind heilbar. Zu ihnen gehören Chlamydien-Infektionen, Gonorrhö, Syphilis und Ulcus molle. Heilung bedeutet, dass die Mikroben durch Antibiotika ausgemerzt werden, wodurch Sie auch nicht mehr ansteckend sind. Eine Heilung hinterlässt aber keine Immunität, so dass Sie von den gleichen Bakterien noch einmal angesteckt werden können. Deshalb sollten beide Partner gleichzeitig behandelt werden. Während dieser Zeit sollte (ein bis zwei Wochen) auf Sexualität verzichtet werden, damit sie sich nicht wieder anstecken. Für die bakteriellen STI gibt es keine Impfung.

Leider gibt es für **die viralen sexuell übertragbaren Infektionen** noch keine heilenden Medikamente. Die viralen STI verlaufen meist *chronisch*: HIV, genitaler Herpes, humanes Papilloma-Virus, Hepatitis B und C. HPV, Hepatitis B + C können spontan (ohne Behandlung) heilen. Chronisch bedeutet, dass Sie die Viren viele Jahre, manchmal während des ganzen Lebens in sich tragen. Doch auch für chronische STI bestehen erfolgreiche Behandlungsmöglichkeiten. Obwohl diese Therapien nicht heilen, so bewirken sie unter Umständen, dass keine Krankheitssymptome ausbrechen, wie bei HIV, oder die Symptome behandelt werden können, wie z. B. bei Herpes. Gegen Hepatitis B und gegen die wichtigsten Stämme des humanen Papilloma-Virus ist eine wirksame Impfung verfügbar.

### 4.8.1 Emotionen – der psychologische Umgang mit STI

Eine sexuell übertragbare Infektion kann gleich zwei zentrale Lebensnerven des Menschen treffen: Sexualität mit den Bereichen Partnerschaft und Fortpflanzung sowie Krankheit und Tod. Kein Wunder, dass eine Diagnose verschiedene, teils heftige Emotionen hervorruft. Solche Emotionen spielen auch beim Gespräch über die eigene Infektion eine bedeutende Rolle.

Eine sexuell übertragbare Infektion belastet nicht zuletzt deshalb so stark, weil es sich ja zumeist um eine Ansteckung durch einen Liebespartner handelt. Fragen nach der Infektionsquelle und der Infektionskette liegen auf der Hand: Wo habe ich diese Infektion «aufgelesen» oder woher hat mein Partner diese Mikroben oder wie soll ich meinem Partner diesen Seitensprung beibringen? Der Betroffene fühlt sich vielleicht schuldig, bereut sein Risikoverhalten oder hat Angst, mit dem Partner darüber zu sprechen. Diese Fragen treffen den Kern einer Liebesbeziehung und stark verwundbare Stellen von beiden Partnern: Das Vertrauen und die Treue. Ein Gespräch einigermassen sachlich zu führen, wenn Sie sich seelisch verletzt fühlen, ist eine diffizile Angelegenheit. Versuchen Sie dabei die Kommunikationsregeln in Kapitel 4.2 zu berücksichtigen. Vielleicht kann eine Krise, ausgelöst oder verstärkt durch eine sexuell übertragbare Infektion, auch eine Chance für die Partnerschaft sein. Scheuen Sie sich nicht, die Fragen zu stellen, ob Sie zueinander passen und ob Sie noch genügend Liebesgefühle für einen Neuanfang besitzen. Lassen Sie sich für diese persönliche Auseinandersetzung Zeit und holen Sie sich fachmännische Hilfe, falls Sie realisieren, dass Sie alleine nicht damit zurechtkommen.

Geteiltes Leid ist halbes Leid. Manchmal schwirren einer infizierten Person tausend Gedanken durch den Kopf und rauben ihr den Schlaf. Mit wem soll ich darüber sprechen, oder soll ich das Ganze für mich behalten, fragen Sie sich vielleicht.

Es ist ratsam, das Wissen um eine sexuell übertragbare Infektion nicht für sich zu behalten. Vertrauen Sie sich Ihrer besten Freundin oder dem besten Freund an, einem nahen Familienmitglied, einer Fachperson oder ihrem Arzt. Stehen tieferliegende Probleme in der Partnerschaft dahinter, lohnt es sich, einen Therapeuten zu konsultieren. Ein Gespräch über ein so emotionales Problem löst Ängste aus und hilft, die Vernunft zu Rate ziehen und Lösungen zu finden.

Eine chronische sexuell übertragbare Infektion kann manchmal unangenehme und langwierige körperliche Leiden mit sich bringen. HIV, Hepatitis B und C können – ohne entsprechende Behandlung – sogar zu schweren Krankheiten wie Krebs, Hirnerkrankungen oder Leberzirrhose führen, die manchmal mit dem Tod enden. Belastende Emotionen werden dann über die Fragen von Sexualität und Partnerschaft hinaus auch in Zusammenhang mit Krankheit und Tod aktiviert. Realistische Informationen über Krankheit, Behandlung, Ansteckungsrisiken und Verlauf stellen einen wichtigen Teil der Bewältigung von chronischen STI dar.

Eine besondere Problematik bei den chronischen STI sind Ängste und Depressionen. Der Betroffene muss damit leben lernen, Viren in sich zu tragen, die man mit Therapien zwar oft in Schach halten kann, die aber auch immer wieder lästige oder gesundheitlich bedeutende Krankheiten hervorrufen können. Dies ist nicht immer einfach. Manchen Menschen gelingt es ganz gut, die möglichen Folgen zu verdrängen. Gelingt dies, ist es eine ganz gute Strategie. Allerdings sollten die manchmal notwendigen regelmässigen ärztlichen Kontrollen nicht auch verdrängt werden.

Viele Menschen geraten aber immer wieder in Angst und Panik. Sie müssen den Umgang mit einer chronischen Infektion in kleinen Schritten lernen und brauchen dazu ärztliche oder psychotherapeutische Begleitung. Genieren sie sich nicht, über Ihre Ängste und Depressionen zu sprechen und evtl. eine psychotherapeutisch-psychiatrische Behandlung in Anspruch zu nehmen.

Wie steht es mit der Sexualität? Selbst mit einer chronischen sexuell übertragbaren Infektion ist eine sexuelle Beziehung möglich. Auch mit einer HIV-Infektion, der immer noch schwerwiegendsten sexuell übertragbaren Infektion, sind Partnerschaft und Sexualität möglich. Eine antiretrovirale Behandlung vermag die Vermehrung der HI-Viren soweit zu unterdrücken, dass im Blut keine Viren mehr nachgewiesen werden können. Zusammen mit einer korrekten Kondomanwendung sinkt das Übertragungsrisiko gegen Null.

Das Gespräch mit dem Partner über chronische STI ist unerlässlich. Ein solches Gespräch beinhaltet die Themen Übertagungsrisiken, gesundheitliche Konsequenzen und Prävention der Sexualität. Gerade bei HIV, Hepatitis B und C sind gemeinsame Gespräche mit dem behandelnden Arzt sinnvoll, denn die Behandlung ist kompliziert und verschiedene Faktoren müssen mit einbezogen werden, so dass auch der Partner gut darüber informiert ist.

### 4.8.2 Das Gespräch beim Arzt

Bereits die erste körperliche Untersuchung und das Gespräch beim Arzt stressen manche Menschen mit einer sexuell übertragbaren Infektion enorm und werden ab und zu sogar als traumatisch erlebt. Der Arzt ist oft der erste Mensch, dem Sie Ihre Symptome offenbaren, weshalb Sie in dieser Situation besonders empfindlich sind. Der Arzt benötigt in dieser Situation grosses Feingefühl, um Ihre seelische Verfassung zu erkennen und angemessen auf Sie einzugehen. Manchmal sind Ärzte damit überfordert. Sie gehen in der Regel sehr rational und technisch mit einer Infektion um, was den Vorteil hat, dass sie nicht moralisieren. Ein Nachteil kann sein, dass sie auf menschlicher Ebene ungenügend oder ungeschickt auf den Patienten eingehen. Heilbare sexuell übertragbare Infektionen werden vom Arzt als medizinische Banalität erachtet. Dabei kann ihm entgehen, dass die «banale» Infektion den Patienten emotional stark belastet.

Ärzte sind auch Kinder unserer Kultur und haben ebenfalls ihre Mühe, über sexuelle Fragen zu sprechen, selbst wenn es die Professionalität erfordern würde, wie bei sexuell übertragbaren Infektionen oder Sexualfunktionsstörungen. Eine im März 2011 veröffentlichte Studie der Universität Lausanne wertete Interviews von Männern zum Thema «das Arzt-Patienten-Gespräch über sexuelle Fragen» aus. Die Probanden suchten ein medizinisches Ambulatorium auf, wo Hausärzte tätig waren, aus verschiedenen Gründen auf, also nicht wegen STI. 90 % dieser Männer wünschten sich, dass der Arzt die Initiative für ein Gespräch über Sexualität ergreifen würde. Aus mehreren anderen Studien wissen wir aber, dass Ärzte von den Patienten erwarten, bei Bedarf nach sexuellen Problemen gefragt zu werden. Selbst wenn Ärzte wegen sexueller Funktionsstörungen oder STI aufgesucht werden, behandeln sie zwar die medizinischen Probleme gut, aber fragen selten nach der Sexualgeschichte, dem Sexualverhalten, der sexuellen Orientierung oder Prävention. Sie gehen nur auf direkt gestellte Fragen ein. Der Ball liegt also beim Patienten.

Für Sie als Betroffener bedeutet dies, dass Sie die Initiative für das Gespräch ergreifen müssen und entsprechende Fragen stellen sollten. Das erleichtert es dem Arzt, diese Thematik mit Ihnen zu besprechen. Haken Sie nach, wenn Sie keine befriedigende Antwort bekommen oder sich unverstanden fühlen. Bei der ersten Konsultation geht oft alles sehr schnell, denn häufig haben die Ärzte zu wenig Zeit zur Verfügung. Bereiten Sie sich auf die zweite Konsultation vor, damit Sie alle Fragen stellen können. Geht der Arzt immer noch nicht zufriedenstellend auf Sie ein, fragen Sie nach einer Überweisung an einen dafür spezialisierten Arzt.

Bedarf die Behandlung mehr als zwei Konsultationen, vielleicht sogar eine Behandlung über Monate, ja Jahre, ist es besonders wichtig, sich einen Arzt zu suchen, bei dem Sie sich kompetent behandelt, aber auch menschlich aufgehoben fühlen.

Leiden Sie unter Ängsten oder Depressionen, genieren Sie sich nicht, dem Arzt davon zu erzählen. Kann Ihnen der Arzt bei diesen seelischen Problemen nicht helfen, suchen Sie eine psychotherapeutisch-psychiatrische Behandlung auf.

### Chlamydien – ohne es zu merken

Frank, 31, Maschinenschlosser, etwas zurückhaltend aber gutmütig, lebte in den letzten Jahren sorglos, hatte einige Affären, bei denen er nicht immer Kondome benutzte. Vor einem Monat lernte er die 28-jährige Julia kennen, eine spontane Sozialarbeiterin, die das Herz auf der Zunge hatte, also ziemlich das Gegenteil von ihm. Er wusste gleich: Die will ich haben. Auch bei ihr funkte es. Sie gingen einige Male miteinander aus und ihm wurde klar, dass er sich mehr als nur eine weitere Affäre wünschte. Diesmal wollte er sich von seiner besten Seite zeigen, auch verantwortungs- und gesundheitsbewusst. Frank entschied, den Hausarzt aufzusuchen und mit ihm zu besprechen, ob er Risiken eingegangen sei und sich auf HIV testen lassen sollte. Der Arzt empfahl ihm neben einem HIV-Test gleich noch einen Test für Syphilis, Gonorrhö und Chlamydien (gegen Hepatitis B war er geimpft). Obwohl ihn die Tests einiges kostete, willigte er ein.

Bei den Chlamydien zeigte der Test ein positives Resultat an, alle anderen STI konnte der Hausarzt ausschliessen. Frank war ganz schön erleichtert, keine HIV-Infektion zu haben. Die Chlamydien-Infektion erstaunte ihn, da er nie Beschwerden verspürt hatte. Der Arzt erläuterte ihm, dass Chlamydien häufig keine Symptome verursachen. Die gute Nachricht: Chlamydien sind heilbar. Weil Chlamydien bei Frauen zu Unfruchtbarkeit führen können, empfahl ihm der Arzt eine Antibiotika-Kur und riet ihm, bis zum Ende der Behandlung auf Sex zu verzichten.

Wie würde Julia auf diese Nachricht reagieren? Sollte er es ihr überhaupt sagen? Schliesslich würde die Behandlung die Infektion heilen und sie würde nichts davon mitbekommen. Der Arzt riet ihm, mit seiner neuen Liebe darüber zu sprechen und sie zu fragen, ob sie STI bei sich ausschliessen könne. Das schaffe Vertrauen und vernünftige Frauen seien froh über so ein Gespräch.
Am gleichen Abend telefonierte Frank mit Julia und überfiel sie mit dieser Neuigkeit. Sie wurde gar nicht hysterisch, wie er befürchtete, sondern fand es toll, dass er das alles für sie machte. Sie entschloss sich daraufhin, ihren Gynäkologen aufzusuchen, um sich ebenfalls auf STI testen zu lassen. Bei ihr wurden keine STI gefunden. Nun konnten sie sich beide ohne Angst vor einer Infektion auf Sex freuen.

### 4.8.3 Nur eine Affäre – trotz einer «harmlosen» STI?

Sie haben eine «harmlose» oder heilbare sexuell übertragbare Infektion und möchten einen Ferienflirt, einen One-Night-Stand oder einen Besuch bei einer Prostituierten **(Abb. 4-2)**. Wie sollen Sie sich verhalten?

Bei einer bakteriellen, heilbaren STI ist der Fall klar: Behandeln Sie zuerst Ihre Infektion, bis die Bakterien eliminiert sind, und suchen Sie

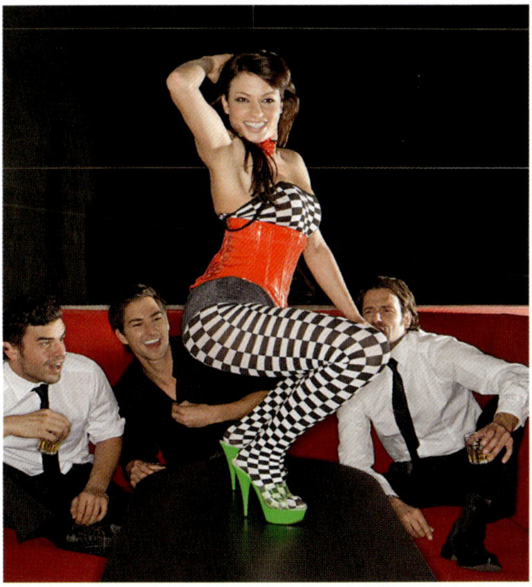

**Abbildung 4-2:**
Männer bei einer Sexarbeiterin. Auch Prostituierte haben das Recht, von den STI ihrer Klienten zu erfahren.

sich erst dann einen Sex-Partner. Nicht vergessen: Jetzt erst recht Kondome verwenden.

Bei einer «harmlosen» viralen STI wie bei HPV oder genitalem Herpes (siehe Kap. 6.2) fällt die Antwort nicht so einfach aus. Kondome anzuwenden ist eine gute Idee. Aber damit schliessen Sie ein Übertragungsrisiko nicht sicher aus. Vielleicht halbieren Sie es. Ist es notwendig, dem Partner davon zu erzählen? Eigentlich schon, denn beide sollen ja den gleichen Wissensstand haben. Genitaler Herpes, HPV und Chlamydien sind bei Menschen mit Partnerwechsel derart häufig **(Abb. 4-3)**, dass die Chance gross ist, auf einen Sex-Partner zu stossen, der auch mit einer sexuell übertragbaren Infektion angesteckt ist. Deshalb sollten Sie ihn auch nach seinem STI-Status fragen. Wird dieser Ihnen die Wahrheit sagen? Vielleicht nicht, denn sonst geht er das Risiko ein, dass Sie Sex ablehnen, was er verhindern will. Obwohl Sie bereits mit Herpes oder HPV infiziert sind, liegt es in Ihrem Interesse, sich selbst vor einer neuen HPV oder genitalem Herpes zu schützen. Vielleicht hat er ja einen anderen HPV-Typ als Sie oder eine andere STI. Als Schutz sollten Sie auf jeden Fall Kondome anwenden, auch gegen HIV oder Hepatitis.

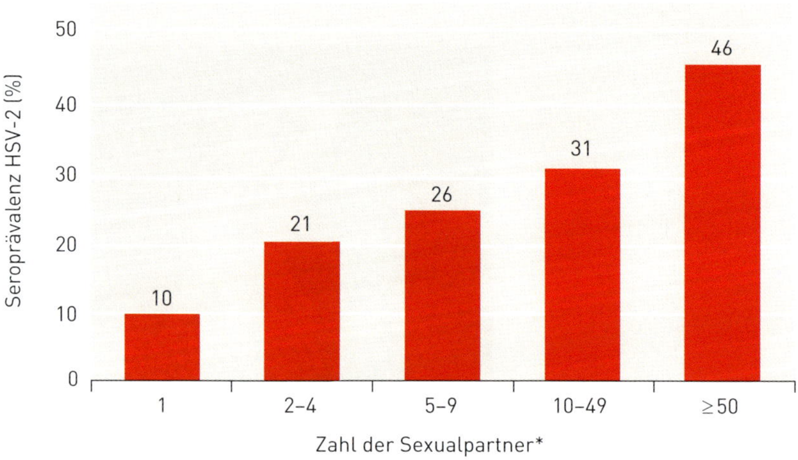


**Abbildung 4-3:** Die Zahl der Sexualpartner erhöht das Risiko der Ansteckung mit Herpes genitalis. Menschen, die auf eine Affäre eingehen, dürften dies nicht zum ersten Mal tun, weshalb das Risiko einer STI deutlich erhöht ist. (Quelle: Flemming, NEJM 1997)

Das bedeutet, dass Sie bei einem Sex-Abenteuer zumindest kurz über Kondome und Verhütung sprechen sollten. Wichtig bei einer Sex-Affäre: Trinken Sie wenig Alkohol und konsumieren Sie auch keine anderen Drogen, sonst geht die Kondomanwendung oft schief. Bestehen Sie auf Kondome, selbst wenn Sie Herpes oder HPV haben – auch zum eigenen Schutz gegen andere STI!

### 4.8.4 Das Gespräch über chronische STI

Chronische STI sind die viralen Infektionen, wie Herpes, HIV, HPV, Hepatitis B und C, für die es oft keine Heilung gibt. Über diese Infektionen zu sprechen stellt jeden Betroffenen vor zusätzliche Herausforderungen. Viele haben Probleme, weil sie sich schämen. Die Angst, von ihren Mitmenschen verurteilt oder als minderwertig beurteilt oder gar verlassen zu werden, beschäftigt sie. Insbesondere Menschen mit STI auf Partnersuche sind beim Kennenlernen mit der Frage konfrontiert, wie und ob sie einem möglichen Partner von ihrer Infektion erzählen sollen.

Vielleicht denken Sie, ein Gespräch über Ihre Infektion sei kaum zu bewältigen. Trotzdem gibt es gute Gründe sich doch zu outen:

1. Sie tragen nicht alleine die Verantwortung für Safer Sex, wenn Sie vor dem ersten Sexualkontakt mit dem Partner über Ihre Infektion sprechen. Die Verantwortung wird so auf beide aufgeteilt. Dadurch fühlen Sie sich unbeschwerter und können Sex mehr geniessen.

2. Sexualstörungen (verminderte Libido, Impotenz, zu schneller oder verzögerter Samenerguss, trockene Vagina, Vaginalkrampf) kommen bei Menschen mit STI häufiger vor. Manchmal verschwinden sie durch ein offenes Gespräch von selbst.

3. Die meisten potentiellen Partner reagieren positiv auf Ihre Offenheit und Ehrlichkeit. Der mögliche Partner schätzt Sie, gerade weil er realisiert, dass Sie sich um seine Gesundheit kümmern und wertet dies als Liebesbeweis.

4. Wenige entscheiden sich, die Beziehung wegen einer STI abzubrechen. Sollte es deshalb zu einer Trennung kommen, ist sie weniger schmerzhaft, wenn die Beziehung noch nicht so tief ist. Gerade aus diesem Grund empfiehlt es sich, das Thema frühzeitig anzusprechen.

5. Verschweigen Sie die Infektion dem Partner und findet er es später heraus, fühlt er sich betrogen. Vertrauen kann dadurch verloren gehen.
6. Mit einer chronischen sexuell übertragbaren Infektion sind Sie anfälliger für die Ansteckung mit weiteren STI. Beispielsweise sind Menschen mit Herpes genitalis anfälliger für eine HIV-Übertragung.
7. Durch das Gespräch über STI erfahren Sie, ob Ihr neuer Partner seinen STI-Status kennt. Bei unbekanntem Status können Sie ihn anregen, sich testen zu lassen.
8. Liegt beim Partner eine bakterielle Infektion vor, kann er sich behandeln lassen, bevor es zur Sexualität kommt.
9. Leidet Ihr neuer Partner auch an einer chronischen Infektion, können sie sich für diese spezielle Konstellation gemeinsam von einem Arzt beraten lassen.

### Genitalwarzen – Linda und Max

Linda, eine 20-jährige Röntgenassistentin, lernte den 22-jährigen Lehramtsstudenten Max kennen. Beide waren sehr verliebt und nach wenigen Wochen machte Max erste sexuelle Avancen. Aber Linda zierte sich. Früher war sie anders gewesen. Jetzt wusste sie nicht, wie sie sich verhalten sollte, nicht aus Angst vor der Sexualität, aber sie hegte ein gut gehütetes Geheimnis, das sie Max noch nicht verraten hatte: Sie litt unter Genitalwarzen.
Das kam so: Eines Tages kratzte sie sich im Genitalbereich, weil sie etwas irritierte und schaute mit einem kleinen Spiegel nach, was da war. Sie bemerkte kleine dunkle Flecken, die sich etwas härter als die Umgebung anfühlten. Weil sie das beunruhigte, vereinbarte sie einen Termin bei ihrer Frauenärztin. Die Diagnose lautete: Genitalwarzen. Diese werden durch Viren mit dem Namen HPV (humane Papilloma-Viren) verursacht, die beim Sex übertragen werden. Die Frauenärztin zeigte ihr an den kleinen Schamlippen und am Scheideneingang kleine Warzen. «Die sahen eklig aus. Noch lange kamen mir Bilder von den Genitalwarzen an meinen Schamlippen immer wieder in den Kopf. Ich schämte mich dafür. Wie soll ich damit einen Partner finden?»

Sie konnte sich nicht vorstellen, wie sie zu diesen Warzen gekommen war. «Ich hatte erst zwei Beziehungen. Die erste dauerte drei Jahre und ging vor einem Jahr auseinander und die letzte dauerte nur vier Monate. Bei beiden Jungs bemerkte ich nie solche Dinger, das wäre mir sofort aufgefallen.» Die Ärztin erklärte Linda, dass es viele Männer wie auch Frauen gibt, die solche Viren in den Schleimhäuten beherbergen – ohne es zu merken. Diese Viren «verstecken» sich in den Zellen der Schleimhäute und der Haut und verursachen keine Genitalwarzen. Es kann Monate bis Jahre dauern, bis Genitalwarzen entstehen.
Linda bekam eine Salbe, die sie auftragen musste. Nach der ersten Kur war es nur wenig besser, zwei weitere folgten, bis die Genitalwarzen ganz verschwanden. Aber Linda wusste, dass sich die HP-Viren vielleicht immer noch in ihren Schleimhäuten unbemerkt aufhalten und für einen Sexualpartner ansteckend sein könnten. Es könnten auch irgendwann wieder Genitalwarzen entstehen. Könnten! Ob es wirklich so sein würde, konnte ihr niemand mit Sicherheit vorhersagen. «Diese Unsicherheit macht mir zu schaffen. Ich fühle mich manchmal schlecht und betrogen. Warum musste gerade ich diese scheusslichen Warzen bekommen. Aber was tun? Ins Kloster will ich wirklich nicht. Ich wünsche mir einen Mann, den ich heiraten kann und mit dem ich Kinder haben werde.»

Sie entschloss sich, mit Max zu sprechen. «Er schaute schon etwas verdutzt drein und wusste nicht so recht, was er dazu sagen sollte. Wir sassen eine Weile wortlos nebeneinander und schliesslich schlug ich ihm vor, die Frauenärztin zusammen aufzusuchen, damit wir alle Fragen über Sex und Ansteckung zusammen besprechen könnten. Er begrüsste diesen Vorschlag spontan und meinte, dass er sich durch meine Offenheit geschätzt fühle».

Die Frauenärztin riet Max, auch Tests auf STI durchzuführen und bis zu den Testresultaten keinen Sex zu haben. Nur der Test auf Chlamydien zeigte eine Infektion an. Er wurde mit Antibiotika behandelt. Sie informierte das Paar, dass die Chlamydien nach der Antibiotika-Kur eliminiert seien. Das Risiko einer HPV-Ansteckung könne man mit Kondomen zwar reduzieren, aber nicht vollständig ausschliessen. Sex mit Linda blieb also für ihn mit einem kleinen

Risiko einer HPV-Übertragung und Genitalwarzen verbunden. Die HPV-Impfung für Männer ist leider noch nicht auf dem Markt.

Sie entschieden sich, auf Kondome zu verzichten. Für Linda war es schwierig gewesen, Max ihr Geheimnis zu verraten. Er brachte aber deutlich zum Ausdruck, dass er dies als Vertrauensbeweis bewertete. Die anfänglich schwierige Episode wegen der Viren brachte die beiden näher zusammen. «Ich fühlte mich noch nie so wohl in einer Partnerschaft. Vor allem weiss ich, dass ich ihm alles noch so Schwierige erzählen kann und er mich nicht verurteilt. Im Nachhinein finde ich diesen Prüfstein der Beziehung sogar gut. So lernt man sich erst richtig kennen. Wir haben beide eine schwierige Prüfung bestanden.»

### 4.8.5 Sprechen über HIV, Hepatitis B und C

HIV, Hepatitis B und C können unbehandelt zu schwerwiegenden Krankheiten und zum Tode führen können. Früher hätte man Syphilis auch in dieser Kategorie aufgeführt, aber Syphilis ist heute heilbar. HIV kann mit antiretroviralen Medikamenten von einer tödlichen in eine chronische Infektion überführt werden, ist jedoch nicht heilbar. Hepatitis B und C heilen zum Teil von selbst aus, gehen manchmal allerdings in eine chronische Infektion über und können unbehandelt zu Leberzirrhose und -krebs führen. Antivirale Medikamente sind erhältlich. Deshalb ist es berechtigt, den Umgang mit diesen drei gravierenden sexuell übertragbaren Infektionen gemeinsam zu besprechen. Allerdings gilt das meiste, was ich über das Gespräch anderer chronischen STI gesagt wurde, auch für diese drei.

Ihr Arzt teilt Ihnen mit, dass Ihr HIV-Test positiv ausgefallen ist. Vielleicht haben Sie es vorher schon geahnt, jetzt haben Sie die Gewissheit: Sie sind mit dem HI-Virus infiziert. Was bedeutet das?

Zuerst einmal brauchen Sie keine Angst zu haben, dass Sie im Alltag andere Menschen anstecken könnten. Das Virus kann im Zusammenleben, während der Arbeit, beim Ausüben von Hobbys und der Pflege von Beziehungen nicht übertragen werden. Die einzigen Lebensbereiche, wo Sie ansteckend sind, betreffen die Sexualpartner und Menschen, die mit Ihrem Blut (resp. Körperflüssigkeiten) in Kontakt kommen, wie Ärzte und Pflegepersonal. Schwangere Frauen können ihr ungeborenes Kind infizieren. ART kann bei optimaler Wirkung Ihre Infektiosität stark vermindern oder sogar stoppen.

Wenn HIV-infizierte Menschen das positive Testresultat erfahren, sind die meisten zuerst einmal schockiert. Viele haben zunächst Mühe, sich vernünftig damit zu beschäftigen, wie es weitergehen soll. Sie werden überschwemmt von Gefühlen wie Wut, Angst, Verzweiflung, Selbstvorwürfen, Mutlosigkeit und starker Erschöpfung. Diese Reaktionen sind gut nachvollziehbar, denn die Gesundheit ist ernsthaft gefährdet. Hinzu kommen Ängste vor Begegnungen mit den Nächsten. Was werden mein Partner, die Eltern und Freunde sagen?

So unverständlich es am Anfang klingen mag, aber die Erfahrung zeigt, dass Menschen, die eine schwerwiegende Krankheitsdiagnose erfahren, mit der Zeit Wege finden, damit zurechtzukommen. In der Regel auch mit einer HIV-Infektion. Wie in anderen schwierigen Lebenssituationen beginnen Sie nach einiger Zeit der Niedergeschlagenheit, des Rückzuges oder der Schlaflosigkeit einen neuen Lebensweg zu suchen. Im Verlauf der Zeit erleben HIV-positive Menschen, dass das Leben weitergeht und dass sie trotz HIV wieder Freude am Leben haben können. Für manche ist das Leben mit HIV sogar glücklicher und zufriedener, weil sie nach einer schweren Zeit mit vielen grundsätzlichen Gedanken ihre Lebensziele neu definieren und besser realisieren, was sie zufrieden und glücklich macht. Oder sie finden den Mut, ein Leben führen zu können, was ihnen entspricht, wozu sie vorher nicht fähig waren.

Sinnvoll ist es, dass Sie das Gespräch mit dem Arzt Ihres Vertrauens frühzeitig aufnehmen. Er kann Sie medizinisch und menschlich beraten. Zusätzlich hilft es, wenn Sie liebe Menschen um sich haben, denen sie alles anvertrauen können.

Nicht selten können Ängste und Depressionen auftreten. Psychotherapie und manchmal auch Medikamente helfen. Quälen sie sich nicht lange mit dunklen Gedanken und Schwermut, sondern suchen Sie Hilfe. Vielleicht ist es das erste Mal, dass Sie mit Ihrem Leben nicht mehr zurechtkommen, und vielleicht sind sie gewohnt, Ihre Probleme selber zu lösen. Dann ist der Zeitpunkt gekommen, zu lernen, Hilfe von Fachpersonen und Mitmenschen in Anspruch zu nehmen. Es wird sich Ihnen eine neue Welt auftun.

Wenn Sie eine Partnerschaft führen, soll der Partner es möglichst zuerst erfahren. Auch wenn Sie nicht sicher sind, ob er noch bei Ihnen bleibt. Aber Offenheit ist immer das Beste, und die meisten wissen es zu schätzen. Es lohnt sich, vorher mit dem Arzt darüber zu sprechen, was die HIV-Infektion alles für Sie und Ihren Partner oder ihre Partnerin bedeutet. Oft ist es ratsam, zusammen zum Arzt zu gehen, um alle Fragen zu besprechen.

Diese Ratschläge gelten genauso für chronische Hepatitis B und C.

### Andys Libido nach der HIV-Diagnose

Andy, ein 32-jähriger Baumeister, wurde mir von einem Infektiologen zur Behandlung einer Depression überwiesen. Bei Andy wurde eine HIV-Infektion festgestellt und er wird nun erfolgreich mit antiretroviralen Medikamenten behandelt. Als ich ihn nach seinem Sexualleben fragte, antwortete er: «Ich hatte weiss Gott andere Sorgen, als mich mit Sex zu beschäftigen. Ich trennte mich kurz nach der Diagnose von meiner Freundin. Sie wollte keine Trennung, aber ich konnte nicht weitermachen. Zuerst musste ich wieder meinen Weg im Leben finden. Mein Hirn war wie lahmgelegt, es fehlte mir an Antrieb, und am Morgen war ich stets wie mit dem Hammer geschlagen und lustlos. Ich schluckte gegen diese Viren starke Medikamente und glaubte, dieses Burnout komme davon, denn ein Mittel, was Viren killt, tut sicher auch meinem Körper nicht gut und hat starke Nebenwirkungen, dachte ich damals. Der HIV-Profi vom Universitätsspital glaubte aber nicht, dass diese Symptome von den Medikamenten kämen. Ich blieb skeptisch. Nach einigen Monaten meldete er mich bei Ihnen an. Auch dass noch, dachte ich, als ob mich das Leben nicht schon genug bestraft hätte mit diesen Viren, jetzt sollte auch noch etwas mit meinem Kopf nicht in Ordnung sein. Schliesslich gab ich nach und konsultierte sie, einen Shrink, wie die Seelenklempner von den Amerikanern genannt werden.»

Nach einigen Gesprächen bei mir willigte Andy ein, Antidepressiva zu nehmen. «Ich dachte zuerst, diese Psychopharmaka könnten wegen meiner Skepsis sowieso nicht wirken. Aber schon nach einer Woche begann ich mich besser zu fühlen und nach einem Monat war das Burnout wie weggeblasen. Langsam begann ich, doch Vertrauen in meinen «Shrink» zu bekommen und besprach mit ihm, wie alles kam und wie ich auf die Infektion reagierte. Das half mir, meine Gedanken und Gefühle zu ordnen und ich sah für mich wieder eine

Zukunft. Von meiner HIV-Infektion und den Medikamenten merkte ich nichts. Ich war wieder der Alte geworden. Nach einer Weile bekam ich auch wieder Bock auf Sex und sehnte mich nach einer Beziehung. Ich nahm Kontakt mit meiner Ex auf. Aber die hatte bereits einen neuen Freund. So musste ich nach einer neuen Freundin Ausschau halten. Ich meldete mich bei einer Internetplattform an. Bei meinem Profil erwähnte ich nichts von meiner Infektion. Ich wollte zuerst eine Frau kennenlernen, und wenn sie mir gefiel, dann würde ich mit ihr über HIV sprechen. So machte ich Bekanntschaft mit einigen Damen. Drängte mich eine Frau zu schnell zum Sex, brach ich die Beziehung ab. Ich konnte einfach nicht mit ihr über HIV sprechen, bevor ich nicht viel Vertrauen empfand – und dafür brauchte ich Zeit. Insofern bin ich vorsichtiger geworden.»

### 4.8.6 Sexualität mit einer HIV- oder Hepatitis-Infektion

#### Stefan wird gelb

Der 19-jährige, extrovertierte Stefan macht eine kaufmännische Lehre und wohnt noch bei seinen Eltern. Vor einem Jahr wurde ihm plötzlich schlecht, er hatte kaum noch Appetit und verspürte einen Druck im rechten Oberbauch. Dann bemerkte er, dass sein Urin dunkler war als sonst und sein 28-jähriger Freund Joel machte ihn darauf aufmerksam, dass sein Augenweiss gelblich war, die Haut ebenfalls einen gelblichen Ton aufwies und schickte ihn zum Arzt. Sein Hausarzt fragte ihn nach Alkohol, Drogen und Reisen in die Dritte Welt, untersuchte ihn und nahm Blut ab.
Bei der zweiten Konsultation konnte ihm der Hausarzt schon die Diagnose präsentieren: Hepatitis B oder Gelbsucht. Stefan hörte schon von schwulen Freunden von Hepatitis und outete sich dem Hausarzt: «Ich habe seit drei Monaten einen Freund (Joel), wir haben beim Analverkehr meist Kondome verwendet, beim Oralsex nur selten. Mein Freund ist aber gesund. Ich muss das Virus von einer früheren Affäre aufgelesen haben, obwohl ich immer Kondome anwendete. Mit Joel waren wir nicht so konsequent,

denn schliesslich ist es eine feste Beziehung und ich hatte nebenbei keinen Sex.» Die Gelbsucht gehe ohne Therapie vorbei, erklärte ihm der Arzt, aber er solle doch vorläufig keinen Sex haben, weil er mindestens zwei Monate sehr stark ansteckend sei. Stefan fragte ihn, ob er zusammen mit Joel zu einem Gespräch kommen könne. Stefan erzählte Joel gleich auf dem Nachhauseweg am Telefon von der Hepatitis-B-Diagnose: «Ich erzählte Joel alles frisch von der Leber, schliesslich kann ich ja nichts für die Viren. Joel ist sowieso der ruhigere von uns beiden, den wirft nicht so schnell etwas aus der Bahn. So war es denn auch. Er versuchte mich sogar zu beruhigen. Das war nötig, weil ich schon etwas Angst um die Beziehung hatte. Es stellte sich heraus, dass er bereits gegen den «Gilb» geimpft war. Das Virus kam also nicht von ihm. Ob ich es auf einer Toilette aufgelesen haben könnte, fragte ich mich damals. Wir suchten die Woche darauf tatsächlich zusammen den Hausarzt auf und besprachen die Angelegenheit.» Bei Stefan kommt für eine Ansteckung am ehesten eine Übertragung aus der Episode mit den «sexuellen Eskapaden» in Frage, d.h. aus der Zeit vor der Beziehung mit Joel. Eine Übertragung von einer Toilette ist unwahrscheinlich. Da Joel bereits geimpft war, fällt dieser als Infektionsquelle weg. Die Inkubationszeit (Zeit von der Ansteckung bis zum Auftreten der Symptome) dauert bei Hepatitis ein bis sechs Monate, so dass es durchaus im Bereich des Möglichen liegt, dass Stefan sich vorher infizierte. «Ich hatte Mühe zu glauben, dass ein früherer Sexpartner in Frage kam, denn ich hatte wirklich immer Kondome verwendet. Aber der Hausarzt war davon überzeugt und meinte, es würde reichen, wenn ich über die Hände oder von Sexspielzeugen infiziertes Sperma auf meine Schleimhäute bekommen hätte, was man vielleicht gar nicht so merken würde». Stefan und Joel beschlossen nun, wegen den Hepatitis B-Viren konsequent Kondome zu verwenden: «Der Hausarzt fand Kondome zwar nicht als notwendig, weil Joel ja geimpft war. Aber Joel ist bezüglich seiner sexuellen Gesundheit sehr pingelig und wollte, um mögliche Restrisiken zu minimieren, die nächsten Monate konsequent Kondome gebrauchen. Danach wird das Risiko ja noch kleiner. Mir war es recht, Hauptsache die Beziehung war nicht gefährdet. Ehrlich gesagt, habe ich doch ein wenig Angst gehabt, Joel könnte den Hut nehmen, auch wenn er sich nichts anmerken liess.»

Jeder Mensch reagiert auf eine HIV- oder Hepatitis-Infektion individuell – auch in Bezug auf Sex. Vielen stellt es die Libido ab, wie dem 32-jährigen HIV-infizierten Andy (s. Kap. 4.13), und sie wollen nichts mehr von einer Beziehung wissen. Andere nehmen die Diagnose nicht so schwer, wie Stefan mit der Hepatitis B und berichten der Freundin oder dem Freund unverzüglich von der Diagnose. Ob jemand den Mut findet, mit dem Partner darüber zu sprechen, hängt von beiden ab. Joel machte es Stefan mit seiner ruhigen und sicheren Art leicht. Vorteilhaft war auch, dass Joel schon recht gut über Hepatitis Bescheid wusste und bereits geimpft war.

Etwa 20 % der HIV-positiven Menschen in der Schweiz haben keine sexuellen Beziehungen mehr. In den anderen europäischen Ländern dürfte dies ähnlich sein. Viele Menschen mit schwerwiegenderen chronischen Krankheiten – wie Infektionskrankheiten, aber auch Krebs, multiple Sklerose, rheumatische Erkrankungen, psychische Leiden – haben keine sexuellen Bedürfnisse mehr oder möchten keine sexuellen Beziehungen mehr eingehen. Übrigens fehlt auch bei nicht wenigen gesunden Menschen, insbesondere bei Frauen, ein sexuelles Bedürfnis. Auch ohne Sexualität leben sie ganz gut.

Es gibt verschiedene Gründe für den Mangel an Libido bei chronisch kranken Menschen. Einigen fehlt einfach die Lust und Energie, weil sie unter körperlichen Krankheitssymptomen leiden oder psychisch erschöpft sind. Wieder andere befürchten, jemanden anzustecken, oder haben kein sexuelles Verlangen mehr, weil sie sich in Frage stellen und das Selbstwertgefühl vermindert ist.

Vielleicht möchten Sie keinen Partner mehr, weil Sie merken, dass eine feste Beziehung Sie zu stark belastet oder weil Sie ihrem Partner ihre HIV-Diagnose nicht mitteilen wollen.

Es gibt serodiskordante Paare (ein Partner ist positiv, der andere nicht), die sich entscheiden, weiterhin eine Partnerschaft zu führen, aber auf die Sexualität zu verzichten. Vielleicht ist es für den Partner kein Verzicht, weil er unabhängig von der HIV-Infektion keine sexuellen Bedürfnisse mehr hat. Einige serodiskordante Paare verzichten auf Sexualität, weil sie auch ein noch so kleines Übertragungsrisiko nicht eingehen wollen.

Andere Personen mit einer chronischen sexuell übertragbaren Infektion wollen keinen festen Partner mehr, denn der Gedanke, sich auf eine Beziehung einzulassen und dann wegen der Infektion sitzengelassen zu werden, ist für sie unerträglich, deshalb wollen sie nur noch Sex ohne eine tiefere Beziehung.

Über Sexualität und eine chronische STI zu reden fällt vielen Menschen schwer. Gerade HIV-infizierte Personen empfinden am Anfang grosse Unsicherheiten, was ihre sexuellen Bedürfnisse sind, was sie wollen oder können. Erschwerend wirkt sich aus, dass es den meisten Menschen nicht leicht fällt, über Sexualität zu sprechen. Schliesslich ist Sexualität eine private und intime Angelegenheit. Eine HIV-Infektion verwirrt viele Menschen in ihrem Selbstbild. «Wie krank und wie leistungsfähig bin ich? Bin ich so noch für einen Partner attraktiv und liebenswert?» Solche Selbstzweifel lässt ein Gespräch über Sexualität noch schwieriger erscheinen.

Viele Emotionen, die mit der HIV-Infektion auftreten, vermischen sich mit sexuellen Gefühlen und Bedürfnissen. Vielleicht können Sie sich am Anfang nicht vorstellen, je wieder Sex zu haben. Sie fühlen sich schuldig, weil Sie nicht aufgepasst haben. Sie hadern mit ihrem Schicksal und fragen sich, warum es gerade Sie treffen musste. Vielleicht kreisen Ihre Gedanken um Gefühle von Rache und Ungerechtigkeit. Manchmal lassen Sie diese Gedanken nicht mehr schlafen und nicht mehr klar denken.

Einige HIV-infizierte Menschen ziehen es vor, einen ebenfalls HIV-infizierten Partner zu suchen (auch Serosorting genannt). Davon versprechen sie sich, einen Partner zu finden, der die Probleme mit der HIV-Infektion besser versteht, und sie sind von der Sorge einer HIV-Weitergabe befreit.

Beim Sex besteht die – allerdings geringe – Möglichkeit, sich mit einem anderen Virusstamm zu infizieren, welcher bösartiger oder gegen Medikamente resistent ist. Beim Austausch über HIV sollen Sie andere STI nicht vergessen: Beide Partner sollen ihren STI-Status kennen. Eine zweite Infektion kann das Immunsystem belasten, was sich negativ auf den Verlauf der HIV-Infektion auswirken kann. Verwenden Sie am Anfang einer sexuellen Beziehung Kondome und lassen Sie sich von Ihrem Arzt beraten, bevor sie auf das Kondom verzichten.

Wie bereits erwähnt, irgendwann finden sich HIV-positive Menschen selber wieder und schmieden wieder Pläne, die das Leben freudig und lebenswert machen. Die einen finden früher ins Leben zurück und andere erst später. Was den Weg in die Normalität erleichtert, sind wirksame Medikamente, die laufend verbessert werden. Irgendwann stellen sich bei vielen HIV-positiven Menschen sexuelle Bedürfnisse wieder ein, zusammen mit dem Wunsch nach Intimität und einer vertrauten Partnerschaft.

Unerlässlich ist eine Einigung mit dem Partner über Sex und Schutz vor Viren. Beim Gespräch muss das Sicherheitsrisiko beider unbedingt berücksichtigt werden, selbst dann, wenn ein Arzt das Sicherheitsbedürfnis eines Partners als übertrieben beurteilt, wie das bei Stefan und Joel der Fall war. Sexualität soll angstfrei erlebt werden können, sonst wird das sexuelle Erleben beider Partner beeinträchtigt. Lassen Sie sich für diesen Einigungsprozess viel Zeit. Keiner sollte das Gefühl bekommen, er sei zur Sexualität gedrängt worden. Eine wochenlange oder monatelange Pause vom Sexualverkehr bedeutet für eine Partnerschaft keine Katastrophe. Zusätzlich gibt es während dieser Zeit für ein Paar Möglichkeiten, Sexualität ohne Sexualverkehr zu erleben, wie gegenseitiges Masturbieren, Kuscheln, Streicheln etc.

Bezüglich Übertragungsmöglichkeiten, Schutzmöglichkeiten und einer antiviralen Behandlung sollten beide Partner denselben Wissenstand haben. Ärzte beziehen in der Regel den Partner beim Gespräch über diese Fragen mit ein. Es lohnt sich, der eigene Spezialist für alles rund um die HIV-Infektion oder Hepatitis zu werden.

### 4.8.7 Partnerinformation

Jeder HIV- und Hepatitis-Infizierte wird sich nach der Diagnose fragen: «Woher habe ich diese Viren?» Ist es Ihr jetziger Partner oder ein früherer oder haben Sie einen Seitensprung gemacht? Unter Umständen kann man aufgrund von Bluttests und/oder Krankheitssymptomen in etwa den Zeitpunkt der Übertragung abschätzen und so vielleicht Rückschlüsse über die Infektionsquelle und den Infektionsweg ziehen. Bei Hepatitis C kann man die Übertragungswege häufig nicht herausfinden und oft findet die Übertragung nicht durch Sexualität statt. Die Partnerinformation ist nicht nur für Sie und Ihren Partner persönlich von Bedeutung, sondern auch für die Allgemeinheit, denn Sie helfen damit, die Infektionsketten zu unterbrechen und die Ausbreitung des Virus zu stoppen.

Die Bedeutung der Partnerinformation und die Natur des Virus zu verstehen, ist hilfreich, um den Mut für ein solches Gespräch aufzubringen. Führen Sie sich vor Augen, dass das Virus für sein Überleben möglichst viele Menschen anstecken möchte; dies hat mit Gut und Böse oder Schuld und Sühne nichts zu tun. Es liegt in der Natur, dass jedes Lebewesen um sein Überleben kämpft und seine Fortpflanzung sichern möchte. Ein Raubtier überlebt auf Kosten der Tiere, die es tötet, um seinen Hunger zu stillen. Viren wie Hepatitis oder HIV überleben auf Kosten des Menschen, der es unfreiwillig bewirtet. Es liegt an uns Menschen, dass wir schlauer werden als die Viren. Macht die Menschheit nicht einen zusätzlichen Lernprozess durch, sterben weitere Menschen an Aids, Leberzirrhose oder Krebs.

Menschen haben die wunderbare Gabe, mit wissenschaftlichen Methoden in einer grossartigen weltweiten Zusammenarbeit die Erkenntnisse über HIV und Hepatitis weiter zu entwickeln. Wissenschaftler erforschen Viren, informieren die Mitmenschen darüber, entwickeln Medikamente und Impfungen, um das Überleben von Mitmenschen zu sichern.

Darüber hinaus ist aber die Mithilfe aller Menschen notwendig: Jeder Einzelne ist aufgefordert, sich aktiv zu informieren, seinen Verstand und die Vernunft zu Hilfe nehmen, weitsichtig zu denken und durch entsprechendes Verhalten dafür zu sorgen, dass die Viren sich nicht weiter ausbreiten können.

Eine wissenschaftliche Betrachtungsweise vertreibt Schuldgefühle und Minderwertigkeitsgefühle. Wenn Sie selbst ein «HIV- oder Hepatitis-Experte» werden, können Sie im Gespräch mit einem Partner dessen Unwissen und Vorurteile ausräumen.

### Infektionsketten unterbrechen durch Partnerinformation

Partnerinformation oder auf Englisch «partner notification» ist ein Begriff aus der Bekämpfung von Geschlechtskrankheiten und bedeutet, dass Ärzte oder Gesundheitsbehörden die Sexualpartner des infizierten Partners informieren, je nach Gesetz und Zeitgeist mit oder ohne Einwilligung des STI-Infizierten. Es ist ohne Zweifel sehr wichtig, dass der Partner von der Infektion erfährt. Dann kann auch er sich testen lassen und im Falle einer Infektion sich medizinisch behandeln lassen und wiederum seine(n) Sexualpartner informieren. Durch die Unterbrechung von Infektionsketten kann die Weiterverbreitung der sexuell übertragbaren Infektion eingedämmt werden.

Für die meisten STI-Infizierten ist die Information der Partner selbstverständlich, aber eine schwierige Situation. Manchen ist es lieber, der Arzt tut dies, gerade wenn es sich um flüchtige Sexualkontakte (Prostituiertenbesuche oder One-Night Stand) handelt.

Bis in die 1970er-Jahre war in manchen Staaten den Ärzten vom Gesundheitsamt her die Partnerinformation vorgeschrieben. Prostituierte mussten sich gar alle paar Monate einem Gesundheitscheck unterziehen.

In den letzten Jahren und Jahrzehnten kommt dieses an sich wirksame Vorgehen aber weniger zum Einsatz, da sich der Zeitgeist gewandelt hat und die Rechte des Individuums höher gewichtet werden. (S. Kap. 7.2.10).

### HIV: Partnerinformation in Belgien

Ein erfolgreiches Partner-Informations-Programm für die HIV-Infektion beschrieb bereits 1989 im renommierten *New England Journal of Medicine* die Forschergruppe um Nathan Clumeck aus Belgien. Eine Frau in Antwerpen erkrankte an Aids und gab als einzig mögliche Infektionsquelle einen afrikanischen Mann («Indexpatient») an. Die Ärzte nahmen mit dem Mann Kontakt auf und testeten ihn. Das Testresultat lautete HIV-positiv. Sie befragten ihn nach weiteren Sexualpartnern. Er erinnerte sich noch an die Namen von 17 belgischen und einer afrikanischen Frau, mit denen er in den letzten drei Jahren sexuellen Kontakt hatte. Der Mann erlaubte, diese Frauen zu informieren. Den Frauen wurde ein HIV-Test und Beratung angeboten: Drei waren bereits HIV-positiv getestet, und 14 willigten in einen HIV-Test ein. Sieben weitere waren HIV-positiv, also insgesamt 11 der 18 Frauen. Diese wiederum gaben teilweise ihre Sexualpartner an, denen wiederum ein Test angeboten wurde (siehe **Abb. 4-4**).

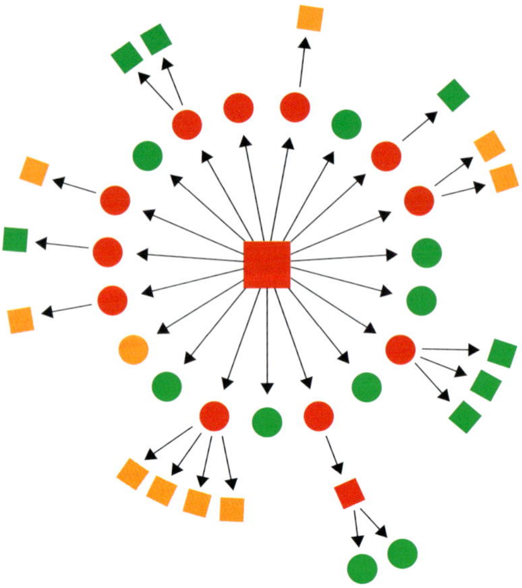

**Abbildung 4-4:** Ergebnisse der belgischen HIV-Partnerbenachrichtigungsstudie. Im Zentrum der Grafik der Indexpatient (rotes Quadrat), darum herum seine Sexualpartnerinnen (Kreise) und im nächsten Kreis angeordnet die Sexualpartner (Quadrate) dieser Frauen. Grüne Kreise und Quadrate kennzeichnen HIV-negative Frauen und Männer, rote Kreise und Quadrate HIV-infizierte Frauen und Männer. Orange Kreise und Quadrate stellen nichtgetestete Personen dar. (Quelle: Clumeck 1989)

# 5 Verbreitung sexuell übertragbarer Infektionen

Sexualität ist gesund und beglückend. Sie kann jedoch auch die Ursache von ernsthaften Beschwerden und Krankheiten sein, den Geschlechtskrankheiten, die in seltenen Fällen sogar zum Tode führen. Für den Begriff Geschlechtskrankheiten haben sich die aus dem englischen stammenden Begriffe sexuell übertragbare Infektionen, abgekürzt STI (sexually transmitted infections), oder auch sexuell übertragbare Krankheiten, kurz STD (von sexually transmitted diseases) eingebürgert; weltweit ist die Abkürzung STI gebräuchlich.

Wie Sie auch aus eigener Erfahrung wissen, gibt es viele Erkrankungen, die durch den engen Kontakt einer Partnerschaft oder Familie übertragen werden können wie Grippen, Erkältungen, Herpes labiales oder auch Tuberkulose. (s. Kap. 2.2) Die sexuell übertragbaren Infektionen wurden in der Medizin zu einer besonderen Gruppe zusammengefasst, weil sie in erster Linie die Sexualorgane befallen und hauptsächlich durch Sexualverkehr übertragen werden, das heisst, durch den engen Kontakt der Schleimhäute mit Körperflüssigkeiten des Sexualpartners während des Sexualverkehrs. Die STI sind eine bunte Gruppe von Infektionen, die durch mehr als 30 unterschiedliche Erreger verursacht werden: verschiedene Bakterien, Viren, Parasiten oder Pilze. Allerdings gibt es keine scharfe Grenze, welche Infektionen dazugehören und welche nicht. Für dieses Kapitel beschränke ich mich auf die viralen und bakteriellen sexuell übertragbaren Infektionen. (siehe **Tab. 5-1**)

Die verschiedenen sexuell übertragbaren Krankheiten unterscheiden sich in Bezug auf den Erreger, deren Ansteckungsfähigkeit, die Symptome und Krankheiten, den Krankheitsverlauf, die Behandlungsmöglichkeiten und teilweise die Prävention.

**Tabelle 5-1:** Die wichtigsten sexuell übertragbaren Infektionen und Krankheiten.

| Erreger: Viren und Bakterien | Krankheiten |
|---|---|
| Herpes genitalis Virus | Genitaler Herpes |
| Hepatitis-B-Virus | Gelbsucht, Leberzirrhose/-krebs |
| Hepatitis-C-Virus | Gelbsucht, Leberzirrhose/-krebs |
| HI-Virus | Akute HIV-Infektion, Aids |
| Humanes Papilloma Virus (HPV) | Genitalwarzen, Gebärmutterhals-/ Haut- und Schleimhautkrebs |
| Chlamydien | Chlamydieninfektion, Lymphogranuloma venerum |
| Hämophilus ducreyi | Ulcus molle |
| Neisseria gonorrhöae | Gonorrhö |
| Treponema pallidum | Syphilis |

Wussten Sie, dass

- in Europa STI seit einem Jahrzehnt wieder stark ansteigen?
- STI am häufigsten 15–30-Jährige betreffen?
- STI nicht selten ohne Krankheitssymptome verlaufen und trotzdem auf weitere Sexualpartner übertragen werden können?
- STI gravierende Krankheiten hervorrufen können wie Krebs, Aids, Störungen von Hirn und Nerven?
- STI eine häufige Ursache für Unfruchtbarkeit ist?
- in Westeuropa 30 % der HIV-Infizierten nichts von ihrer Infektion wissen?

## 5.1 Von der Antike bis zur Neuzeit

Die Geschlechtskrankheiten haben eine lange Geschichte. Einige existieren schon seit mehreren tausend Jahren. Gonorrhö, Ulcus molle und Genitalwarzen sind uns aus Zeugnissen von Mesopotamien, dem alten Ägypten und Griechenland überliefert. Einige Gelehrte vermuteten damals schon einen Zusammenhang zwischen sexuellen Kontakten und dem Auftreten dieser Krankheiten. Im Mittelalter wurde erstmals das Lymphogranuloma inguinale beschrieben.

Genaueres wissen wir über die Syphilis. Vor der Entdeckung Amerikas kam sie in Europa und Asien nicht vor. 1492 entdeckte Christoph Kolumbus Amerika. Mit seiner Mannschaft weilte er mehrere Wochen in Haiti, wo seine Männer sexuellen Kontakt mit den Einheimischen pflegten. Am 15. März 1493 kehrte Christoph Kolumbus mit seinen Matrosen nach Spanien zurück und brachte neben einigen Erzeugnissen als «Geschenk» auch die Syphilis mit. Die Matrosen von Kolumbus frequentierten zuerst in Sevilla, danach in Barcelona die Bordelle stark. Die infizierten Prostituierten steckten die Männer der Städte an und bald begann sich die Syphilis auf ganz Europa auszubreiten. Die Söldnerheere der damaligen Machthaber trugen das Ihrige dazu bei, sie überall dort zu verbreiten, wo sie vorbeizogen. So fand in wenigen Jahren eine effiziente Verbreitung der neuen «Lustseuche» statt. Syphilis galt bis zur Aids-Epidemie wegen deren Spätfolgen als die gefährlichste sexuell übertragbare Infektion.

Gegen Geschlechtskrankheiten war die Menschheit viele Jahrhunderte, ja Jahrtausende lang machtlos. Solange die Ursachen für die Geschlechtskrankheiten noch unbekannt waren, interpretierte man sie eher als moralisches denn als medizinisches Problem. Sie wurden abschätzig als «Lustseuchen» verurteilt. Sexualität wurde als Sünde eingestuft und die Geschlechtskrankheiten als gerechte Strafe für sexuelle Zügellosigkeit verurteilt. Es herrschte lange Zeit die Ansicht, «Anständige» seien nicht betroffen, weshalb junge Menschen am besten nicht zu viel über sie wissen sollten. Angst und Unwissenheit sollten einen züchtigen Lebenswandel gewährleisten.

### 5.1.1 Medizinische Erfolge gegen Geschlechtskrankheiten

Dass die Geschlechtskrankheiten sexuell übertragen werden, wurde auch schon von den Gelehrten des antiken Griechenlands vermutet. Aber erst die moderne Medizin mit ihrer jungen Disziplin der Mikrobiologie ermöglichte im 19. Jahrhundert, die Erreger zu entdecken und die Übertragungswege zu beweisen. Die Gonokokken, die Erreger der Gonorrhö, wurden 1879, vom damals erst 24-jährigen Albert Neisser entdeckt. 1905 entdeckten Friedrich Schaudinn und Fritz Hofmann das Bakterium Treponema pallidum, den Erreger der Syphilis. Bereits 1906 entwickelte August von Wassermann ein Nachweis-Verfahren (Wassermann-Test) und 1913 konnte der Japaner Noguchi Hideyo erstmals bei Menschen im Spätstadium der Syphilis, die unter Demenz oder Rückenmarkserkrankungen litten, den Erreger Treponema pallidum im Gehirn und im Knochenmark nachweisen.

Einen weiteren Meilenstein stellte 1928 die Entdeckung von Penizillin durch den Engländer Alexander Fleming dar. In den 1940er-Jahren wurde Penizillin gegen Syphilis und Gonorrhö eingeführt. Die am weitesten verbreiteten Geschlechtskrankheiten konnten nun erstmals in ihrer Jahrtausende alten Geschichte geheilt werden. Dank all dieser wissenschaftlichen Erkenntnisse (Erreger, Übertragungswege, Erregernachweis und Antibiotika) gelang es, die Epidemien der Geschlechtskrankheiten erstmals wirksam zu bekämpfen. Anfang der 1960er-Jahre diagnostizierten die Ärzte nur noch selten eine Syphilis.

Die «klassischen» Geschlechtskrankheiten wie Syphilis und Gonorrhö verloren so schon in der Mitte des 20. Jahrhunderts ihren Schrecken. Zusätzlich brachten die Liberalisierung der Sexualität und die Entdeckung der Pille für den Einzelnen mehr persönliche Freiheiten, um die Sexualität angstfrei zu geniessen. Dies führte zu häufigerem Partnerwechsel, so dass sich die sexuell übertragbaren Viren und Bakterien wieder leichter verbreiten konnten.

### 5.1.2 HIV/Aids – der modernste Lustkiller

Anfang der 1980er-Jahre schockierten die ersten Aids-Fälle die Welt: Aids war tödlich, ein Killer, und in Rekordzeit bewiesen die Wissenschaften, dass HIV sexuell übertragbar ist. Aids sollte auf allen Kontinenten die kommende Generation prägen, das Sexualleben verändern und die sexuelle Gesundheit beeinträchtigen. Insbesondere die Homosexuellen fühlten sich in ihrer – erst gerade kürzlich erkämpften – Freiheit und gesellschaftlichen Anerkennung bedroht. Aids wurde ihr zentrales Thema und die HIV-Prävention war ohne Berücksichtigung der Rechte für die Homosexuellen nicht denkbar.

Schon 1985 kam der erste HIV-Test auf den Markt und machte das gewaltige Ausmass der Epidemie sichtbar. In den Industrieländern führte Mitte der 1980er-Jahre die Angst vor Aids gepaart mit Aufklärungskampagnen zu einem Rückgang der «klassischen» STI; denn die

Menschen wechselten weniger häufig die Sexualpartner und verwendeten öfter Kondome.

Ein Meilenstein im Kampf gegen die HIV-Infektion bedeutet die Entwicklung der antiretroviralen Therapie (ART). 1987 kam AZT auf den Markt, das wegen starker Nebenwirkungen erst in einem relativ späten Stadium der HIV-Infektion eingesetzt werden konnte. Danach kamen über 20 sehr wirksame Medikamente auf den Markt, die deutlich weniger Nebenwirkungen hervorrufen und hoffen lassen, die HIV-Infektion schon bei der Diagnose behandeln zu können. Obwohl die HIV-Infektion weiterhin unheilbar ist, können behandelte HIV-Infizierte über Jahrzehnte ein (beinahe) normales Leben führen, und ihr Ansteckungsrisiko ist stark vermindert.

Das führte zu einer unberechtigten Sorglosigkeit gegenüber der HIV-Infektion und den anderen STI. Die Medien interessierten sich wenig für HIV sowie andere STI und in den Schulen wurde dieses Thema kaum noch im Stundenplan berücksichtigt. Die jungen Menschen verloren wieder die Angst und den Respekt vor Aids. Seit einigen Jahren verhalten sie sich häufig, als ob es keine HI-Viren oder andere STI-Mikroben geben würde. Die kollektive Verdrängung fand (und findet) statt. Die unvermeidliche Folge: Viele STI sind wieder auf dem Vormarsch (s. **Abb. 5-1**)!

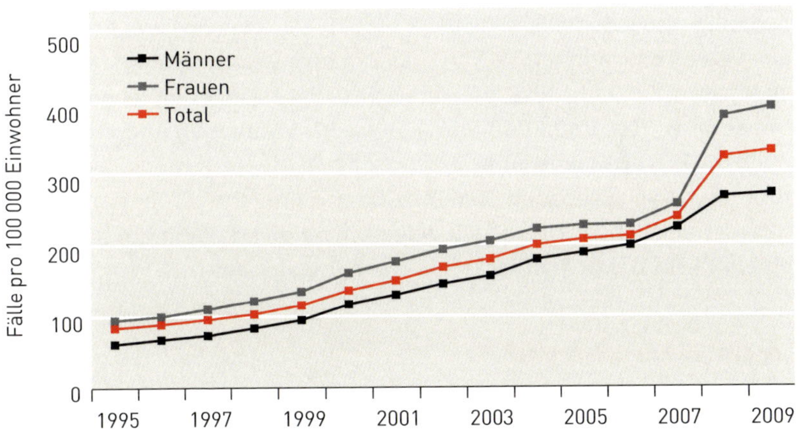


**Abbildung 5-1:** Chlamydieninfektionen nehmen in der EU/EFTA zu, von 2006–09 insgesamt sogar um 42 %. (Quelle: ECDC 2011)

Heute sind mehr als 30 Erreger bekannt, die sexuell übertragbar sind. Alleine seit 1975 wurden zwölf neue Erreger entdeckt, einer davon ist das HI-Virus und mit grosser Wahrscheinlichkeit werden weitere folgen.

## 5.2 Die heutige Lage

Die Übertragungswege, das heisst, ob sich eine Infektionskrankheit durch Tröpfchen (Husten) oder durch Sexualverkehr ausbreitet, haben sind durch die Wissenschaft früh schon erforscht worden, so dass wir heute einen guten Wissensstand haben. Hinsichtlich der Ausbreitung der sexuell übertragbaren Infektionen verfügen wir leider nur über ungefähre Daten.

Weltweit sind weder die genauen Daten der STI- noch der HIV-Infizierten bekannt. Für die Entwicklungsländer ist es verständlich, dass die Ausbreitung der STI nur vage erahnt werden kann. Diese Länder verfügen nicht über die Ressourcen, die Toten und Kranken zu zählen, geschweige denn, die Infektionsketten zu bestimmen. Bei den statistischen Angaben dürften zudem auch politische und finanzielle Überlegungen eine Rolle spielen, dass manchmal die Schätzungen zu hoch oder zu niedrig ausfallen. In den letzten Jahrzehnten war die HIV-Infektion in vielen Ländern ein Politikum. Jonglieren mit Aids-Zahlen war Politikern einträglich: Je katastrophaler die Lage in einem Entwicklungsland ist, desto leichter ist der Zugang zu den Honigtöpfen der WHO und den reichen Aids-Stiftungen von Bill Gates und Bill Clinton. Auffällig war jedenfalls, dass die UNAIDS, das gemeinsame Programm der Vereinten Nationen (UNO), die Zahlen mehrere Male nach unten korrigierte: Im Jahr 2002 gab die UNAIDS 42 Millionen lebende HIV-Infizierte an, 2005 40,2 Millionen, 2006 39,5 Millionen und 2007 33,5, 2009 33,3. Trotzdem ist unbestritten, dass in diesen Jahren die Gesamtzahl aller noch lebenden HIV-Infizierten von Jahr zu Jahr stieg. Am Beispiel der Schweiz lässt sich zeigen, dass dieses Phänomen auch in einem kleinen, hochentwickelten Industrieland auftritt.

### Jonglieren mit HIV-Zahlen

Als Beispiel für das Jonglieren mit den Zahlen von HIV-Infizierten sei das Schweizer Bundesamt für Gesundheit angeführt. Seit dem Ende der 1980er-Jahre bis heute wird die Summe aller lebender HIV-Infizier-

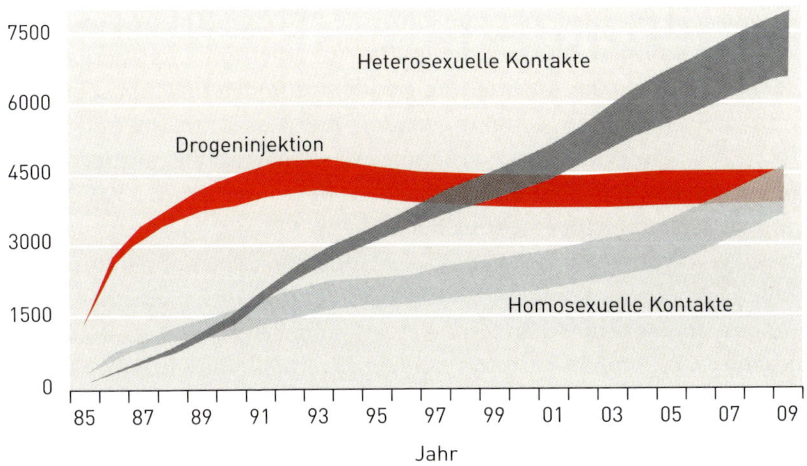


**Abbildung 5-2:** Schätzung der Gesamtzahl noch lebender Personen mit HIV in der Schweiz seit 1985 nach Ansteckungswegen. Der obere Rand des «Balkens» gibt die totale Zahl der gemeldeten Personen mit HIV-Infektionen an, die Breite stellt die Anzahl mit Aids dar. (Quelle: BAG2011, NPHS2011-2017, S. 21)

ter mit 14 000 bis 30 000 angegeben, einmal 20 000, dann wieder 25 000 oder 30 000, aktuell (2009) mit 14 000 bis 21 000 **(Abb. 5-2)**.

Politische Überlegungen dürften bei solchen statistischen Angaben auch eine Rolle gespielt haben, denn auch in der Schweiz wissen Epidemiologen, dass leider die Gesamtzahl der HIV-Infizierten seit Beginn der Epidemie jedes Jahr zunahm. So schreibt das Bundesamt 2011:

> Die Zahl der in der Schweiz lebenden Personen mit einer HIV- oder Aidsdiagnose steigt stetig, da es seit Beginn der Epidemie und in allen betroffenen Gruppen praktisch immer mehr Neudiagnosen gab als Todesfälle. Für das Jahr 2009 ergibt die Berechnung ein Total von zwischen 14 000 und 21 000 Personen mit HIV-Diagnose, davon ungefähr 43 % (zwischen 6200 und 9200 Personen) mit heterosexuellem Ansteckungsweg und je ein Viertel (zwischen 3600 und 5500 Personen) MSM und IDU. *(BAG2011, NPHS2011–2017, S. 21)*

Hingegen ist es doch erstaunlich, dass die reichen westlichen Länder weder in der Lage sind, die Anzahl der HIV- und STI-Infizierten einigermassen korrekt anzugeben, noch die Infektionsketten zu bestimmen, das heisst, wie sich die Mikroben im Detail verbreiten. Die Epidemiologie, die wissenschaftliche Disziplin, die sich mit den Ursachen und Folgen sowie der Verbreitung von Infektionen beschäftigt, wäre dazu durchaus in der Lage. Um eine effiziente Prävention planen und auswerten zu können, müssten die Infektionsketten und die Untergruppe der Bevölkerung die Ausbreitung gerade stattfindet, bekannt sein.

In den westlichen Ländern werden die Aids-Kranken und Aids-Toten zwar einigermassen vollständig erfasst, ebenso die positiven HIV-Tests. Das Problem sind die geschätzten 30 % unerkannter HIV-Infektionen. Viel schlechter sieht es bei anderen STI aus. Meist werden die Syphilis-, Chlamydien-, Hepatitis-, Gonorrhö-, Lymphogranuloma-Fälle nicht erfasst. Von Land zu Land bestehen Unterschiede im Meldesystem. In manchen Ländern werden immerhin die Erkrankungen gezählt, z.B. Syphilis in ihren Stadien, Krebsfälle durch HPV, Gonorrhö-Erkrankungen etc.

Aus Peru gibt es epidemiologische Untersuchungen, die zeigen, dass es selbst in einem Schwellenland möglich ist, die Wege der Übertragung genauer zu erfassen. Die UNAIDS und die WHO veröffentlichten 2009 die Ergebnisse einer etwas genaueren Epidemiologie aus Peru, die den Europäern vormachen, wie Licht ins Dunkle gebracht werden kann.

In den nächsten Kapiteln erläutere ich kurz das verfügbare Wissen über die Ausbreitung der sexuell übertragbaren Infektionen.

### Die Wege der HIV-Neuansteckungen in Peru – Ein Lehrstück für Europa

In Peru untersuchte Alcarcón Villaverde, ein Mitarbeiter der UNAIDS, die HIV-Übertragungswege des Jahres 2009 etwas genauer. Diese Studie ist deshalb von Bedeutung, weil sie den reichen Europäern aufzeigt, dass die Wege, die das HI-Virus bei der Ausbreitung beschreitet, detaillierter beschrieben werden können. Dies ist für die Planung der Prävention von Nutzen. Alcarcón Villaverdes Forschung zeigt, dass die «Risikogruppen» Ausgangspunkt (Infektionsquellen) von kleinen Epidemien sind.

Die «Risikogruppen» der HIV-Infektion sind Menschen mit häufigem Partnerwechsel. Beispielsweise ist bei Prostituierten die Wahrscheinlichkeit für einen sexuellen Kontakt mit einem HIV-positiven Mann unvergleichlich grösser (mehrere hundert bis mehrere Tausend Mal) als bei einer «durchschnittlichen» heterosexuellen Person. Eine HIV-positive Prostituierte dürfte ihrerseits mehrere Männer anstecken. In den «Risikogruppen» bildet sich sozusagen ein Virenreservoir, von dem aus sich die Viren immer wieder neu ausbreiten und Mini-Epidemien auslösen.

Die Neuinfektionen betrafen 55 % Männer, die mit Männern Sex haben, 43 % heterosexuelle und 2 % iv-drogenabhängige Menschen **(Abb. 5-3)**. Nur 0,9 % aller Ansteckungen betraf weibliche Prostituierte. HIV-infizierte Prostituierte waren aber die direkte und indirekte Infektionsquellen (infizierte Person von denen der Ausbreitungsweg ausgeht) von 7,7 % Neuansteckungen, direkte 1,3 % (Freier) und indirekt 6,4 % (Frauen von Freiern). Da der Anteil der Prostituierten an der Gesamtbevölkerung klein ist, bedeutet 0,9 %, dass sehr viele der Prostituierten infiziert wurden und die Chance, dass ein Freier auf eine HIV-positive Prostituierte trifft, nicht unerheblich ist. Offensichtlich haben die peruanischen Freier neben ihren Prostituierten im gleichen Jahr noch mehrere Frauen, weshalb die Zahl der Frauen, die durch Freier angesteckt wurde, um einiges grösser ist.

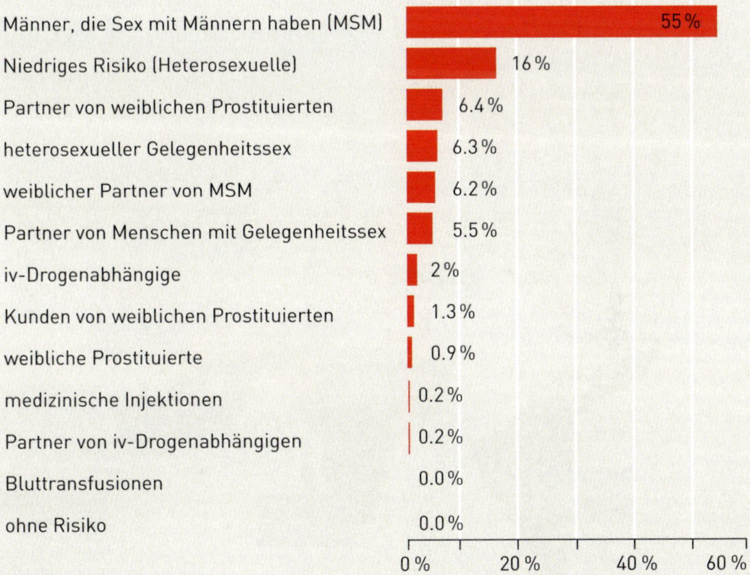


**Abbildung 5-3:** Frische HIV-Infektionen in Peru nach Übertragungswegen. (Quelle: UNAIDS 2009, S. 59)

Häufiger Ursprung von Infektionsketten ist heterosexueller Gelegenheitssex (wie One-Night-Stands). Gelegenheitssex führte zu weiteren direkten und indirekten 11,8 % Neuansteckungen: 6,3 % direkte und 5,5 % indirekte. Letzteres sind Partner, die sich beim Gelegenheitssex ansteckten *(UNAIDS 2009 S. 59)*.

### 5.2.1 Global

Weltweit nehmen sexuell übertragbare Infektionen stetig zu. Nach Schätzungen der Weltgesundheitsorganisation (WHO) steckt sich im Verlauf seines Lebens jeder Erdenbürger einmal mit einer sexuell übertragbaren Infektion an. Papilloma- und Herpes genitalis-Viren sind am weitesten verbreitet. Mehr als 70 % der sexuell aktiven Männer und Frauen infizieren sich im Laufe ihres Lebens mit HPV. Mit dem genitalen Herpes-Virus sollen je nach Region 2 bis 72 % der Bevölkerung angesteckt sein. Allein von den heilbaren STI sind laut WHO pro Jahr mehr als 340 Millionen Menschen im Alter von 15 bis 49 Jahren betroffen: Syphilis 12 Millionen, Gonorrhö 62 Millionen, Chlamydien 92 Millionen und Trichomonaden 174 Millionen. In den Entwicklungs-

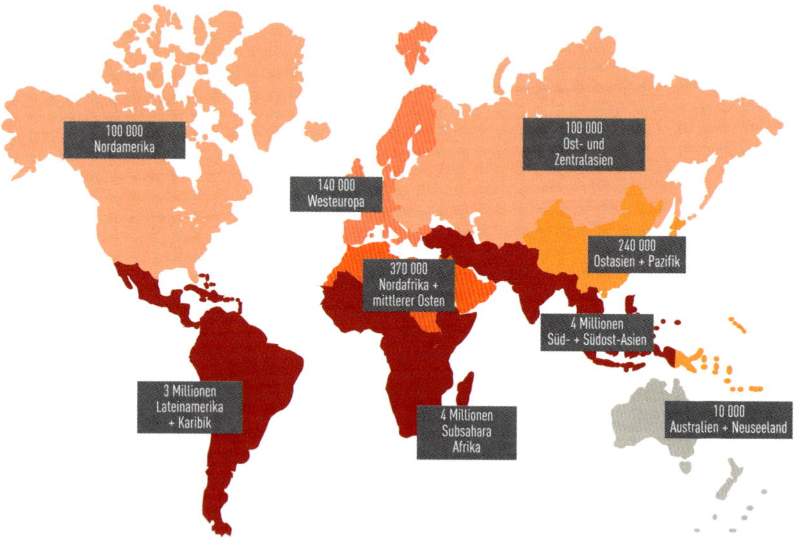


**Abbildung 5-4:** Schätzungen der neuen Syphilisfälle pro Jahr (Quelle: WHO 2006).

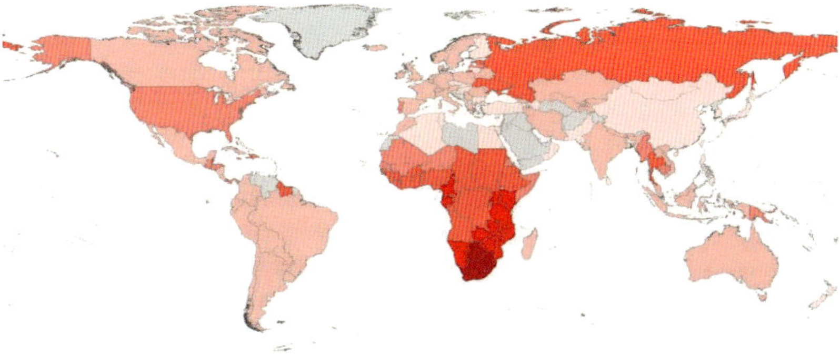


**Abbildung 5-5:** Menschen mit HIV und Aids weltweit (Quelle: UNAIDS 2011).

ländern ist die Anzahl Neuerkrankungen aller STI deutlich höher als in den Industrieländern (siehe **Abb. 5-4**).

Hingegen sind die jährlichen HIV-Neuinfektionen weltweit rückläufig, zwischen 1997 und 2010 um etwa 21 %. Der Grund liegt in der antiretroviralen Behandlung (ART), von der laut UNAIDS 2011 bereits 6,6 Millionen Betroffene profitieren können. Diese moderne Therapie hält HIV-Infizierte nicht nur Jahrzehnte lang gesund, sondern vermindert auch die HIV-Übertragung sehr stark. Die Zahl aller noch lebender HIV-Infizierten wird von der UNAIDS per Ende 2010 weltweit auf 34 Millionen geschätzt (s. **Abb. 5-5**), und 30 Millionen sollen in den letzten 30 Jahren gestorben sein. Jeden Tag stecken sich immer noch etwa 7000 Menschen mit HIV an.

Dies müsste nicht sein. Hochrechnungen der WHO haben gezeigt, dass die HIV-Epidemie stark gebremst oder sogar gestoppt werden könnte, falls alle HIV-Infizierte ihren HIV-Status kennen würden und Zugang zu den ART-Medikamenten hätten. Deshalb unternehmen die WHO und UNAIDS zusammen mit reichen Geldgebern grosse Anstrengungen, um möglichst vielen in den armen Ländern diese Medikamente gratis zugänglich zu machen. Die Anzahl behandelter Menschen stieg von 2001 bis 2010 in Ländern mit mittlerem und niedrigem Einkommen um das 22-Fache an, alleine 2010 konnten 1,4 Millionen Menschen mit dieser lebensrettenden Therapie beginnen.

> Wieviele Menschen wissen eigentlich in einem Land wie Schweden, was für eine entsetzliche Krankheit Aids ist? Haben wir bereits die Bilder und Beschreibungen vergessen, die vor 10 bis 15 Jahren präsentiert wurden? ... In Schweden oder in

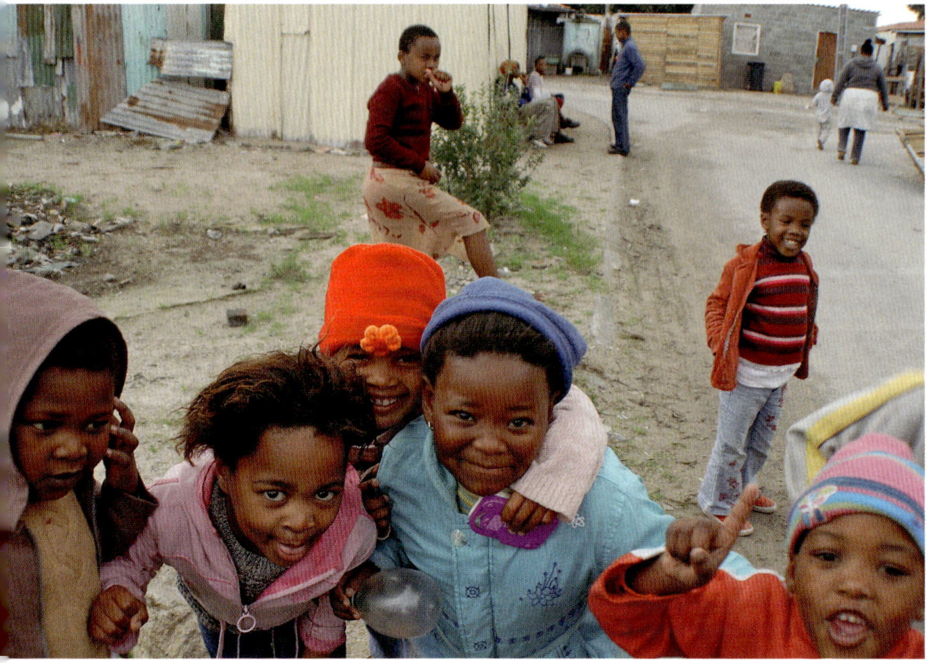

**Abbildung 5-6:** In Afrika haben Menschen nicht die gleichen Chancen für Bildung, Gesundheitsvorsorge, medizinische und soziale Hilfe

einem Land wie Uganda an Aids erkrankt zu sein, sind zwei völlig verschiedene Dinge. Das gilt auf allen Gebieten. Auch was die Pflege betrifft. Auch was die Schmerzen betrifft. Wird man in einem armen Land geboren, ist das Risiko, schwere Schmerzen ertragen zu müssen, so unendlich viel grösser als in Schweden. … Das ist so grausam. Auch wenn man sterben muss, darf es nicht sein, dass der Tod eine grössere oder kleinere körperliche Qual darstellt. Je nachdem wo man geboren ist. *(Henning Mankell 2004, S. 37)*

### 5.2.2 Europa

Auch in Westeuropa nahmen die STI in den letzten zehn Jahren deutlich zu, insbesondere Gonorrhö, Syphilis und Chlamydien. Laut dem europäischen Zentrum für Prävention und Kontrolle von Krankheiten ECDC (European Centre for Disease Prevention and Control) nahmen die Chlamydien-Infektionen am stärksten zu von 2006 bis 2008, und zwar um 49 %. Bei Hepatitis B und C bestehen in Europa ausgeprägte Unterschiede in der Verbreitung: Hepatitis B von 0,1 bis 8 %, Hepatitis

C 0,1 bis 6 %. In den letzten Jahren sanken die Neuansteckungen von Hepatitis B leicht, während diejenigen von Hepatitis C zunahmen.

Die HIV-Infektion bleibt eine grosse Herausforderung für das Gesundheitswesen. Die HIV-Epidemie begann in Europa und Nordamerika zunächst unerkannt in den 1970er-Jahren. Vor dem Mauerfall von 1989 waren die Länder hinter dem Eisernen Vorhang kaum betroffen. Sie sollten ihren «Rückstand» aber bald wettmachen. So werden heute die höchsten Raten Europas für neue HIV-Infektionen aus den Ländern Osteuropas gemeldet (2008: 178 pro Million Einwohner). Das sind mehr als doppelt so viele wie für Westeuropa (2008: 72 pro Million Einwohner). Die ECDC schätzt die Anzahl der noch lebenden HIV-Infizierten in der EU und EFTA zusammen für das Jahr 2010 auf 850 000 und die Neuinfektionen auf mehr als 26 000 **(Abb. 5-7)**.

Bei der Aufschlüsselung nach HIV-Übertragungswegen sind in Europa 40 % Männer, die mit Männern Sex haben (MSM) und 29 % Heterosexuelle. Ein grosser Anteil der heterosexuellen Ansteckungen (42 %) stammen von Personen, die ursprünglich aus Subsahara Afrika stammen. 6 % sind Drogenabhängige, die sich Rauschgift spritzen.

Die HIV-Neuansteckungen nahmen in den letzten zehn Jahren insgesamt nur leicht ab. Dies ist erstaunlich! Experten hätten erwartet, dass die Neuinfektionen deutlich stärker abnehmen würden, weil die

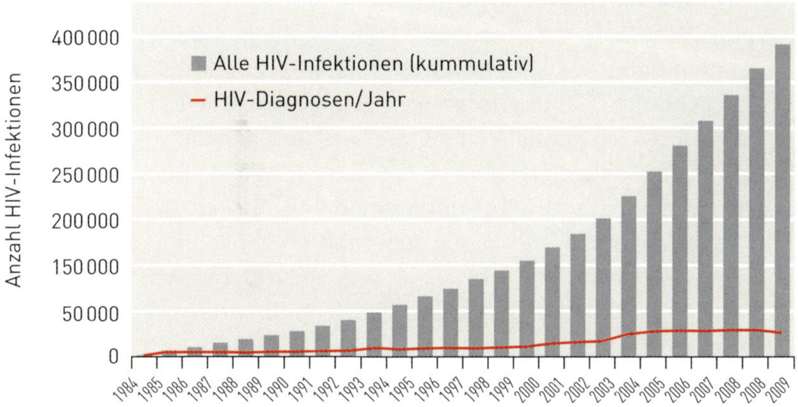


**Abbildung 5-7:** HIV-Infektionen 1984–2009 in der EU/EFTA. Die frischen Infektionen nehmen in den letzten Jahren auch in Europa leicht ab. Hingegen nimmt die Gesamtzahl der HIV-Infektionen zu, weil mehr neue HIV-Ansteckungen geschehen, als HIV-Infizierte sterben – Trends, wie sie aus den meisten Ländern der Welt gemeldet werden. (Quelle: ECDC 2011)

antiretrovirale Therapie (ART) in Europa breit eingeführt werden konnte und die meisten Risikokontakte mit Kondomen stattgefunden haben sollen. Dass die Neuansteckungen nicht stärker zurück gingen, dürften hauptsächlich an drei Gründen liegen:

1. Bei etwa jedem dritten HIV-Infizierten wurde die Diagnose nicht gestellt, so dass sie unwissentlich das Virus weiterverbreiten.
2. Seit es die wirksame ART-Behandlung gibt, wiegen sich sexuell aktive Menschen in falscher Sicherheit, wodurch sie wieder risikofreudiger geworden sind.
3. Das Kondom wird weniger zuverlässig angewendet, als die Bundesämter schätzen.

### 5.2.3 Die deutschsprachigen Länder

In **Deutschland** schätzte Ende 2010 das Robert Koch Institutes (RKI) die Zahl der Menschen, die mit HIV/AIDS leben, auf 70 000, inklusive der Personen, die noch keine Kenntnis von ihrer HIV-Infektion haben. 54 000 Menschen mit einem positiven HIV-Testergebnis wurden gemeldet. Von diesen erhalten bereits Ende 2010 ca. 40 000 eine antiretrovirale Therapie. 2010 werden die HIV-Neuinfektionen auf 3000 geschätzt, davon 2700 Männer, wovon 2200 Männer, die Sex mit Männern hatten. Durch heterosexuelle Kontakte sind 580 und durch intravenösen Drogengebrauch 170 Übertragungen gemeldet worden.

Aufschlussreich ist der Verlauf der Syphilisepidemie in Zusammenhang mit dem jeweiligen Zeitgeist (s. Kap. 1.2.6). Anfang der 1960er-Jahre galt die Syphilis selbst unter Ärzten als Rarität. Die erfolgreiche Eindämmung dürfte auf die Antibiotika-Therapie und dem konsequenten Aufdecken von Übertragungen zurückzuführen sein. In den 1960er- und 1970er-Jahren nahm die Syphilis sprunghaft zu, so dass 1979 sogar 9000 Fälle gemeldet wurden. Diese starke Zunahme – trotz der guten Behandlungsmöglichkeiten – dürfte eng mit einer entsprechenden Zunahme des Partnerwechsels zusammenhängen. Die Liberalisierung der Sexualität und die «sexuelle Revolution» der 68er führten zu einer starken Änderung des Sexualverhaltens. Diese «häufige Partnerwechselphase» kam bald etwas aus der Mode, worauf die Syphilisfälle wieder sanken. In den 1980er-Jahren kam zusätzlich die Angst vor Aids hinzu, worauf beim Partnerwechsel mehr Zurückhaltung geübt wurde. In der Folge sanken die registrierten Syphilisfälle wieder auf 1000 pro Jahr und blieben bis zum Jahr 2000 bei jährlich ca. 1150 Fällen. Ab 2001 stieg die Anzahl der Meldungen wieder deutlich an, auf 3000 bis 3500 Fälle pro Jahr. (siehe **Abb. 5-8**). Die Dunkelziffer der Syphilisansteckungen wird von Experten auf das Mehrfache geschätzt. Die Zunahme in den letzten Jahren dürfte sich auf eine neue Sorglosigkeit bei Partnerwechsel zurückführen lassen.

Im Jahre 2000 wurde die Meldepflicht für Gonorrhö aufgehoben. Damals wurden etwa 4000 Gonorrhö-Fälle gemeldet, wobei Experten ebenfalls von einer hohen Dunkelziffer ausgehen.

Etwa 10 % der Bevölkerung soll mit Chlamydien infiziert sein.

Bei Hepatitis B gehört Deutschland mit 0,6 % zu den Ländern mit geringer Infektionsrate. Die Neuinfektionen sind in den letzten 15 Jahren kontinuierlich gesunken und betrugen 2009 noch 1629 Fälle. Dies lässt sich auf die Kampagnen für eine generelle Schutzimpfung gegen Hepatitis B im Säuglings- und Jugendalter zurückführen (s. Kap. 5.4).

Die Schweiz gehört leider bei den sexuell übertragbaren Infektionen zu den Spitzenreitern in Europa. Neuansteckungen mit Syphilis, Gonorrhö und Chlamydien nahmen in den letzten Jahren massiv zu. Die HIV-Neuinfektionen gingen zwar leicht zurück, aber jedes Jahr kommen 600 bis 800 HIV-infizierte Personen hinzu. Im westeuropäischen Vergleich der HIV-Neuinfektionen hält die Schweiz immer noch den dritten Platz (s. **Abb. 5-9**).

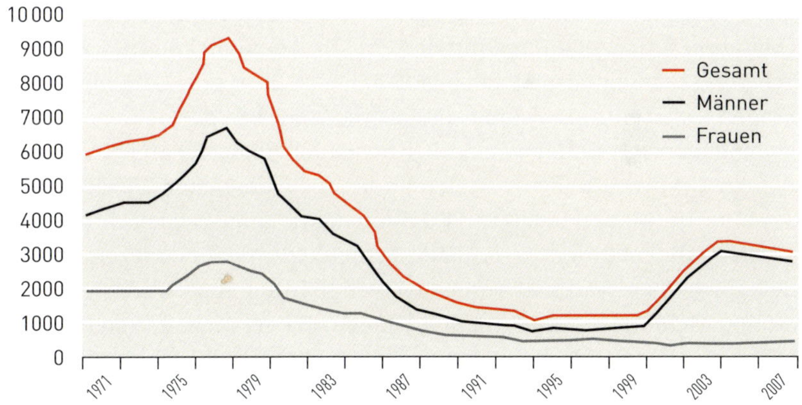


**Abbildung 5-8:** Syphilis in Deutschland 1971–2008 (Quelle: Robert Koch Institut, 2010)

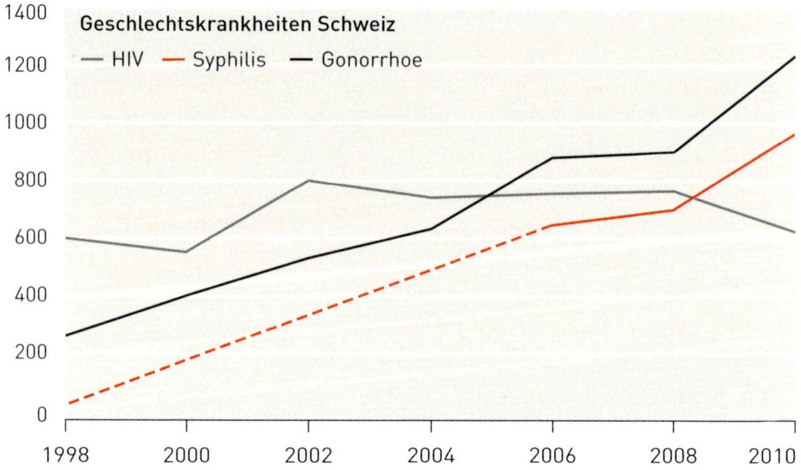


**Abbildung 5-9:** HIV, Gonorrhö und Syphilis in der Schweiz 1998–2010. Zunahme von Gonorrhö und Syphilis, Stagnation der HIV-Epidemie. Im Jahre 1999 wurde die Meldepflicht für Syphilis aufgehoben. Damals betrugen die Meldungen/Jahr 50. Als 2006 die Meldepflicht wieder eingeführt wurde, gab es bereits 650 Syphilis-Meldungen/Jahr. (Quelle: Bundesamt für Gesundheit 2011)

Über die Ausbreitung der humanen Papilloma-Viren (HPV) wissen wir nichts Genaues. Hingegen ist für den Gebärmutterhalskrebs und deren Vorstufen, die vorwiegend durch die HPV-Typen 16 und 18 verursacht werden, bekannt, dass sich jedes Jahr mehr als 5000 Frauen mit der Diagnose einer Krebsvorstufe am Gebärmutterhals konfrontiert sehen, meist jüngere Frauen. Sie müssen weitere Untersuchungen oder eine Operation über sich ergehen lassen. Trotzdem bekommen in der Schweiz, manchmal erst 20 bis 30 Jahre später, pro Jahr etwa 300 Frauen Gebärmutterhalskrebs und etwa 90 sterben daran.

In **Österreich** finden wir bezüglich sexuell übertragbarer Krankheiten ein ähnliches Bild wie in den anderen europäischen Ländern. Die Syphilis ist in den letzten 15 Jahren stark angestiegen. Mitte der 1990er-Jahre wurden keine Fälle gemeldet, im Jahr 2005 waren es 267 Fälle, 2006 waren es bereits wieder 431 und 2008 waren es mehr als 600 Meldungen. Die Situation bei den HIV-Neuerkrankungen blieb in Österreich seit dem Jahr 2000 mit etwa 400 bis 500 Meldungen stabil. Im Jahr 2009 wurden 507 Neuinfektionen registriert.

## 5.3 Wer ist von STI betroffen?

Grundsätzlich können alle sexuell aktiven Menschen von einer sexuell übertragbaren Infektion betroffen sein. Weltweiten Hochrechnungen zufolge zieht sich jeder Erwachsene während seines Lebens mindestens eine sexuell übertragbare Infektion zu. Das sind Durchschnittszahlen, aber sie zeigen die grosse Verbreitung in allen Gesellschaften.

Die verschiedenen STI unterscheiden sich stark in der Übertragbarkeit. Einige STI sind leicht übertragbar, weshalb sie sich durch sehr häufiges Vorkommen in der ganzen Bevölkerung auszeichnen: Dazu gehören die Chlamydien-Infektionen mit 3 bis 10 %, die HPV-Infektionen mit 15 % und Herpes genitalis mit 20 % (Schätzungen vom Bundesamt für Gesundheitswesen für die Schweiz).

Auch bei den Mikroben, die sexuell leicht übertragbar sind, gilt: Je mehr Sexualpartner jemand während seines Lebens hat, desto grösser ist das Risiko einer sexuell übertragbaren Infektion (vgl. Abb. 4-3). Nur braucht es eben viel weniger Sexualkontakte, um sich anzustecken, als bei den «klassischen» Geschlechtskrankheiten wie Syphilis, Gonorrhö oder auch HIV.

Die klassischen Geschlechtskrankheiten wie Syphilis, Gonorrhö und Ulcus molle sowie die HIV-Infektion und Hepatitis B sind schwerer übertragbar, weshalb sie am häufigsten bei Menschen mit häufigem Partnerwechsel auftreten, den sogenannten «Risikogruppen»:

- Männer, die mit Männern Sex haben (MSM)
- Prostituierte und ihre Kunden
- Personen, die illegale Drogen konsumieren (Partydrogen wie Kokain, Ecstasy, GHB)
- Menschen, die sich die Drogen in die Vene spritzen (Heroin, Kokain)
- Menschen aus Ländern, wo diese Infektionen viel häufiger vorkommen (z. B. Afrika).

In den deutschsprachigen Ländern sind vor allem homosexuelle Männer betroffen. Von den «Risikogruppen» breiten sich diese STI in die Allgemeinbevölkerung aus, z. B. von Prostituierten auf ihre Klienten, von diesen wiederum auf deren Frauen und so weiter. Bald ist die Infektionskette nicht mehr nachvollziehbar, weil einzelne Glieder längst nicht mehr zu den «Risikogruppen» gehören (s. S. 140 Die Wege der HIV-Neuansteckungen in Peru). Das bedeutet, dass jeder, der in der Vergangenheit einen oder mehrere Sexualpartner hatte, theoretisch ein Risiko aufweist. Auch bei HIV kann es verfänglich sein, in den Kategorien der «Risikogruppen» zu denken. Heutzutage kann jeder von STI betroffen sein. Deshalb ist es wichtig, dass sich jeder mit den STI beschäftigt und über gute Kenntnisse verfügt.

Die STI-Neuinfektionen betreffen insbesondere junge Menschen im Alter von 15 bis 29 Jahren. Frauen stecken sich eher etwas früher an als Männer (s. **Tab. 5-2**). Zahlen von Gonorrhö-Fällen aus der Schweiz weisen darauf hin, dass neben den Homosexuellen auch die Heterosexuellen häufig betroffen sind. Erstaunlicherweise sind auch Menschen, die in einer «festen» Beziehung leben, stark betroffen (**Tab. 5-3**). Letzteres weist darauf hin, dass sich viele bei Seitensprüngen anstecken.

Frauen mit STI können ihre Kinder während der Schwangerschaft, bei der Geburt und beim Stillen anstecken.

**Tabelle 5-2:** Gemeldete Chlamydieninfektionen nach Altersgruppen Schweiz, 2009. Bei den leicht übertragbaren STI sind junge Menschen und Frauen besonders betroffen. (Quelle: BAG 2011, NPHS, S. 33)

| Chlamydien Schweiz 2009 | | | | |
|---|---|---|---|---|
| **Altersgruppen** | **Mann** | **%** | **Frau** | **%** |
| 0–14 | 19 | 1 | 39 | 1 |
| 15–19 | 85 | 5 | 841 | 19 |
| 20–24 | 377 | 22 | 1608 | 35 |
| 25–29 | 373 | 22 | 991 | 22 |
| 30–34 | 267 | 15 | 482 | 11 |
| 35–39 | 203 | 12 | 244 | 5 |
| 40–44 | 170 | 10 | 151 | 3 |
| ≥45 | 219 | 13 | 146 | 3 |
| Unbek. | 3 | 0 | 10 | 0 |
| Total | 1716 | 100 | 4512 | 100 |

**Tabelle 5-3:** Gemeldete Gonorrhö-Fälle nach Exposition und Risikofaktoren Schweiz 2009. Bei der Gonorrhö sind homosexuelle Männer stark betroffen. Die heterosexuellen Übertragungen haben im Vergleich zu früheren Jahren zugenommen. (Quelle: BAG 2011, NPHS, S. 35)

| Gonorrhö Schweiz 2009 | Mann Anzahl | % | Frau Anzahl | % |
|---|---|---|---|---|
| **Sexuelle Präferenz** | | | | |
| Heterosexuell | 268 | 37 | 90 | 56 |
| Homosexuell | 180 | 25 | 2 | 1 |
| Bisexuell | 14 | 2 | 2 | 1 |
| Keine Angaben | 290 | 36 | 68 | 42 |
| Total bestätigte Fälle | 732 | 100 | 162 | 100 |
| **Art der Beziehung** | | | | |
| Feste Beziehung | 141 | 19 | 43 | 26 |
| Gelegenheitsbeziehung | 264 | 36 | 22 | 13 |
| Mit Prostituierten | 40 | 6 | 1 | 1 |
| Prostituierte | 2 | (0) | 1 | 1 |
| Keine Angaben | 285 | 39 | 96 | 59 |
| Total bestätigte Fälle | 732 | 100 | 162 | 100 |

## 5.4 Erfolge und Fehlschläge: Hepatitis B und Chlamydien

Die **Impfung** gegen **Hepatitis B** wirkt zu 95 %. Würden weltweit alle Kinder (resp. Menschen) gegen Hepatitis B geimpft, könnte die Hepatitis B ausgerottet werden. Seit sich viele Kinder oder Jugendliche vor dem ersten Sexualkontakt gegen Hepatitis B impfen lassen, nehmen die Neuansteckungen unter Jugendlichen drastisch ab.

Deutschland führte die Impfung 1995 erfolgreich bei Säuglingen und Kinder ein, also noch bevor die Kinder ihre ersten sexuellen Erfahrungen machen. 2009 waren bereits 95 % der Kinder gegen Hepatitis B geimpft. Der Erfolg ist eklatant: Die Neuinfektionen sanken von 6135

Meldungen (1997) auf 1692 (2009), wobei ein Teil der noch auftretenden Fälle auf Einwanderer zurückgeführt werden können (s. **Abb. 5-10**).

Bei der Chlamydieninfektion führen Antibiotika zur Heilung. Würden alle Infizierten behandelt, könnte die Infektion sehr stark reduziert werden. Trotzdem stiegen Chlamydien-Fälle in Europa sehr stark an (von 2006 bis 2008 um 49 %). Der Grund liegt vor allem an der fehlenden Information der Bevölkerung, an den fehlenden Diagnosestellungen und daran, dass die jeweiligen Partner nicht gleichzeitig behandelt werden.

Die weiterhin grosse Verbreitung der Chlamydien-Infektion ist nur ein Beispiel dafür, wie wenig junge Menschen generell über STI informiert sind. Der Ansatz der Prävention liegt zuerst einmal in der Verbesserung des Informationsstandes der Bevölkerung.

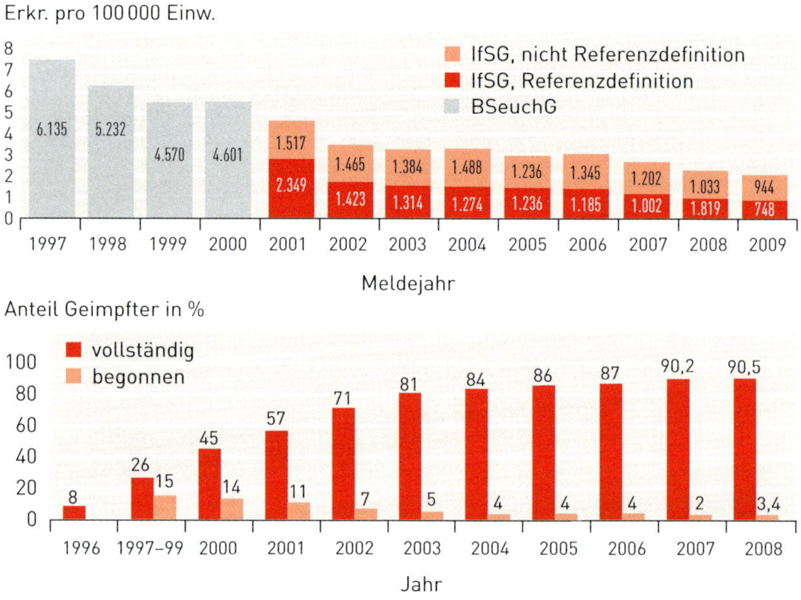


**Abbildung 5-10:** (a) Gemeldete Hepatitis-B-Fälle in Deutschland 1997–2009, (b) Hepatitis B-Impfungsrate bei Kindern bei der Einschulung 1996–2008. Parallel zu der Durchimpfung von Kindern und Jugendlichen gehen die frischen Hepatitis B-Fälle zurück. (Quelle: Robert Koch Institut 2010)

## 5.5 Übertragungswege

Die sexuell übertragbaren Infektionen (STI) können zu sehr unterschiedlichen Symptomen führen, gemeinsam ist ihnen der sexuelle Übertragungsweg. Sie werden überwiegend durch engen Schleimhautkontakt übertragen, wie dies beim Sexualverkehr der Fall ist – daher ja auch die Benennung sexuell übertragbare Infektionen. Diese werden durch Mikroben wie Viren und Bakterien verursacht, die sich im warmen und feuchten Milieu der Schleimhäute der Geschlechtsorgane, des Mundes und des Rektums besonders gut entwickeln. Ausserhalb dieses Milieus sind sie nicht lebensfähig. Deshalb ist es kaum möglich, sich an Türklinken, Toilettendeckeln oder ähnlichem zu infizieren. Man kann sich verschiedene Geschlechtskrankheiten gleichzeitig zuziehen. Die Erreger unterscheiden sich jedoch bezüglich Infektiosität (Ansteckungsfähigkeit) erheblich.

Die meisten STI sind behandelbar oder sogar heilbar. Obwohl einige STI von selbst heilen, entwickelt sich keine Immunität gegen sie. Man kann deshalb immer wieder angesteckt werden. Eine Ausnahme bildet Hepatitis B und C.

Die Übertragung erfolgt überwiegend durch Kontakt von Schleimhaut (bei Syphilis auch über die Haut) mit infizierten Körperflüssigkeiten, wie Samenflüssigkeit (Sperma), den sogenannten Lusttropfen (Präejakulat), Scheidenflüssigkeit (Vaginalsekret) und bei manchen STI durch Wundsekrete.

Bei einigen STI kommen die Erreger auch im Blut vor: HIV, Syphilis, Hepatitis B und C. Diese Erreger können über Blut oder bluthaltige Körperflüssigkeiten durch Schleimhäute und verletzte Haut in den Körper eindringen. Infiziertes Blut kann durch intravenösen Drogengebrauch, Stichverletzungen beim Medizinalpersonal und Blut- oder Organspenden direkt in die Blutbahn gelangen. HIV ist deutlich schwerer übertragbar als die anderen STI, mit Ausnahme von Hepatitis C.

HIV, Hepatitis B+C können nicht über die intakte Haut übertragen werden.

**Sexualität:** Die Ansteckung einer STI erfolgt überwiegend beim Sexualverkehr. Analverkehr ist risikoreicher als Vaginalverkehr. Beim Oralverkehr können die Erreger ebenfalls durch Sperma, Vaginalsekret oder durch Blutbeimischung im Speichel (bei HIV und Hepatitis B) übertragen werden. Die meisten STI, insbesondere Herpes, Syphilis und Gonorrhö können ebenso bei Küssen oder Petting übertragen werden. Alle STI, auch HIV, können durch sogenannte Schmierinfektionen übertragen werden, d. h. über infizierte Körperflüssigkeiten an Händen oder Sexspielzeugen (Dildos).

**Mutter-Kind-Übertragung (Abb. 5-11):** Einige STI können während der Schwangerschaft oder Geburt über das Blut auf das Kind übertragen werden (HIV, Syphilis, Hepatitis B). Andere STI werden durch den infizierten Geburtskanal während der Geburt auf das Kind übertragen (Gonorrhö, Herpes genitalis, Chlamydien).

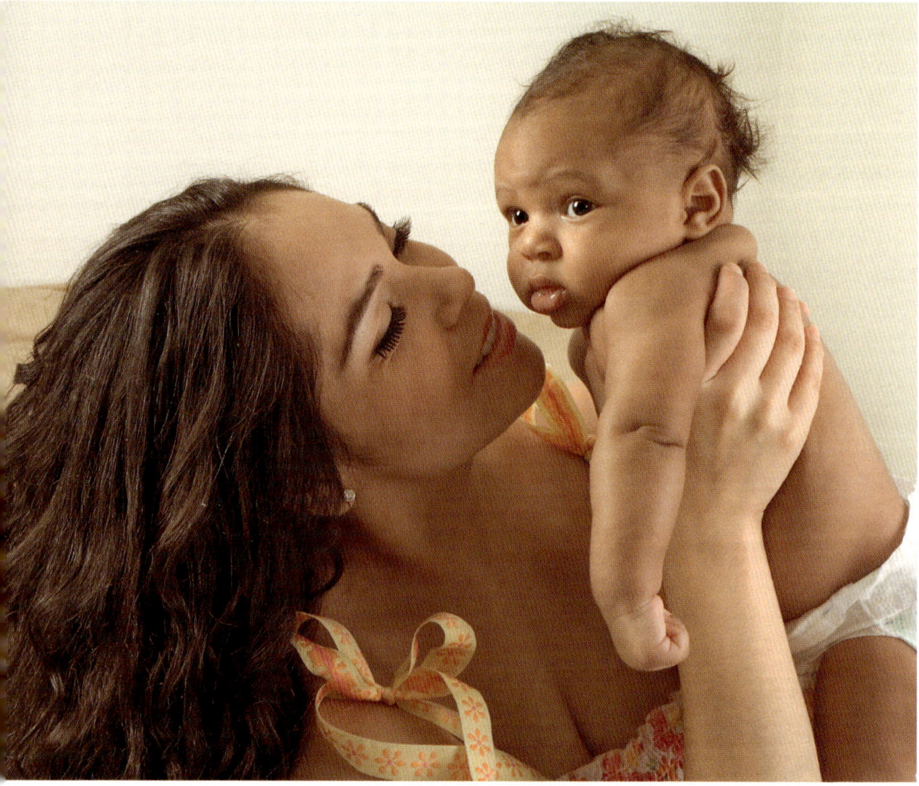

**Abbildung 5-11:** Glückliche Mutter mit ihrem Baby. Die STI betreffen nicht nur die Sexualpartner, sondern werden unbehandelt auch oft von der Mutter auf ihr Kind übertragen, was zu gravierenden gesundheitlichen Folgen für das Kind führen kann. (Quelle: Shutterstock)

**Intravenöser Drogenkonsum:** HIV, Hepatitis B+C und Syphilis können beim intravenösen Drogenmissbrauch (fixen) übertragen werden, wenn bereits benutzte Spritzen oder Nadeln verwendet werden. Infiziertes Blut (kleine Blutreste im Spritzenbesteck) kann so direkt in die Blutbahn gelangen.

**Bluttransfusionen und Organtransplantationen:** Eine Ansteckung durch Bluttransfusionen ist bei HIV, Hepatitis B+C und Syphilis möglich. In allen industrialisierten Ländern werden Blut- und Organspender auf diese Infektionen sorgfältig untersucht, sodass Ansteckungen praktisch ausgeschlossen sind. In den Entwicklungsländern kommen Ansteckungen auf diesem Weg zu Stande.

**Tätowierung und Piercing:** Mit unsterilem Material können Übertragungen von STI vorkommen. Unsteriles Arbeiten ist verboten, scheint aber doch immer wieder vorzukommen.

**Medizinalbereich:** Medizinisches Personal ist den Infektionskrankheiten bei ihrer Berufstätigkeit immer schon stärker ausgesetzt gewesen als die Durchschnittsbevölkerung. Je nach Infektiosität der Erreger sind Ansteckungen möglich.

Bei HIV, Hepatitis B + C kommen Ansteckungen durch Nadelstichverletzungen (Stechen mit einer infizierten Nadel oder einer Spritze) vor.

**STI erhöhen das Risiko einer HIV-Übertragung:** Aus verschiedenen Gründen fördern die Geschlechtskrankheiten die HIV-Übertragung. Menschen, die an einer sexuell übertragbaren Infektion leiden, sind empfänglicher für HIV. Sie stecken sich beim Sex mindestens zwei- bis fünfmal leichter mit HIV an. Ein HIV-infizierter Mensch, der zusätzlich unter einer anderen sexuell übertragbaren Krankheit leidet, steckt andere Menschen viel leichter an, weil sich Viren an entzündeten Stellen stärker vermehren. Entzündungen und Geschwüre an den Schleimhäuten bilden eine wichtige Ein- und Austrittspforte für HI-Viren.

Durch eine antiretrovirale Therapie (ART) können bei einem HIV-Infizierten die HI-Viren so stark unterdrückt werden, dass diese im Blut nicht mehr nachweisbar sind. Manchmal finden sich HI-Viren in Genitalsekreten (Sperma und Vaginalflüssigkeit), so dass eine HIV-Übertragung nicht ganz ausgeschlossen werden kann.

Beim HIV-Infizierten schwächt jede weitere Infektion das Immunsystem zusätzlich. Deshalb ist es für HIV-Infizierte sehr wichtig zu wissen, ob der Sexualpartner oder er selber an einer anderen sexuell übertragbaren Infektion leidet. Obwohl einige STI asymptomatisch verlaufen, können sie schwerwiegende Spätfolgen haben. Wenn sie rechtzeitig erkannt werden, können die meisten STI auch bei HIV-Infizierten gut und effektiv behandelt werden. STI müssen auch unabhängig vom HIV-Infektionsrisiko behandelt werden.

**Im Alltag kein Ansteckungsrisiko:** Eine Übertragung durch Tröpfchen (z.B. Husten, Niesen) ist nicht möglich. Im alltäglichen sozialen Kontakt (Haushalt, Arbeitsplatz etc.) ist eine Ansteckung mit einer sexuell übertragbaren Infektion bei Einhaltung der üblichen Hygieneregeln ausgeschlossen. Nur in seltenen Fällen kommt es durch gebrauchte Handtücher, Toilettenartikel, Unterwäsche oder Bettwäsche zu Schmierinfektionen. Solche Schmierinfektionen kennt man bei der HIV-Infektion nicht.

# 6 Die Krankheiten und Symptome

Die sexuell übertragbaren Krankheiten können – müssen aber nicht – nach Tagen bis Wochen durch erste Symptome in Erscheinung treten. Einige STI (HIV, Hepatitis B und C, Syphilis und selten die Gonorrhö) breiten sich über die Blutbahnen in den ganzen Körper aus und sind für deren Späterkrankungen verantwortlich. Jahre (manchmal mehr als zehn Jahre) nach der Ansteckung können zum Teil schwere, irreparable Schäden wie Unfruchtbarkeit, Hirnschäden, Leberschäden, Krebs und Aids auftreten. Ohne Behandlung können HIV, Hepatitis B, C und Syphilis sogar mit dem Tod enden.

Herpes genitalis ist für den Arzt meist eine Blickdiagnose. Bei der Gonorrhö oder einer Chlamydien-Infektion kann das Sekret oder die Entzündung der Harnröhre (Urethritis) oft mit blossem Auge erkannt werden. Die klinisch sichtbare Entzündung der Harnröhre bestimmt dann gezielte weitere Schritte der Abklärung. Hingegen sind die Symptome und Krankheiten bei den anderen sexuell übertragbaren Infektionen nicht krankheitsspezifisch, das heisst Symptome können dem Arzt höchstens Hinweise auf die Diagnose geben. Diese wird mit einem Bluttest oder Abstrich gestellt. Erst dann kann eine angemessene Therapie erfolgen.

Es ist nicht ganz einfach, eine logische Ordnung in die Reihe der sexuell übertragbaren Infektionen und deren Krankheiten und Beschwerden hineinzubringen. Um die Übersicht zu erleichtern, habe ich mich entschieden, Ihnen zuerst die akuten Erkrankungen und erste Symptome vorzustellen und danach die sexuell übertragbaren Infektionen und Krankheiten in drei Kategorien einzuteilen:

1. die «häufigen», meist «harmlosen», aber manchmal doch schädlichen STI: Chlamydien, Herpes simplex, humane Papilloma-Viren als Verursacher von Genitalwarzen und Gebärmutterhalskrebs
2. die «klassischen» STI: Syphilis, Gonorrhö, Ulcus molle, Lymhphogranuloma venerum
3. die «blutübertragenen» und «bösartigen» STI: HIV, Hepatitis B und C (Syphilis würde auch hierher gehören, aber da Syphilis zu den «klassischen» Geschlechtskrankheiten zählt, habe ich sie dort angeführt).

## 6.1 Akute Erkrankung und mögliche erste Symptome

### STI verursachen häufig keine Symptome oder Beschwerden

Allen STI ist allerdings gemeinsam, dass ein grosser Prozentsatz ohne Beschwerden und sogar ohne Symptome verlaufen. Das stellt eine erhebliche Herausforderung für die Diagnosestellung und Prävention dar. Der Infizierte bemerkt häufig nichts von der Ansteckung, weil Schleimhaut- und Hautveränderungen keine Beschwerden oder nur milde Symptome verursachen, und sucht deshalb gar keinen Arzt auf. Eine weitere Schwierigkeit ist, dass die ersten Symptome in den allermeisten Fällen nach Tagen oder Wochen wieder verschwinden. Nicht selten werden Symptome als Grippe oder Blasenentzündung falsch gedeutet. Bei der HIV-Infektion wird in den deutschsprachigen Ländern im ersten halben Jahr nach der Ansteckung die Diagnose nur in 15 bis 20 % der Fälle gestellt. Bei jedem Dritten wird die HIV-Infektion erst nach sieben oder mehr Jahren herausgefunden. Gonorrhö- oder Chlamydien-Infektionen werden von Frauen zu mehr als 70 % nicht erkannt, und ein ansehnlicher Teil der Männer bemerkt nie Symptome.

All das kommt denjenigen entgegen, die Krankheiten lieber verdrängen oder denen sexuelle Probleme unangenehm sind. Sie schieben den Arztbesuch hinaus und warten ab – im Falle der sexuell übertragbaren Krankheiten eine fatale Fehlbeurteilung.

Mit Ausnahme von HIV und Hepatitis können sich die STI zunächst am Eintrittsort bemerkbar machen: Penis, Vagina (Scheide), Schamlippen und je nach Kontakt auch am After, an den Lippen und der Mundhöhle. Es entstehen die typischen Geschwüre, Entzündungen, Bläschen oder Warzen, welche auch akute Erkrankung oder Primäraffekt genannt werden. Bei der Syphilis kann sich nach Kontakt mit infizierten Körperflüssigkeiten an jedem Ort der Haut und Schleimhaut das typische Geschwür (Ulcus durum) entwickeln.

Die **ersten STI-Symptome** (akute Erkrankung oder Primäraffekte), die einige Tage oder Wochen nach der Ansteckung auftreten können – aber nicht müssen –, sind:

- Schleimhaut- und Hautveränderungen, die keine Beschwerden verursachen (weder Brennen, Jucken noch Schmerzen)
- Brennen und Schmerzen beim Wasserlassen
- Ausfluss aus Penis, After und Vagina
- Scheidenausfluss ist ungewöhnlich oder auffällig (ungewöhnlicher Geruch, veränderte Farbe)
- Juckreiz, Brennen und/oder Schmerzen an den äusseren Genitalien und am After
- wunde Stellen und/oder Hautausschlag im Genitalbereich wie Rötungen, Pusteln, Bläschen, Geschwüre, Knötchen und Warzen
- Menstruationsstörungen: unregelmässige, ausbleibende Menstruation, Zwischenblutungen
- geschwollene Lymphknoten in der Leiste
- Schmerzen in Genitalbereich oder Unterbauch, evtl. auch beim Geschlechtsverkehr
- Veränderungen wie offene Stellen in Mund und Rachen oder am Enddarm nach Oral- oder Analsex
- Gelbsucht bei Hepatitis B und C (gelbe Augen und Haut)
- bei HIV können folgende Symptome auf eine sogenannte HIV-Primoinfektion hinweisen: Fieber, vergrösserte Lymphknoten, Hautausschlag, Aphten, Schweissausbrüche, starke Müdigkeit, Durchfall, Halsschmerzen, Kopfschmerzen.

## 6.2 Die «häufigen», meist «harmlosen», aber manchmal doch schädlichen STI

Humane Papilloma-Viren (HPV), Chlamydien und Herpes genitalis (HSV) gehören zu den weltweit häufigsten Infektionen. Laut WHO sollen sich weltweit 70 % der sexuell aktiven Bevölkerung einmal im Leben mit HPV, und je nach Region 2 bis 72 % mit dem genitalen Herpes-Virus angesteckt haben. Auch in Westeuropa kommen diese STI häufig vor. Mit HPV stecken sich die meisten an, und für die Chlamydien-Infektionen rechnet das Schweizer Bundesamt für Gesundheit mit 3 bis 10 % Infektionen bei der sexuell aktiven Bevölkerung.

Die meisten dieser Infektionen verlaufen zum Glück ohne Symptome und sind harmlos. Leider können die Beschwerden sehr lästig werden und die sexuelle Gesundheit stark einschränken, wie bei Herpes genitalis oder den Genitalwarzen. HPV kann auch zu Schleimhauthautkrebs und selten zu Hautkrebs führen. Chlamydien-Infektionen sind gefürchtet, weil sie bei Frauen eine häufige Ursache für Unfruchtbarkeit sind. Schwangere Frauen können Chlamydien während der Geburt auf Ihr Baby übertragen, was unbehandelt zur Erblindung führen kann. Laut WHO erblinden deswegen jedes Jahr weltweit zwischen 1000 und 4000 Kinder.

### 6.2.1 Humane Papilloma-Viren: Genitalwarzen und Gebärmutterhalskrebs

- Erreger: humane Papilloma-Viren, HPV **(Abb. 6-1)**
- Krankheiten: genitale Warzen (Feigwarzen, Condylomata acuminata), Gebärmutterhalskrebs
- Übertragung: sexueller Kontakt (genital, anal, oral), Schmierinfektion (selten), Mutter-Kind-Übertragung
- Diagnose: ärztliche Untersuchung, Anoskopie/Kolposkopie, Abstrich
- Inkubationszeit: 4 Wochen
- Krankheitsverlauf: meist Spontanheilung nach 6 bis 18 Monaten, bei 10 % bleibt das HPV lebenslang (chronische Infektion)
- Behandlung: chirurgisch, Kryotherapie, und/oder lokal applizierte Medikamente, oft langwierig

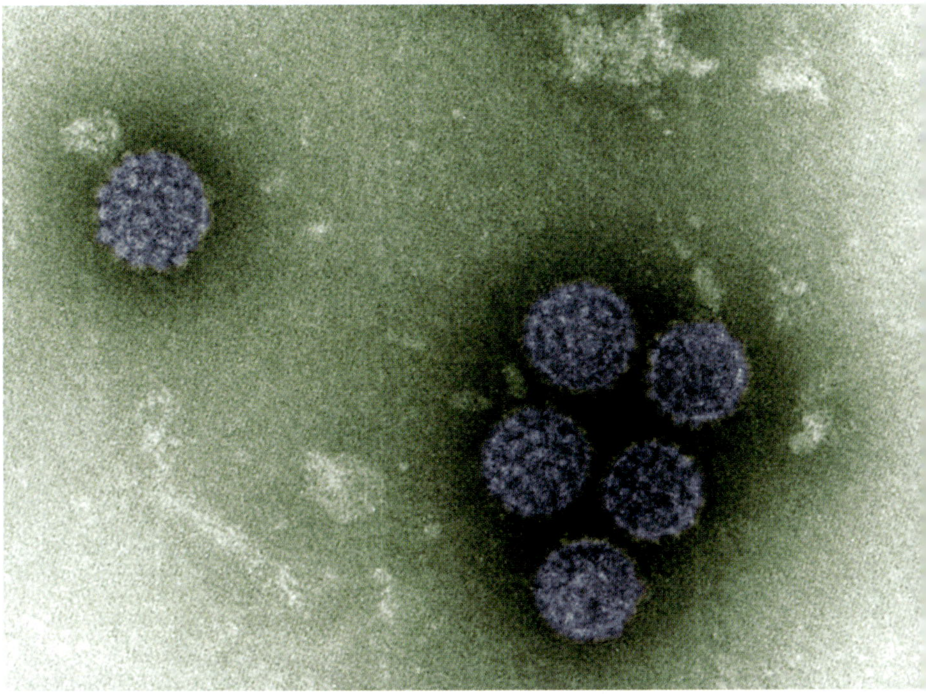

**Abbildung 6-1:** Humane Papilloma-Viren, elektronenmikroskopische Aufnahme. (Quelle: E. M. Schraner, Vet. Anatomie und Virologie, Universität Zürich)

- Prävention: Impfung gegen HPV-Viren 6,11,16 und 18 vorhanden; empfohlen für Mädchen und junge Frauen, möglichst vor dem ersten sexuellen Kontakt.

Die Infektion mit den humanen Papilloma-Viren (HPV) heilt normalerweise nach 6 bis 18 Monaten aus, hinterlässt aber keine Immunität, so dass im Verlaufe des Lebens eine mehrmalige Ansteckung möglich ist. Nur etwa 10 % verlaufen chronisch und können zu Genitalwarzen und Krebsvorstufen am Gebärmutterhals führen. HPV infizieren die Schleimhaut oder die Haut. Sie können an den Infektionsstellen Hautveränderungen wie Warzen und Krebs verursachen. Bislang wurden etwa 150 verschiedene HPV-Typen entdeckt, von denen jeder ein typisches Symptom hervorruft. Beispielsweise führt HPV 1 zu den Warzen an Hand- und Fussflächen. Ein Teil der HPV-Typen werden sexuell übertragen: HPV 6 und 11 führen zu Genitalwarzen; HPV 16 und 18 können zu Veränderungen und Krebs des Gebärmutterhalses führen. Diese und andere HPV-Typen können zu Krebs am Penis, an der Vagina, Vulva und am Anus führen.

Auch Menschen mit HPV, die keine sichtbaren Zeichen einer Infektion aufweisen, können diese weiterverbreiten. Seit wenigen Jahren ist eine Impfung gegen die HPV-Typen 6,11,16 und 18 erhältlich. Mädchen und Frauen bis 26 Jahre sollten sich vor dem ersten Sex impfen lassen. Kondome und Femidome können das Ansteckungsrisiko nur leicht vermindern.

Genitalwarzen **(Condylomata acuminata,** Abb. 6-2):

- Erreger: in 90 % der Fälle humane Papilloma-Viren Typus 6 und 11
- Krankheiten: genitale Warzen
- Übertragung: sexueller Kontakt, Infektion der Schleimhaut und Haut in der anogenitalen Region durch virushaltige Körperflüssigkeit (Vaginalflüssigkeit und Sperma), Mutter-Kind-Übertragung während der Geburt
- Diagnose: Die meisten Genitalwarzen sind mit blossem Auge sichtbar und können problemlos diagnostiziert werden. Abstriche liefern die zytologischen Merkmale für eine HPV-Infektion. Um Krebsvorstufen auszuschliessen, können Gewebeproben vom Spezialisten beurteilt werden.
- Inkubationszeit: durchschnittlich 3 bis 4 Monate (von einem Monat bis zu 2 Jahren)
- Krankheitsverlauf: In den infizierten Haut- und Schleimhaut-Zellen vermehren sich die Viren und bringen diese Zellen zum Wuchern. Die typischen Genitalwarzen sind flach (siehe Abb. 6-2) oder können zu blumenkohlartigen Tumoren im Bereich der Haut und Schleimhaut der äusseren Genitale wachsen. Bei Männern entstehen die Warzen am häufigsten am Ausgang der Harnröhre und bei den beschnittenen Männern am Penisschaft. Die Genitalwarzen im Bereich des Anus entstehen durch Analverkehr. Bei den Frauen erscheinen die Warzen oft am Scheideneingang und den kleinen Schamlippen und breiten sich von dort weiter aus. Die Genitalwarzen sind zwar gutartig, sehen aber abstossend aus und können sehr lästig sein, so dass sie oft einer Therapie bedürfen. Bei immungeschwächten Menschen wie HIV-Infizierten können die Warzen auch bösartig werden, so dass Krebs entsteht.

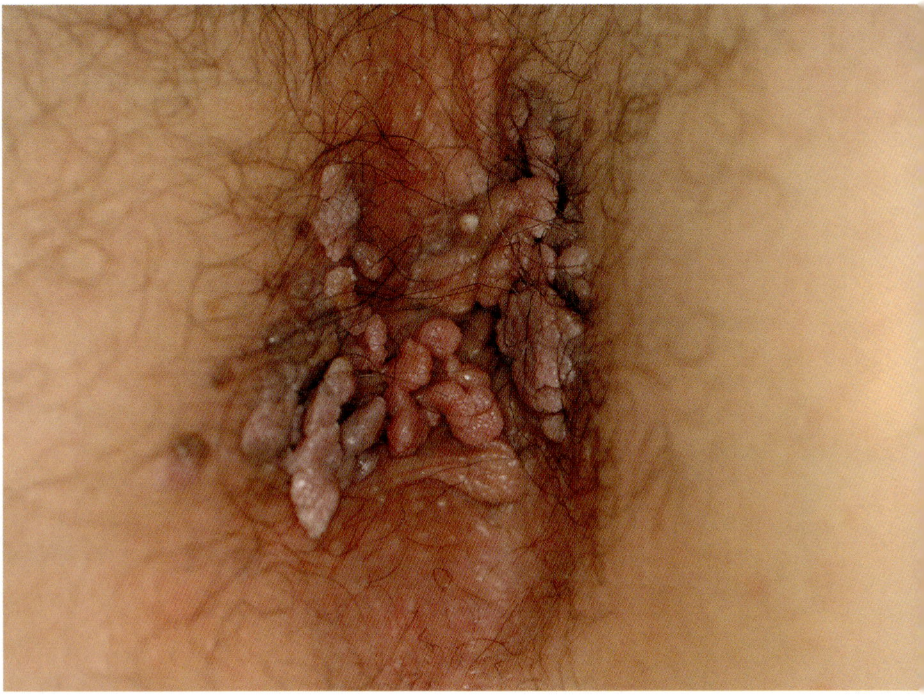

**Abbildung 6-2:** Genitalwarzen (Condylomata acuminata) um den Anus. (Quelle: P. Itin, Universität Basel)

- Behandlung: Die Genitalwarzen können entweder physikalisch (Laser, flüssiger Stickstoff, Elektrokoagulation oder mit dem Skalpell) entfernt werden oder mit lokal anwendbaren Mitteln (Lösungen/Cremes) bekämpft werden. Sehr häufig muss die Therapie mehrmals wiederholt werden und Rezidive kommen häufig vor. Geheilt werden kann eine HPV-Infektion nicht, da auch nach der Behandlung immer noch Zellen mit Viren vorhanden sind.
- Impfung (gegen die Typen 6, 11, 16, 18) für Mädchen und junge Frauen verfügbar.

### Gebärmutterhalskrebs und seine Vorstufen wegen HPV:

- Erreger: in 70 % der Fälle humane Papilloma-Viren (HPV) Typ 16 und 18

- Übertragung: sexueller Kontakt, die Schleimhaut-Zellen des Gebärmutterhalses werden durch virushaltige Körperflüssigkeiten (Sperma) infiziert
- Diagnose: Abstrich vom Gebärmuttermund und -hals («Krebsabstrich), frauenärztliche Untersuchung (Kolposkopie), Gewebeprobe (Histologie)
- Inkubationszeit: durchschnittlich 3 bis 4 Monate (von einem Monat bis zu 2 Jahren), die HPV-Viren bleiben 6 bis 24 Monate im Körper
- Krankheitsverlauf: Zum Glück ist die Selbstheilungsrate der HPV-Infektionen sehr gross, etwa 90 %, heilen komplikationslos ab. In 10 % der Fälle bleibt das Virus im Körper und vermehrt sich in infizierten Schleimhautzellen des Gebärmutterhalses. Vor allem die Virustypen 16 und 18 regen die Zellen an zu wuchern, was sich an Veränderungen (Dysplasie) der Schleimhaut zeigt. Innerhalb von fünf Jahren entstehen in 40 % der Fälle Krebsvorstufen verschiedenen Schweregrades (CIN 1 bis 3). Während leichte Zellveränderungen (CIN 1) noch nicht als Krebsvorstufe gelten, liegt das Risiko bei CIN 2 innerhalb von fünf bis zehn Jahren Krebs zu bekommen bei 20 bis 30 %, bei CIN 3 innerhalb von zwei Jahren ungefähr bei 50 %. Schreitet diese Veränderung ohne medizinische Therapie fort, kann etwa zehn Jahre später Krebs entstehen.
- Behandlung: bei Krebs oder Vorstufen Operation (Konisation oder Gebärmutterentfernung)
- Impfung (gegen die Typen 6, 11, 16, 18)

### 6.2.2 Genitaler Herpes

- Erreger: Herpes simplex-Virus Typ 2 und Typ1; HSV-2 und HSV-1 **(Abb. 6-3)**
- Übertragung: sexueller Kontakt, Mutter-Kind-Übertragung
- Diagnose: typische «Fieberbläschen», Herpes-Test vom Abstrich, Antikörpertest (diagnostische Lücke 1 bis 2 Wochen)
- Inkubationszeit: einige Tage

**Abbildung 6-3:** Herpes-Virus, elektronenmikroskopische Aufnahme. (Quelle: E. M. Schraner, Vet. Anatomie und Virologie, Universität Zürich)

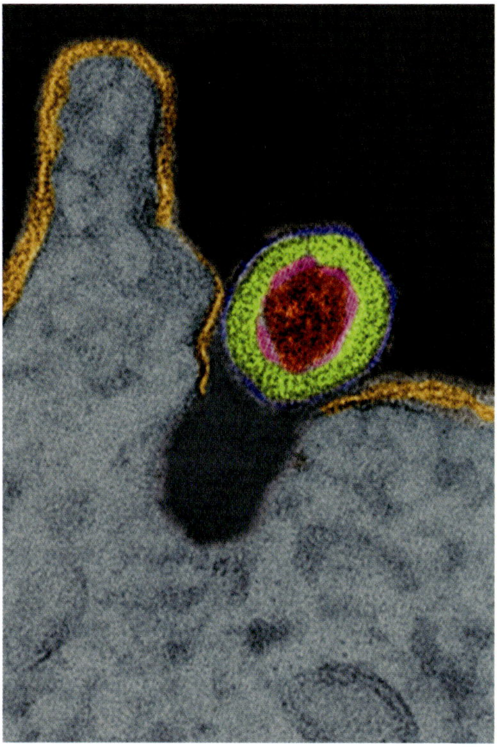

- Krankheitsverlauf: einmalig oder wiederholtes Auftreten der Bläschen, selten schwerwiegende Komplikationen verschiedener Organe, häufig symptomlos, immer besteht eine lebenslange Infektion
- Behandlung: mit antiviralen Medikamenten können Symptome unterdrückt werden, Herpes ist aber nicht heilbar, Dauersuppressionstherapie bei häufigen und schweren Ausbrüchen
- Impfung: keine.

Es gibt zwei Typen des Herpes simplex-Virus, Typ 1 und Typ 2. Herpes simplex-Virus Typ 1 (HSV-1) ist hauptverantwortlich für den Herpes im Gesichts-/Lippenbereich und beginnt im Kindesalter, im 5. Lebensjahrzehnt sind 90 % der Bevölkerung infiziert. Der Herpes-simplex-Virus Typ 2 (HSV-2) ist meist für den genitalen Herpes (Herpes genitalis) am

Penis, am äusseren weiblichen Genital und im Analbereich verantwortlich. Die Infektion beginnt mit der sexuellen Aktivität, also nicht vor der Pubertät. Im Erwachsenenalter sind etwa 20 bis 30 % mit HSV-2 infiziert. Etwa jede fünfte Herpes-genitalis-Infektion wird aber durch HSV-1 verursacht, denn HSV-1 kann Herpes an den Lippen als auch genital verursachen. Durch Oralverkehr kann HIV-1 die Genitalregion infizieren. Herpes genitalis durch Typ-1 nimmt stetig zu.

Da Herpes häufig symptomlos verläuft, geschehen die meisten Übertragungen unbemerkt und ohne dass sich der Virusträger einer Infektion bewusst ist. Gelangt virushaltige Körperflüssigkeit auf Schleimhäute oder auf die Haut (mit mikroskopisch kleinen Verletzungen), kommt es zu einer Infizierung der Zellen. Dort vermehren sich die Viren sofort und dringen dann in die Nervenzellen ein, wo sie sich lebenslang aufhalten. In ihnen können sie sich irgendwann stark vermehren (Reaktivierung) und dann wieder in die Haut und Schleimhaut einwandern, wo sie ursprünglich herkamen oder auch an ganz andere Orte, wo es wieder zu einem Herpesausbruch kommt.

Das Risiko einer Mutter-Kind-Übertragung ist in unseren Breitengraden klein (kleiner als 3 %). Eine Ansteckung kann vorkommen, wenn im letzten Drittel der Schwangerschaft eine frische mütterliche Ansteckung oder eine Reaktivierung einer bestehenden genitalen Herpes-Infektion erfolgt. Die Mutter-Kind-Ansteckung geschieht während der Geburt durch Kontakt des ansteckenden Vaginalsekrets im Geburtskanal und führt dann häufig zu schwerwiegenden Komplikationen: Unbehandelt sterben 65 % der Neugeborenen und nur 10 % entwickeln sich normal.

Die Mehrheit der Herpes-Infizierten verspürt keine oder nur milde Symptome. Eine Minderheit der Herpes-Kranken leidet aber an immer wieder auftretenden, sehr unangenehmen Ausbrüchen und ist in ihrer Lebensqualität stark beeinträchtigt.

Bei 10 bis 40 % der genitalen Herpes-Infektionen treten 3 bis 7 Tage nach der Ansteckung die typischen Herpes-Bläschen im Geschlechtsbereich auf **(Abb. 6-4)**, die gekennzeichnet sind durch Schmerz, Brennen, Juckreiz, Schmerzen beim Wasserlassen und Schwellung der Lymphknoten in der Leiste. Die typischen Herpes-Bläschen (Fieberbläschen) können in Pusteln übergehen und platzen, so dass schmerzhafte Geschwüre (Ulcera) entstehen. Die Symptome heilen nach 10 bis 14 Tagen wieder ab. Die örtlichen Symptome können mit Fieber, Kopfschmerzen und Muskelschmerzen einhergehen.

**Abbildung 6-4:**
Herpes-Bläschen an Schamlippen. (Quelle: P. Itin, Universität Basel)

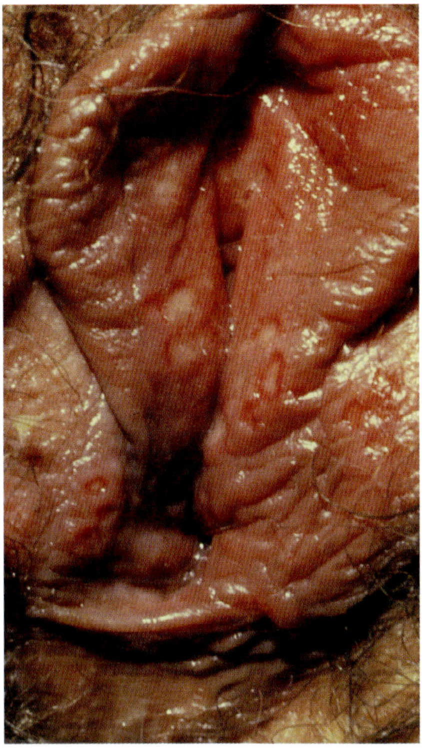

Das Virus verbleibt auch nach dem Verschwinden der Fieberbläschen lebenslang im Körper, versteckt und vermehrt sich in den Nervenenden. Herpes kann immer wieder, in unterschiedlichen Abständen auftreten. Im ersten Jahr nach der Erstmanifestation kommt es im Schnitt zu vier Rezidiven. Seltener führt Herpes bei Frauen zu einer Entzündung der Gebärmutter und der Eileiter und bei den Männern zu einer Entzündung der Nebenhoden. Manchmal kommt es auch zu einer Invasion der Viren ins Blut, von wo aus sie in alle Körperorgane gelangen können. Sehr selten führt Herpes zu schwereren Komplikationen verschiedener Organe: Augenentzündung mit Erblinden, Hirnhaut- und Darmentzündungen. Diese schweren Verläufe treten insbesondere bei Menschen mit einer Immunschwäche auf, wie bei Aids.

Es gibt auch Reaktivierungen der Herpes-Infektion, die für die Betroffenen ohne die typischen Symptome abläuft. Das Virus vermehrt sich kräftig und wird über die Schleimhaut ausgeschieden. So finden auch Ansteckungen in diesen symptomarmen Phasen statt – unbemerkt.

Die typischen Fieberbläschen führen den Arzt meist zur Diagnose. Bei unklaren Fällen, und bei Fehlen der typischen Bläschen oder bei symptomlosen Phasen kann das Virus mittels Antikörper im Blut oder direkt aus den Bläschen oder Ulcera nachgewiesen werden.

Es existiert eine Behandlung mit antiviralen Medikamenten (z.B. Aciclovir), welche die akute Infektion zum Verschwinden bringen kann, nicht aber das Herpes-Virus. Durch die antivirale Behandlung mit Tabletten oder Infusionen können die akuten Krankheitsphasen beherrscht werden.

Dem Wissen um den eigenen Herpesstatus und denjenigen des Sexualpartners kommt eine gewisse Bedeutung zu. Falls der Partner infiziert ist, könnte das Ansteckungsrisiko durch antivirale Medikamente reduziert werden, entweder während der akuten Phase oder in schweren Fällen durch eine Dauersuppressionsbehandlung. Insbesondere bei schwangeren Frauen wird die antivirale Behandlung angewandt. Ein Kaiserschnitt ist eine weitere Möglichkeit, die Mutter-Kind-Übertragung zu verhindern. Anwendung von Kondomen ist bei jedem Risikokontakt angezeigt, reduziert das Übertragungsrisiko, schliesst es aber nicht aus.

### 6.2.3 Chlamydien-Infektionen (Chlamydiose)

- Erreger: Chlamydia trachomatis Typus D–K (Bakterium, **Abb. 6-5**)
- Krankheit: Urogenitale Symptome
- Übertragungswege: Sexualverkehr (genital, anal), Kontakt mit Genitalsekreten, Mutter-Kind-Übertragung
- Diagnose: Antigennachweis (PCR), diagnostische Lücke: 3 Tage
- Inkubationszeit: 1 bis 6 Wochen
- Krankheitsverlauf: bei Frauen zu 80 % asymptomatisch, zum Teil leichte genitale Symptome bis Infektion der inneren Genitalorgane mit Unfruchtbarkeit, bei Männern bis zu 50 % Entzündungen der Harnröhre, der Prostata, des Nebenhodens
- Behandlung: heilbar mit Antibiotika
- Impfung: keine

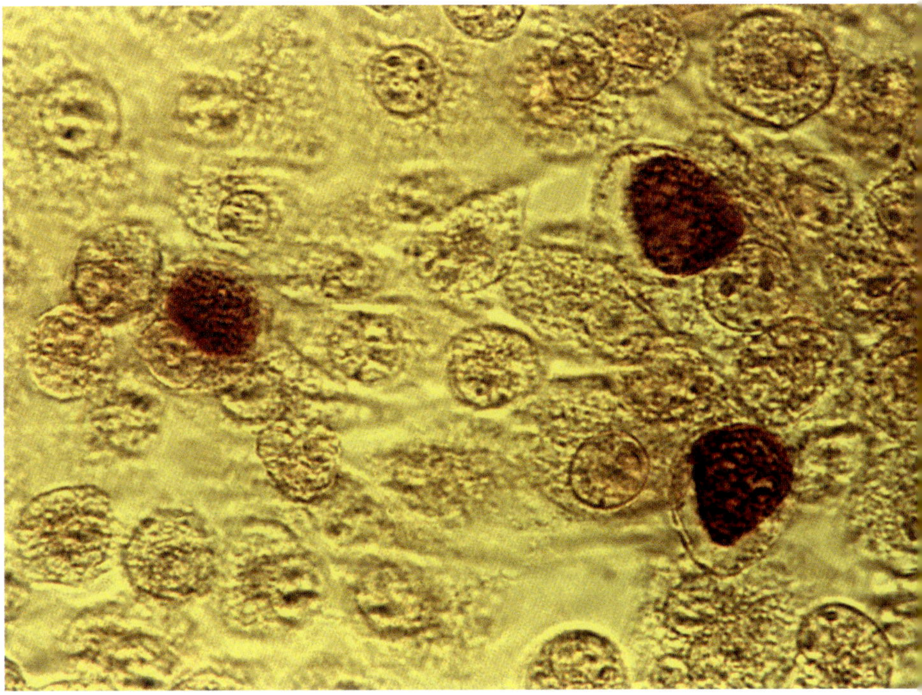

**Abbildung 6-5:** Chlamydien (Chlamydia trachomatis). (Quelle: CDC)

Die Chlamydien werden durch Vaginal- und Analverkehr auf die Genitalien oder den Enddarm übertragen. Selten geschieht die Ansteckung über Schmierinfektionen. Ein bis sechs Wochen nach der Ansteckung treten die Symptome auf (Inkubationszeit).

Die sexuell übertragenen Chlamydien-Infektionen betreffen die äusseren und inneren Genitalien: Harnröhre, Vagina, Eileiter und Bauchhöhle, sowie Prostata, Nebenhoden und Hoden. Die Beschwerden ähneln den Krankheitsbildern der Gonorrhö, verlaufen aber etwas milder, weshalb man auch von «Nicht-Gonokokken-Urethritis» spricht. Bei Männern und Frauen erzeugen die Bakterien lästige Harnröhreninfektionen (Urethritis) mit eitrigem Ausfluss, die zu Brennen beim Wasserlassen führen. Gelangen die Chlamydien in den Darm (beim Analverkehr), kann es zu Enddarmentzündungen kommen. Wenn die Augen betroffen sind, können Bindehautentzündungen entstehen. Entzündungen der Gebärmutter, Eileiter und Bauchhöhle sind häufig Ursache für Unfruchtbarkeit und Eileiterschwangerschaft.

Bei der Geburt werden Chlamydien von der Mutter in 50–60 % der Fälle auf das Neugeborene im Geburtskanal übertragen. Ein bis zwei Wochen nach der Geburt bekommen diese Neugeborenen Bindehaut-, Lungen- oder Ohrenentzündungen. Mehr als 30 % der Kinder von Müttern, die eine unbehandelte Chlamydien-Infektion haben, bekommen eine ernsthafte Augeninfektion (Ophthalmia neonatorum), welche zu Blindheit führen kann, wenn das Kind nicht rechtzeitig behandelt wird.

Den Chlamydien-Status zu kennen ist der erste präventive Schritt. Bei einer Infektion ist eine antibiotische Behandlung des Infizierten notwendig. Eine gleichzeitige Behandlung des Partners ist meist angezeigt. Bei Risikokontakten vermindern Kondome und Femidome das Risiko, schliessen es aber nicht aus.

## 6.3 Die «klassischen» Geschlechtskrankheiten

Die «klassischen» Geschlechtskrankheiten sind seit Menschengedenken eine Plage, und Menschen mit diesen Infektionen wurden häufig stigmatisiert und ausgegrenzt. Syphilis wurde besonders gefürchtet, weil sie unbehandelt nach vielen Jahren häufig zu Hirn- resp. Rückenmarksleiden und schliesslich zum Tod führte. Viele berühmte Schriftsteller, Philosophen und Künstler mussten an ihr elendiglich zu Grunde gehen.

Die «klassischen» Geschlechtskrankheiten sind heute alle mit Antibiotika heilbar und – falls erkannt und behandelt – harmlos. Seit einigen Jahren machen allerdings resistente Bakterienstämme die Erfolge der Antibiotika zunichte, insbesondere bei der Gonorrhö.

Auch diese STI nehmen in Europa seit zehn Jahren wieder stark zu, insbesondere bei Menschen, die häufig den Partner wechseln. Risikogruppen wie Männer, die mit Männern Sex haben und Prostituierte sind deutlich am häufigsten betroffen. Die «klassischen» Geschlechtskrankheiten übertragen sich längst nicht so leicht wie die häufigen und weit verbreiteten humanen Papillomaviren, Chlamydien und genitalen Herpesviren, allerdings leichter als HIV, Hepatitis B und C.

### 6.3.1 Syphilis (Lues, harter Schanker)

- Erreger: Treponema pallidum (Bakterium, **Abb. 6-6**)
- Übertragung: sexueller Kontakt, Blutkontakt, Mutter-Kind-Übertragung
- Diagnose: Antikörper- oder Bakteriumnachweis, diagnostische Lücke: 2 bis 3 Wochen
- Inkubationszeit: 10 bis 90 Tage, durchschnittlich 3 Wochen
- Behandlung: im Stadium I + II mit Antibiotika heilbar; im Stadium III mit Antibiotika heilbar, aber mit bleibenden Schäden
- Verlauf: unbehandelt meist lebenslange Infektion, die mit dem Tod enden kann
- Impfung: keine.

Die Syphilis wird durch ein spiralförmiges Bakterium (Treponema pallidum) verursacht. Die Symptome des Stadiums I und II verschwinden auch ohne Behandlung wieder, sind manchmal nur leichter Art oder untypisch, so dass der Infizierte sie nicht ernst nimmt oder verdrängt. So suchen Betroffene manchmal gar keinen Arzt auf, der einen Test durchführen, die Diagnose stellen und die Behandlung einleiten könnte. Ohne

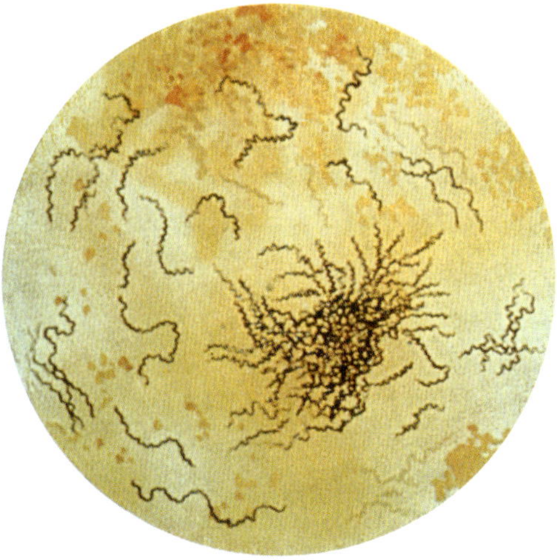

**Abbildung 6-6:** Syphilis-Erreger Treponema pallidum. (Quelle: CDC)

eine antibiotische Behandlung verschwinden die Bakterien aber nicht aus dem Körper. Die Betroffenen sind weiterhin für Sexualpartner infektiös und können die Krankheit unwissend verbreiten.

Die Ansteckung erfolgt in den allermeisten Fällen durch sexuelle Kontakte. Übertragungen durch Kontakt mit infektiösen Haut- oder Schleimhautveränderungen wie Geschwüren (Ulcus, harter Schanker) oder Hautausschlägen sind sehr selten.

Blutübertragungen kommen häufig bei intravenösem Drogenkonsum und Mutter-Kind-Übertragung vor, in Entwicklungsländern selten durch Blut-und Organspenden.

Das Bakterium tritt durch die gesunde Schleimhaut oder durch mikroskopisch kleine Hautrisse in den Körper ein und erreicht innerhalb Stunden die Lymphgefässe und Blutbahnen. Das Blut ist schon kurz nach der Infektion ansteckend. Sexualverkehr mit einem infizierten Partner führt in 30 % der Fälle zu einer Ansteckung.

Beim Krankheitsverlauf der Syphilis werden drei Stadien unterschieden:

**Stadium I (Abb. 6-7):** Am Ansteckungsort entsteht zwei bis sechs Wochen nach der Ansteckung ein hartes, nicht schmerzhaftes Geschwür (harter Schanker, Primäraffekt). Die am nächsten gelegenen Lymphknoten

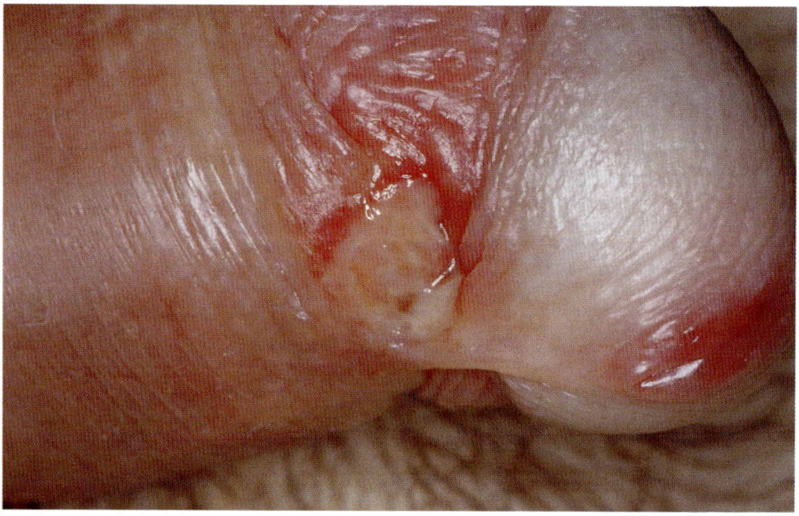

**Abbildung 6-7:** Syphilis im Stadium I: Geschwür unter der Peniseichel. Das Ulcus durum ist typischerweise hart und schmerzlos. (Quelle: S. Lautenschlager, Dermatologie Triemli, Zürich)

schwellen an (meist in der Leiste). Das Geschwür heilt auch ohne Behandlung nach sechs Wochen ab, was zum trügerischen Schluss des Infizierten führt, die Infektion sei ausgeheilt. Unbehandelt geht die Infektion in Stadium II über.

**Stadium II (Abb. 6-8):** Die Bakterien verursachen am ganzen Körper Hautausschläge, Fieber, Lymphknotenschwellungen, Gelenk-, Muskel- oder Kopfschmerzen. Diese Erscheinungen verschwinden zeitweilig, können jedoch über Monate hinweg immer wieder auftreten. Auch diese Symptome heilen ohne eine Behandlung von selbst aus, nicht aber die Infektion. Sie schreitet meist weiter und geht in die Latenzphase über.

**Stadium III** (Latenz- und Spätphase): In der Latenzphase bemerkt der Betroffene keine Symptome und fühlt sich gesund, gleichwohl ist er aber noch ansteckend. Schon Wochen bis Monate nach dem Stadium II greift das Syphilis-Bakterium verschiedene Organe an, insbesondere das Nervensystem (Hirn, Rückenmark und Nerven) und das Herz-

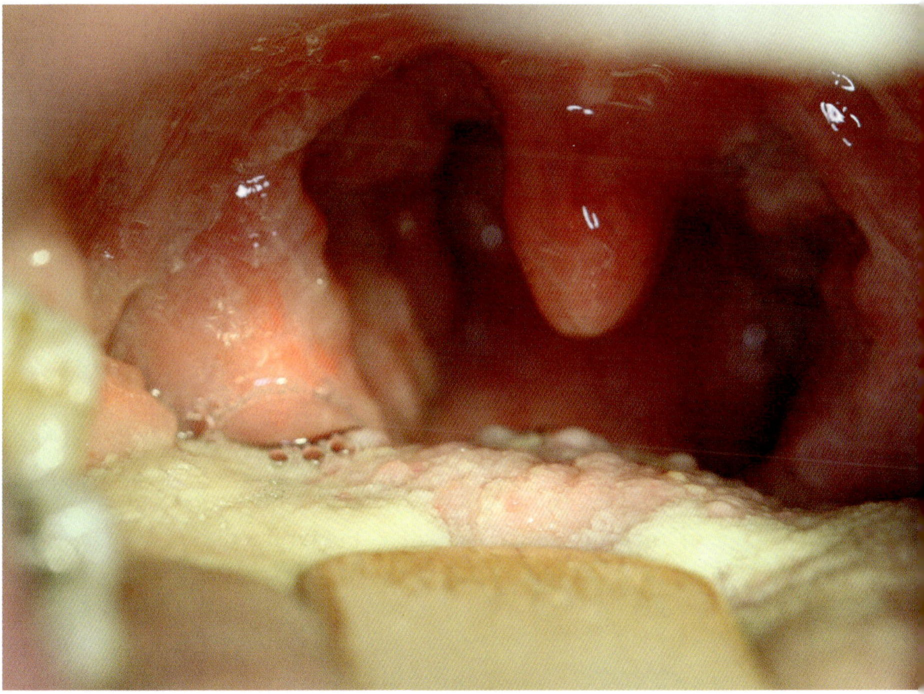

**Abbildung 6-8:** Syphilis im Stadium II: weisse Plaques an Zunge und Rachen. (Quelle: P. Itin, Universität Basel)

Kreislauf-System. Dieser schleichende Prozess kann mehrere Jahre bis Jahrzehnte dauern, bis die Zeichen der Spätsyphilis zutage treten. In der Spätsyphilis brechen schwerwiegende Krankheiten aus, mit irreversiblen Schäden. Die Spätsyphilis führt nach langer Krankheit zum Tod. Am häufigsten ist die Neurolues, bei der das Nervengewebe im Gehirn, Rückenmark und/oder Nerven abgebaut wird (Degeneration, Atrophie). Dieser Gewebsuntergang im Gehirn führt zu Wesensveränderungen, Demenz, Wahnideen (typisch der Grössenwahn), mitunter zu Anfällen und häufig zu Halluzinationen. Symptome einer syphilitischen Schädigung des Rückenmarks sind Gangstörungen (Ataxie) und einschiessende (sogenannte lancierende) Schmerzen. Syphilis kann auch zu Lähmungen und Erblinden führen. Es gibt seltene Verläufe, bei denen Syphilis-Bakterien lebenslang im Körper vorkommen, ohne dass die Spätsyphilis ausbricht.

Eine Übertragung von einer syphilitischen Frau auf ihr Kind kann in jedem Stadium der Schwangerschaft erfolgen. Wird die Mutter in den ersten vier Schwangerschaftsmonaten mit Antibiotika behandelt, kann ein gesundes Kind zur Welt kommen. Ohne Behandlung der Schwangeren kommt es in 40 % der Fälle zu einem Abort oder einer Totgeburt. Bei infizierten Neugeborenen erkennt man eine Syphilis nicht zwingend.

Die Diagnose wird durch einen Labortest gestellt, sobald das Ulcus vorhanden ist (drei Wochen nach der Infektion) oder durch Antikörper im Blut (diagnostische Lücke 3 Wochen). Die Symptome der Syphilis können Hinweise auf die Diagnose geben. Die Symptome werden vom Patienten häufig nicht wahrgenommen oder können so verschieden sein, dass sie mit einem Chamäleon verglichen werden, dessen Aussehen sich immer wieder ändert.

Eine antibiotische Behandlung (Injektion mit einem Depot-Penicillin) im Stadium I und II führt zu einer vollständigen Heilung. Die Schäden einer Spätsyphilis (Stadium III) sind jedoch nicht immer rückgängig zu machen, auch wenn die Bakterien durch Medikamente ausgemerzt werden.

Dem Wissen um den eigenen Serostatus und dem des Sexualpartners kommt entscheidende Bedeutung zu. Falls der Partner infiziert ist, ist sexuelle Abstinenz zwingend, bis die Antibiotika-Behandlung abgeschlossen ist. Kondomanwendung ist bei jedem Risikokontakt notwendig, reduziert das Übertragungsrisiko, aber schliesst es nicht aus.

## 6.3.2 Gonorrhö (Tripper)

- Erreger: Neisseria gonorrhöae (Gonokokken, Bakterium, **Abb. 6-9**)
- Übertragung: sexueller Kontakt, Mutter-Kind-Übertragung
- Diagnose: Erregernachweis im Abstrich (nach 2 bis 7 Tagen)
- Inkubationszeit: 2 bis 7 Tage
- Behandlung: heilbar durch Antibiotika; Problem: Resistenzentwicklung
- Verlauf: Spontanheilung häufig, systemische Erkrankung möglich
- Impfung: keine.

Die Gonorrhö wird durch das Bakterium Neisseria gonorrhoeae verursacht, auch Gonokokken genannt. Das Bakterium verursacht eine Reihe verschiedener genitaler Infektionen: Bei Frauen Infektionen der Harnröhre und der inneren Geschlechtsorgane, was zu Unfruchtbar-

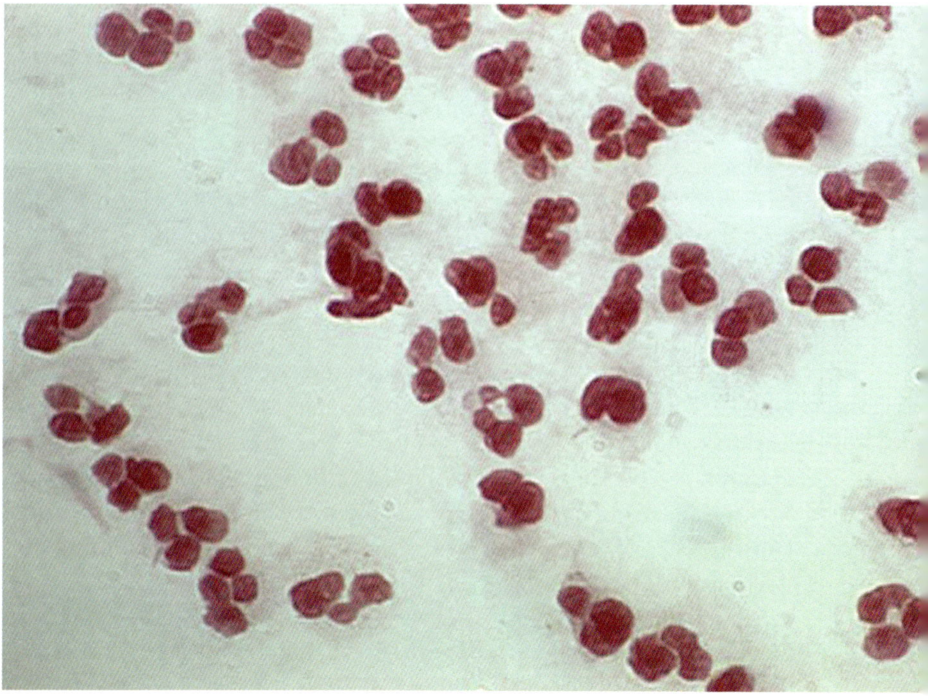

**Abbildung 6-9:** Gonokokken. (Quelle: CDC)

keit führen kann; bei Männern Infektionen der Harnröhre, der Prostata und der Nebenhoden.

Auch die Gonorrhö-Infektion verläuft nicht selten vom Betroffenen unbemerkt, insbesondere bei Frauen, weil keine Symptome auftreten. Deshalb werden die Gonokokken häufig unwissend auf weitere Sexualpartner übertragen.

Die Ansteckung verläuft nahezu immer durch sexuelle Kontakte (Vaginal-, Anal- oder Oralverkehr). Eine Schmierinfektion durch bakterienhaltige Genitalflüssigkeiten (selten auch Speichel) ist möglich. Die gefürchteten Augeninfektionen kommen durch «verschmutzte» Hände zustande. Durch Mutter-Kind-Übertragung bei der Geburt kommt es beim Neugeborenen zu Augeninfektionen. Bis zu 35 % der schwangeren Frauen mit unbehandelter Gonorrhö erleiden einen Abort oder eine Frühgeburt und in 10 % der Fälle stirbt das Kind bei der Geburt. Ohne Behandlung der Mutter werden 30 bis 50 % der Kinder mit Gonorrhö infiziert.

Das Bakterium dringt in die äussersten Zellen der Schleimhaut ein. Meist bleibt es bei einer Infektion des Ansteckungsortes. Bei rund einem Prozent der nicht behandelten Gonorrhö kommt es zu einer generalisierten Infektion, bei der die Bakterien über die Blutbahn in den ganzen Körper gelangen.

Nach einer Inkubationszeit von zwei bis zehn Tagen kommt es zu Symptomen. Bei der Infektion der Geschlechtsorgane kommt es zu weisslichem Ausfluss aus Penis **(Abb. 6-10)** und Scheide (vom Gebärmutterhals) sowie Schmerzen beim Wasserlassen und Schwellung der örtlichen Lymphknoten. Insbesondere bei Frauen können diese Symptome fehlen. Wird die Krankheit nicht behandelt, so kann es beim Mann zur Infektion von Prostata, Samenleiter und Nebenhoden kommen. Bei der Frau können Gonokokken durch die Vagina in die Gebärmutter, Eileiter, Eierstöcke und die Bauchhöhle aufsteigen und diese so stark schädigen, dass die Infektion zu Unfruchtbarkeit führen kann.

Durch Analverkehr kommt es im Anus und Enddarm zu Schmerzen, Juckreiz, eitrigem oder blutigem Ausfluss. Bei einer Ansteckung durch Oralverkehr verläuft die Gonorrhö meist milde (Entzündung des Rachens) oder ohne Symptome.

Über Schmierinfektion (infiziertes Sekret an den Fingern) kann es zu einer Augenentzündung kommen mit teilweise schwerwiegenden Verläufen: Lidschwellung, Rötung des Auges, Geschwüre bis Löcher an der Hornhaut **(Abb. 6-11)**.

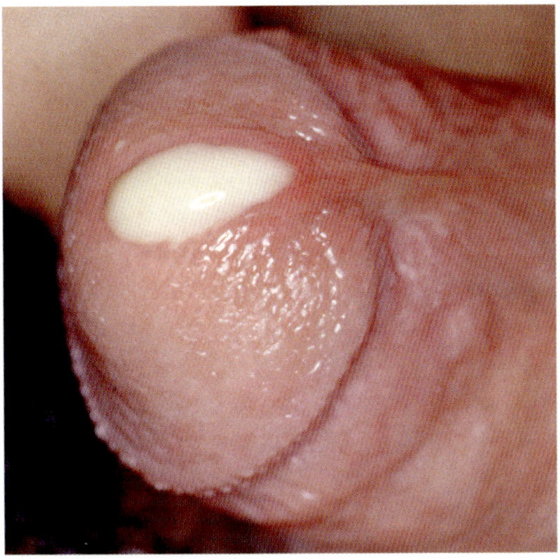

**Abbildung 6-10:** Gonorrhö: eitriger Ausfluss und Eiterpustel am Penis. (Quelle: S. Lautenschlager, Dermatologie Triemli, Zürich)

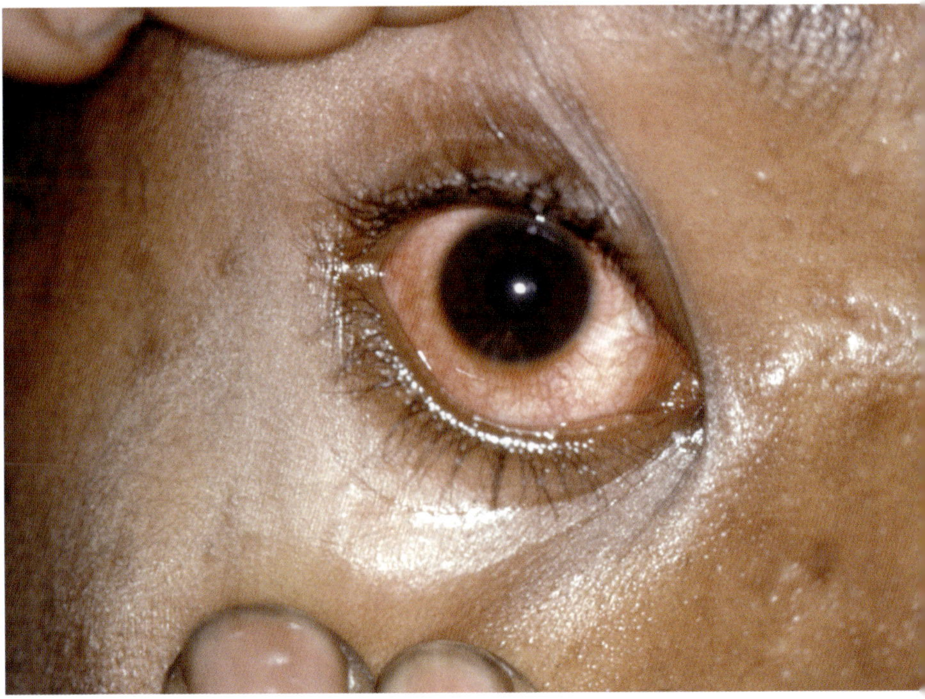

**Abbildung 6-11:** Gonorrhö, systemische Infektion: Der Erreger wird über das Blut im ganzen Körper verteilt und kann auch im Auge zu einer Infektion führen. (Quelle: CDC)

Selten gelangen die Gonokokken ins Blut, werden im ganzen Körper gestreut, insbesondere auf die Gelenke, Haut und Herz (generalisierte Infektion) und können Fieber und Gelenksentzündungen (vor allem Knie, Ellbogen, Fuss-, Finger- und Sprunggelenke) verursachen.

Bei den typischen Symptomen der Gonorrhö, dem weisslichen Ausfluss, ist die Verdachtsdiagnose für den Arzt schnell gestellt. Eine Diagnose ist schon schwieriger bei systemischen (generalisierten) Infektionen mit Entzündungen der Gelenke oder der Hirnhäute. Der Nachweis einer Gonorrhö erfolgt durch einen Abstrich des Ausflusses oder der entzündeten Stelle (Gebärmutterhals, Harnröhre, Anus, Rachen, Auge). Bei einer generalisierten Infektion werden Blutkulturen angelegt, um die Gonokokken zu züchten und dann nachzuweisen.

Die Gonorrhö kann mit Antibiotika geheilt werden. Die Gonokokken verändern bei der Vermehrung durch Mutationen ihr Erbgut. Deshalb werden sie relativ schnell resistent gegen Antibiotika, so dass diese nicht mehr wirken. Aktuell stellt die zunehmende Resistenz auf unterschiedliche Antibiotikagruppen ein ernsthaftes Problem dar. Deshalb kommt der Wahl des Antibiotikums, je nach Ort der Infektion, grosse Bedeutung zu.

Kondomanwendung ist bei jedem Risikokontakt notwendig, reduziert das Übertragungsrisiko, aber schliesst es nicht aus. Falls der Partner infiziert ist, gilt sexuelle Abstinenz, bis die Antibiotika-Behandlung abgeschlossen ist.

### 6.3.3 Lymphogranuloma venereum (LGV)

- Erreger: Chlamydia trachomatis (Bakterium), Typus L1–3
- Übertragung: Sexualverkehr (genital, anal, oral), Kontakt mit Genitalsekreten, Mutter-Kind-Übertragung
- Diagnose: Im Abstrich und Blut. Antigennachweis (PCR), Antikörpernachweis (Elisa)
- Inkubationszeit: Primäraffekt 3 bis 14 Tage, Lymphknotenschwellung 2 bis 4 Wochen später
- Verlauf: Bei Männern 50 %, bei Frauen zu 80 % asymptomatisch, zuerst leichte urogenitale Symptome, dann vergrösserte Lymphknoten in der Leiste.

- Behandlung: heilbar mit Antibiotika
- Impfung: keine.

Das Lymphogranuloma venereum (LGV) wird durch Chlamydia-trachomatis-Typen L1–3 verursacht. Diese Erkrankung war in Europa jahrelang praktisch ausgestorben. In Afrika, Asien, Südamerika und der Karibik kommt sie bis heute häufig vor. In den letzten Jahren werden diese Infektionen aber in Westeuropa und den USA wieder diagnostiziert, v. a. bei homosexuellen Männern. Sextouristen sowie in Übersee stationierte Soldaten und Matrosen haben die LGV-Chlamydien wieder eingeschleppt. Unterdessen werden auch in Mitteleuropa wieder ab und zu Heterosexuelle mit LGV diagnostiziert.

Die Übertragung erfolgt durch sexuelle Kontakte von Schleimhaut mit Körperflüssigkeiten, die mit LGV-Chlamydien infiziert sind, auch von Mutter zu Kind.

Drei bis 14 Tage nach der Ansteckung treten bei einem Drittel der Fälle genital oder anal scharf begrenzte kleine Geschwüre auf, die nach ein paar Tagen spontan abheilen und wegen fehlender Schmerzen oft übersehen werden. Von der Eintrittspforte (genital und anorektal) gelangen die Bakterien über die Lymphbahnen in die regionalen Lymphknoten. In 60 % der Infizierten treten zwei bis vier Wochen nach dem Primäraffekt die Schwellung der Lymphknoten im Leistenbereich (bis zu faustgross) führt die Patienten zum Arzt. Probleme entstehen vor allem, wenn Lymphknoten nach aussen aufbrechen (Fisteln) oder innere Vernarbungen auftreten. Die Diagnose erfolgt durch Nachweis des Erregers im Abstrich oder durch eine Blutuntersuchung.

Bei einer Infektion ist eine antibiotische Behandlung des Infizierten notwendig, zumeist auch die Behandlung des Partners. Bei Risikokontakten vermindern Kondome und Femidome das Risiko, schliessen es aber nicht aus.

### 6.3.4 Ulcus molle (weicher Schanker)

- Erreger: Hämophilus ducreyi
- Übertragung: sexueller Kontakt
- Diagnose: Abstrich mit Erregernachweis

- Inkubationszeit: einige Tage
- Verlauf: schmerzhaftes Geschwür (weicher Schanker) an den Genitalien **(Abb. 6-12)** und bei 50 % Lymphknotenschwellung
- Behandlung: heilbar durch Antibiotika
- Impfung: keine.

Das Bakterium Haemophilus ducreyi ist der Erreger des Ulcus molle, eine Erkrankung, die durch genitale Geschwüre (Ulcera) und Schwellung der Lympknoten gekennzeichnet ist. In den Entwicklungsländern stellt die Erkrankung ein erhebliches Gesundheitsproblem dar, in Westeuropa und den USA war sie lange Zeit praktisch verschwunden, trat aber in den letzten Jahren wieder vermehrt auf.

Die Übertragung erfolgt durch sexuellen Kontakt. Vier bis sieben Tage nach der Infektion treten am Ort der Ansteckung Knötchen auf, die platzen und in weiche, schmerzhafte Geschwüre (Ulcus molle) übergehen. Etwa die Hälfte der Infizierten bekommt vergrösserte, schmerzhafte Lymphknoten in der Leistengegend, die stark anschwel-

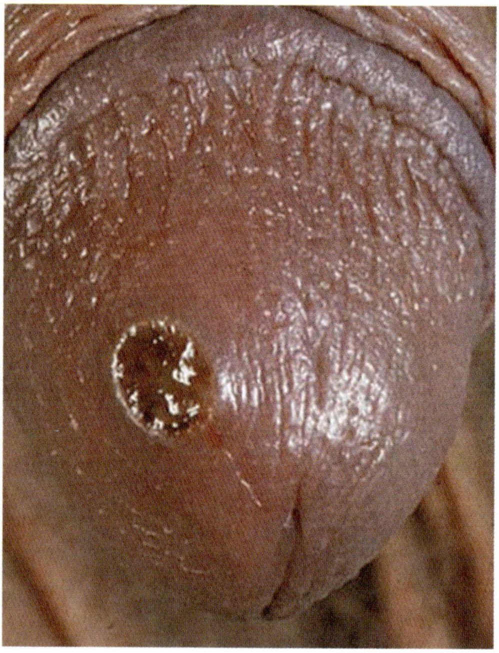

**Abbildung 6-12:**
Ulcus molle: das typische Geschwür ist weich und schmerzhaft.
(Quelle: S. Lautenschlager, Dermatologie Triemli, Zürich)

len, häufig Eiter bilden und dann aufbrechen, so dass der Eiter sich gegen aussen entleert. Der Verlauf der Krankheit ist nicht immer typisch und kann leicht mit anderen sexuell übertragbaren Krankheiten verwechselt werden wie Syphilis, Lymphogranuloma venerum und Herpes genitalis.

Die Symptome können höchstens Hinweise zur Diagnose geben. Die eindeutige Diagnose erfolgt durch Nachweis des Erregers aus einem Abstrich der Geschwüre.

Zur Prävention muss erst einmal die Diagnose gestellt werden, dann kann der Erkrankte mit Antibiotika behandelt werden. Bei unsicheren Sexualkontakten können Kondome die Übertragungsrisiken vermindern.

## 6.4 Die «blutübertragenen» und «bösartigen» STI

In diese Gruppe gehören HIV, Hepatitis B und C sowie Syphilis. Letztere wurde schon bei den «klassischen Geschlechtskrankheiten» abgehandelt. Die entsprechenden Viren und das Treponema pallidum (Syphilis) gelangen kurz nach der Ansteckung ins Blut. Deshalb können sie über das Blut übertragen werden, was zu zusätzlichen Übertragungswegen führt: gemeinsamer Gebrauch von Spritzen bei Fixern, Mutter-Kind-Übertragung, Verletzungen im Medizinalbereich, Transfusionen von Blut und Blutprodukten sowie Organ-Transplantationen.

Die Infektionen können unbehandelt zu gravierenden, tödlichen Krankheiten führen.

Das Risiko sich anzustecken ist unterschiedlich: Treponema pallidum (Syphilis) ist leicht übertragbar, Kontakt mit infizierten Körperflüssigkeiten mit Schleimhaut und Haut genügt. Hepatitis-B-Viren schon deutlich weniger leicht, kann aber selten auch einmal durch Haushaltskontakte übertragen werden. Das HI-Virus ist im Alltag nicht ansteckend. Am schwersten übertragbar ist das Hepatitis-C-Virus, das selbst bei sexuellem Kontakt schwer übertragbar ist.

### 6.4.1 HIV-Infektion/Aids

- Erreger: humanes Immundefizienz-Virus 1+2 (HIV 1+2, **Abb. 6-13**)
- Übertragung: sexueller Kontakt, Blutkontakt, Mutter-Kind-Übertragung

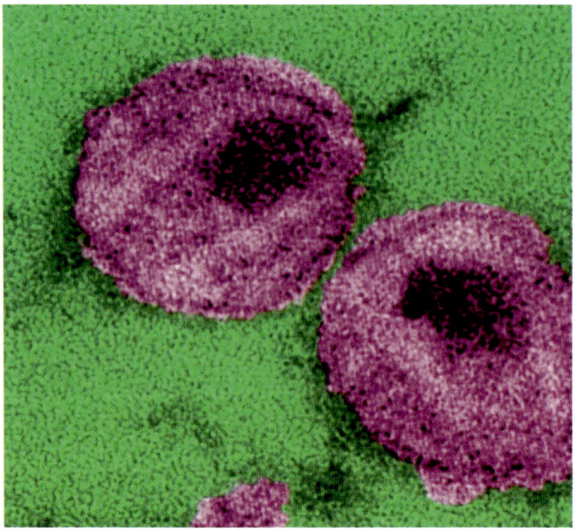

**Abbildung 6-13:**
HI-Viren, elektronenmikroskopische Aufnahme.
(Quelle: CDC)

- Diagnose: Bluttest, HIV-Test: Antikörper und Virusnachweis im Blut, diagnostische Lücke 2 Wochen bis 3 Monate
- Inkubationszeit: 2 bis 3 Wochen für die akute HIV-Erkrankung, 8 bis 12 Jahre für Aids
- Verlauf: unbehandelt lebenslange Infektion, die mit dem Tod endet
- Behandlung: antiretrovirale Therapie (ART) unterdrückt die Virusvermehrung, heilt die Infektion aber nicht
- Impfung: keine.

Die HIV-Infektion ist in erster Linie eine sexuell übertragbare Infektionskrankheit. Aids (Acquired immunodeficiency syndrome = erworbene Immunschwäche-Krankheit) wird das Endstadium einer Infektion mit HI-Virus (Human Immunodeficiency Virus = Humanes Immunschwäche-Virus) genannt. Bis heute wurden zwei Virustypen (HIV-1 + HIV-2) mit zahlreichen Untergruppen entdeckt.

Zwischen der Ansteckung und dem Ausbruch von Aids vergehen etwa zehn Jahre. In dieser Zeit können die Infizierten – ohne etwas von der Infektion zu merken – das Virus auf andere Menschen übertragen. Auch heute noch sind in Westeuropa und Nordamerika etwa ein Drittel der Infizierten sogenannte Spättester, das heisst, sie erfahren im Durchschnitt erst sieben Jahre nach der Ansteckung von ihrer Infektion.

Die HIV-Infektion kann mit einer antiretroviralen Therapie (ART) behandelt werden. ART unterstützt das Immunsystem, sodass bei einer gut verträglichen Therapie über Jahrzehnte keine Krankheiten entstehen. Allerdings kann ART die HIV-Infektion nicht heilen, was bedeutet, dass der HIV-Infizierte lebenslang Virusträger bleibt. Trotz ART wird eine Verkürzung des Lebens um zehn bis 20 Jahre geschätzt. ART senkt effizient die Infektiosität, weshalb die Diagnosestellung und die Behandlung der HIV-Infektion auch von grösster präventiver Bedeutung sind.

In erster Linie wird das HI-Virus durch Sexualverkehr übertragen, wobei Analverkehr das höchste Risiko aufweist, ein etwas kleineres der Vaginalverkehr und das geringste der Oralverkehr. Beim intravenösen Drogenkonsum besteht ein sehr hohes Risiko, wenn bereits benutzte Spritzen oder Nadeln verwendet werden. Während Schwangerschaft, Geburt oder beim Stillen besteht ein hohes Übertragungsrisiko von 20–30 %, das durch ART unter 1 % gesenkt wird. HIV ist kein Virus, das über die Luft oder Nahrungsmittel übertragen wird. Ausserhalb des Körpers überlebt es nur kurz, wodurch eine Übertragung im Alltag extrem unwahrscheinlich ist.

Eine gleichzeitig bestehende andere sexuell übertragbare Infektion (insbesondere Syphilis, Herpes genitalis, Gonorrhö und Ulcus molle) erhöht die Empfänglichkeit für eine Infektion mit dem HI-Virus. Leidet der HIV-Infizierte zusätzlich an einer anderen sexuell übertragbaren Infektion, so ist er für Sexualpartner ansteckender.

Bei einer unbehandelten HIV-Infektion werden drei Stadien unterschieden:

**Die akute HIV-Erkrankung** (auch Primoinfektion): Etwa die Hälfte der HIV-Infizierten machen eine akute HIV-Infektion durch, mit ähnlichen Symptomen wie bei einer Grippe oder einer Mononukleose. Nach ein bis zwei Wochen treten Fieber, Gelenk- und Muskelschmerzen und vergrösserte Lymphknoten auf. Dies dauert etwa zwei bis sechs Wochen. Ohne Behandlung verschwinden diese Symptome wieder, weshalb sie oft nicht als HIV-Erkrankung interpretiert werden. Danach beginnt die sogenannte klinisch stumme Phase.

**Die klinisch stumme Phase:** Acht bis zehn Jahre lang kann das Immunsystem die Virusvermehrung so weit kontrollieren, dass meist keine Symptome auftreten. Mit der Zeit können nicht schmerzhafte Vergösserungen der Lymphknoten auftreten. Das HI-Virus behält schliesslich Oberhand und die Virusvermehrung nimmt zu. Das Abwehrsystem des

Menschen wird immer mehr zerstört, bis auch andere Infektionen wie Pilzinfektionen (s. **Abb. 6-14**) und Krebs den Betroffenen heimsuchen.

**Aids:** Das Immunschwäche-Syndrom Aids beginnt etwa zehn bis zwölf Jahre nach der Ansteckung mit lebensbedrohlichen Krankheiten, sogenannten opportunistischen Infektionen (Pneumocystis-Pneumonie, zerebrale Toxoplasmose), Krebserkrankungen (Kaposi-Sarkom, Non-Hodgkin-Lymphom) oder schweren Allgemeinsymptomen (Fieber, Müdigkeit) sowie Hirn- und Nervenkrankheiten (**Abb. 6-15**). Schliesslich stirbt der Betroffene an den Folgen der Immunschwäche.

Der Nachweis der HIV-Infektion kann nur durch einen HIV-Test gestellt werden. Allerdings muss eine diagnostische Lücke (diagnostisches Fenster) von zwei Wochen bis zu drei Monaten berücksichtigt werden. Die Krankheitssymptome können höchstens als Hinweis zur Diagnosestellung beitragen.

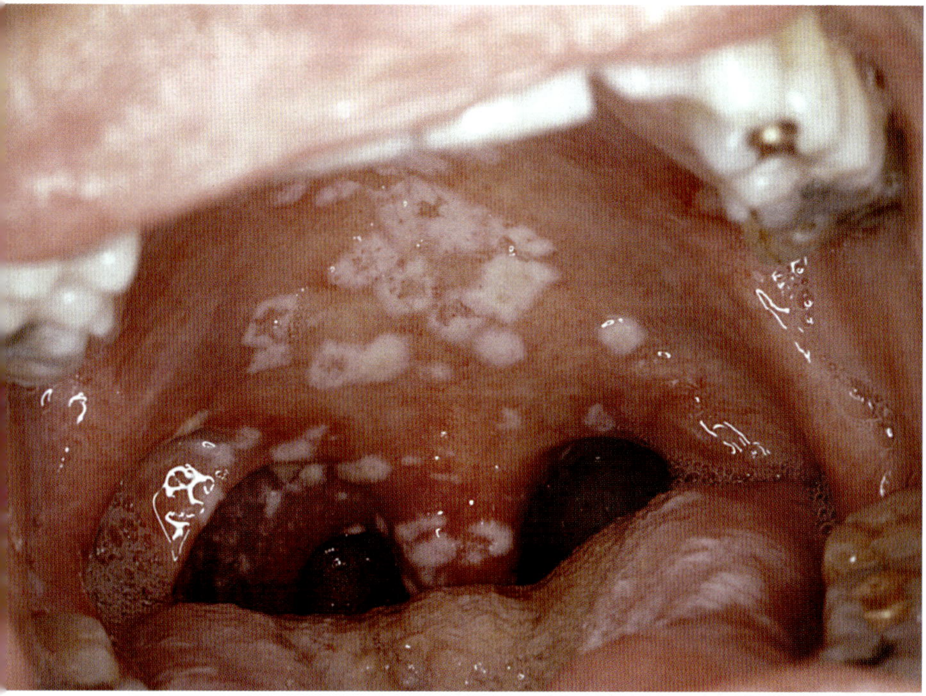

**Abbildung 6-14:** Aids: Pilzinfektion (Candida albicans) in Mund und Rachen bei Immunschwäche. (Quelle: CDC)

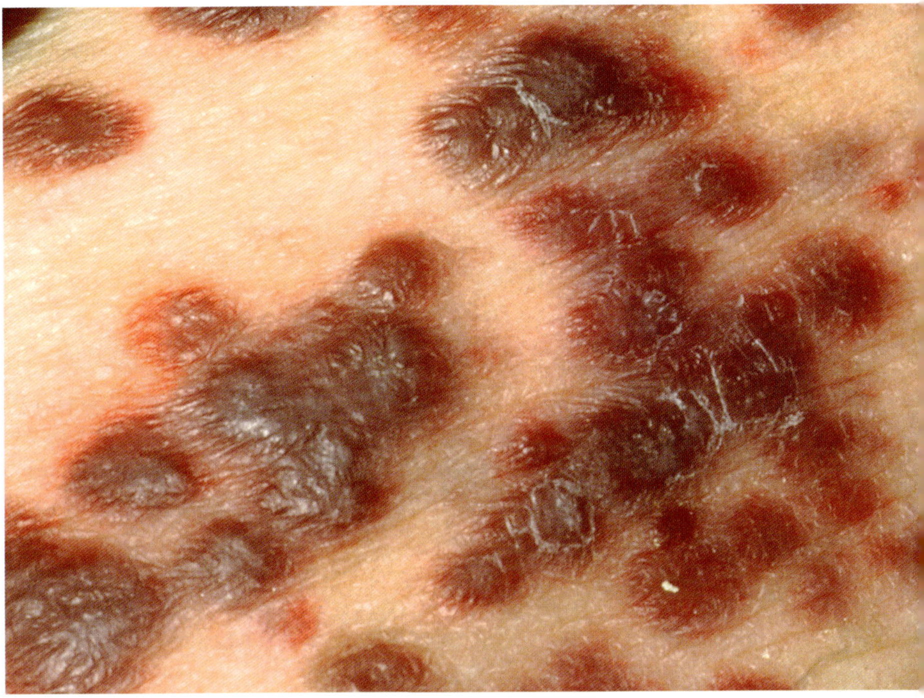

**Abbildung 6-15:** Das Kaposi-Sarkom ist ein Tumor, der bei Aids meist die Haut betrifft. (Quelle: US National Cancer Insitute)

Die heutige antiretrovirale Therapie (ART) unterdrückt die Vermehrung der HI-Viren, wodurch das Immunsystem besser mit den Viren fertig wird. Durch ART erfolgt keine Heilung, der HIV-Infizierte bleibt lebenslang Virusträger und sobald die Medikamente abgesetzt werden, vermehren sich die HI-Viren wieder explosionsartig. Mit ART kann der Ausbruch der Krankheit Aids um Jahre, ja Jahrzehnte hinausgezögert werden, während deren die Lebensqualität der Betroffenen meist sehr gut bleibt. Allerdings ist eine frühe Diagnose (HIV-Test) auch wichtig, damit die Therapie begonnen werden kann, solange das Immunsystem noch wenig geschädigt ist. Durch ART wird die Infektiosität deutlich gesenkt, sodass ART auch präventiv wirkt.

Bei einer späten Diagnose der Infektion können schon schwere, teilweise irreversible Immunschäden bestehen. Die Europäische Studie über die HIV-Infektion zeigt, dass nur eine von zehn behandelten Personen mit HIV an Aids stirbt, ohne Behandlung hingegen alle.

Als Prävention kommt dem Wissen um den eigenen HIV-Status und denjenigen des Sexualpartners entscheidende Bedeutung zu. Da ART das Übertragungsrisiko stark vermindert, wirkt ART auch präventiv. Risikokontakte sollten vermieden werden. Falls jemand doch risikoreichen Sex eingehen will, ist die Anwendung von Kondomen notwendig. Eine Impfung scheint noch in weiter Ferne.

### 6.4.2 Hepatitis B

Hepatitis B ist eine durch Hepatitis-B-Viren verursachte Erkrankung der Leber, weshalb sie auch infektiöse Hepatitis (Leberentzündung) genannt wird. Bis heute sind fünf Hepatitis-Viren bekannt, Hepatitis-Virus-A, B, C, D und E, die alle zu einer infektiösen Hepatitis führen können. Vor allem das Hepatitis-B-Virus (HBV) und in geringerem Masse auch das Hepatitis-C-Virus (HCV) sind sexuell übertragbar.

- Erreger: Hepatitis-B-Virus (HBV, **Abb. 6-16**)
- Übertragung: Sexueller Kontakt, Blutkontakt, Mutter-Kind-Übertragung
- Diagnose: Virus- und Antikörpernachweis im Blut, diagnostische Lücke: 4 bis 12 Wochen
- Inkubationszeit: 1 bis 6 Monate (Durchschnitt 60 bis 90 Tage)
- Verlauf: Leberentzündung mit Gelbsucht oder symptomlos, häufig Spontanheilung, aber auch Todesfälle (akutes Leberversagen); chronische Verläufe teilweise tödlich mit Leberzirrhose und -krebs
- Behandlung: akute Infektion: meist keine Behandlung notwendig; chronische Infektion mit Interferon teilweise behandelbar
- Impfung: Schützt sehr gut. Kann bereits im Säuglingsalter gemacht werden, spätestens vor dem ersten Sexualkontakt empfohlen.

Das Hepatitis-B-Virus wird ähnlich wie das HI-Virus übertragen, aber etwa zehnmal leichter: Sexuell, über das Blut (Mutter-Kind, intravenöser Drogenkonsum, Nadelstichverletzungen bei medizinischem Personal), aber auch bei dauerhaftem und engem Kontakt mit im gleichen Haushalt lebenden Menschen. Beim Tätowieren und Piercen, wenn

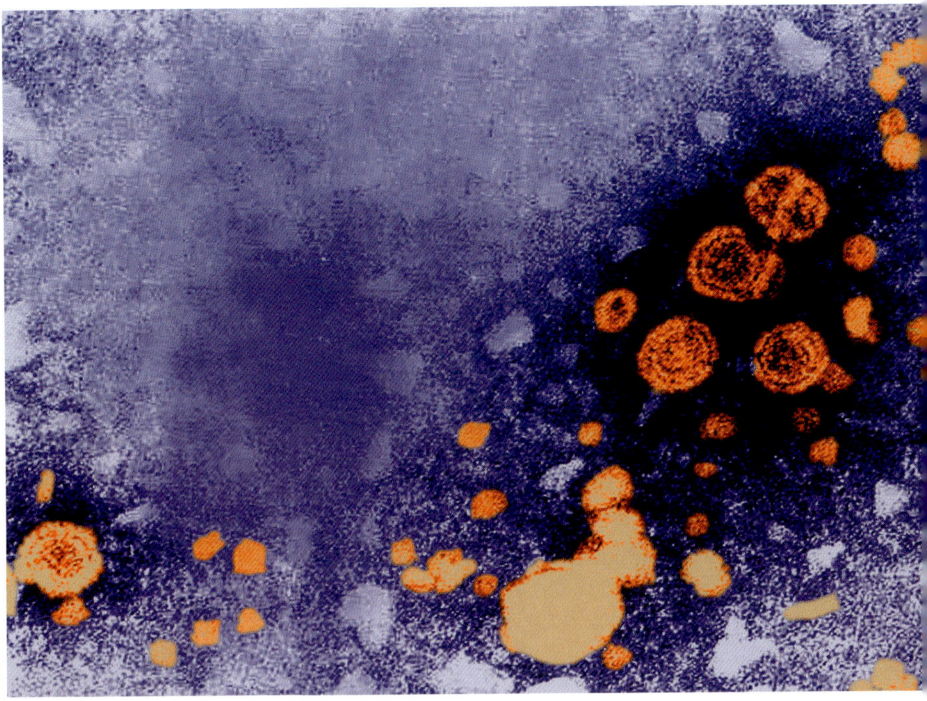

**Abbildung 6-16:** Hepatitis-Viren, elektronenmikroskopische Aufnahme. (Quelle: CDC)

unsteriles Material verwendet wird, oder auch bei gemeinsamer Verwendung von Zahnbürsten und Rasierapparat ist eine Ansteckung möglich. Hepatitis B ist keineswegs nur ein Problem der bekannten «Kern- oder Hochrisikogruppen». Kein Ansteckungsrisiko besteht bei Kontakten der intakten Haut von virushaltigen Körperflüssigkeiten oder beim Essen und Trinken.

Die Hepatitisviren gelangen vom Infektionsort (auch Schleimhaut und minimal verletzte Haut) über das Blut in die Leber, wo sie in die Leberzellen eindringen und sich dort vermehren. Wenn das Immunsystem gut funktioniert, wird es selber mit den HB-Viren fertig und der Infizierte ist lebenslang immun. Bis die Hepatitis B ganz geheilt ist, bleibt der Infizierte weiterhin ansteckend.

Die Hepatitis-B-Infektion verläuft bei manchen Menschen symptomlos und bei anderen tritt zwei bis sechs Monate nach der Ansteckung eine akute Hepatitis (Leberentzündung) mit einer Gelbsucht, oder in seltenen Fällen ein akutes Leberversagen auf, das tödlich ist.

Beim Rest verläuft sie unbemerkt. In 10 % kommt es zu einer chronischen Hepatitis aus der sich eine Schrumpfleber (Leberzirrhose) oder ein Leberkrebs entwickeln kann.

**Akute Hepatitis B:** Viele Infizierte erleiden nur milde Symptome, die einer Bauchgrippe ähneln (Appetitlosigkeit, Verdauungsstörungen, Übelkeit, Erbrechen, Erschöpfung und Fieber). Nur jeder dritte Infizierte bekommt die typischen Symptome einer akuten Leberentzündung mit Gelbsucht. Dabei verfärben sich Haut und Schleimhäute gelb, leicht erkennbar an den gelben Augen **(Abb. 6-17)**. Der Urin wird dunkelbraun und der Stuhl farblos. Wenn das körpereigene Abwehrsystem optimal funktioniert, heilt die akute Hepatitis aus und die Leber erholt sich wieder vollständig. Danach ist diese Person lebenslang gegen die Hepatitis-B-Viren immun.

**Chronische Hepatitis B:** Bei jedem Zehnten geht die Gelbsucht zwar vorüber, die Hepatitis-B-Viren bleiben aber im Körper und die Hepatitis B wird chronisch. Der Virusträger bleibt für andere ansteckend. Bei

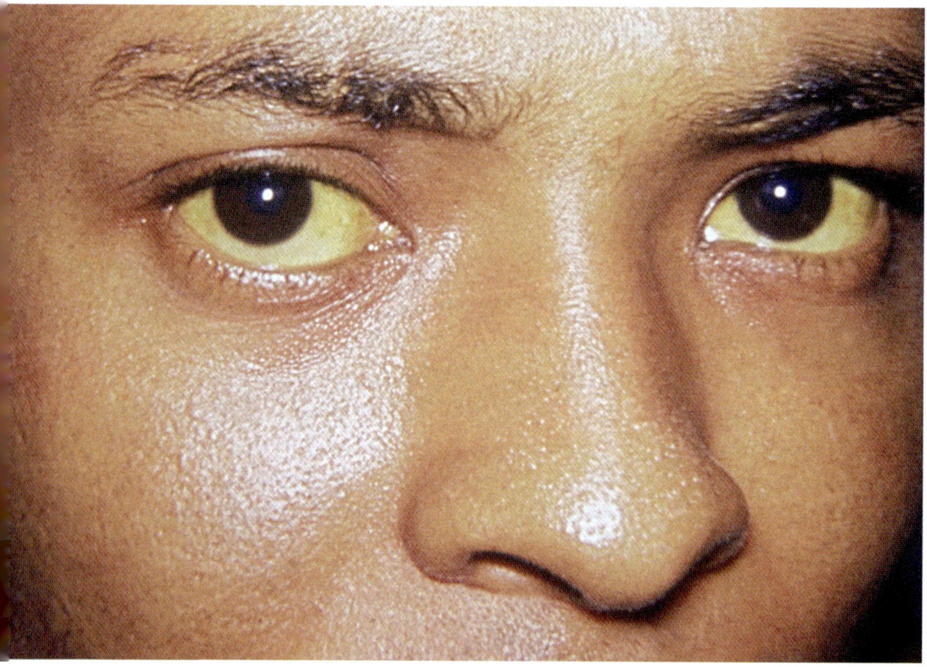

**Abbildung 6-17:** Hepatitis: Bei der Gelbsucht fallen die gelbe Augen auf. (Quelle: CDC)

jedem vierten chronischen Virusträger zieht sich die schwere Leberentzündung über Jahre dahin mit unspezifischen Symptomen wie Unwohlsein, Appetitlosigkeit und Erschöpfung. Unbehandelt kommt es häufig zu einer Leberzirrhose oder Leberkrebs mit tödlichem Ausgang.

Es gibt verschiedene Ursachen für eine Hepatitis und eine Gelbsucht, weshalb zur Diagnose immer ein Hepatitis-B-Test notwendig ist, durch Nachweis des Virus und/oder von Antikörpern gegen das HBV.

Bei der chronischen Hepatitis B kommt eine Behandlung mit Interferon in Frage. Dies bedeutet allerdings, sich ein Jahr lang wöchentlich Interferon zu spritzen. Bei 40 % der Patienten kann die Virusvermehrung gestoppt werden.

Die Hepatitis-B-Impfung senkt das Risiko einer Ansteckung um 98 %. Alle Kinder und Jugendlichen sollten spätestens mit elf bis 15 Jahren geimpft werden, also bevor die ersten sexuellen Kontakte stattfinden. Daneben sollten alle, bei denen ein Risiko besteht, sich impfen lassen wie Menschen mit häufigem Partnerwechsel, medizinisches Personal, Personen, die mit einem Hepatitis-B-Infizierten zusammen wohnen, oder vor Reisen in Entwicklungsländer.

Dem Wissen um den eigenen Serostatus und dem des Sexualpartners kommt entscheidende Bedeutung zu. Bei einem infizierten Partner ist eine Impfung angezeigt. Bis der Impfschutz vollständig aufgebaut ist, sind sexuelle Abstinenz oder konsequente Kondomanwendung empfohlen. Kondomanwendung ist bei jedem Risikokontakt notwendig. Kondome reduzieren das Übertragungsrisiko, schliessen es aber nicht aus.

### 6.4.3 Hepatitis C

Hepatitis C ist eine durch Hepatitis-C-Viren verursachte Erkrankung der Leber, weshalb sie auch infektiöse Hepatitis (Leberentzündung) genannt wird.

- Erreger: Hepatitis-C-Virus (HCV)
- Übertragung: sexueller Kontakt, Blutkontakt, Mutter-Kind-Übertragung
- Diagnose: Virus- und Antikörpernachweis im Blut. Diagnostische Lücke: HCV 30 bis 35 Tage (im Durchschnitt), Antikörper gegen HCV 36 Tage nach Virusnachweis

- Inkubationszeit: 2 bis 26 Wochen, im Durchschnitt 6 bis 7 Wochen
- Verlauf: akute Erkrankung mit Leberentzündung (Gelbsucht) oder auch symptomlos, häufig Spontanheilung, aber auch vereinzelt Todesfälle (akutes Leberversagen). Chronische Verläufe teilweise mit Leberzirrhose und -krebs, die tödlich sind **(Abb. 6-18)**.
- Behandlung: akute Infektion: meist keine Behandlung notwendig; chronische Infektion: antivirale Therapie möglich
- Impfung: keine.

Eine sexuelle Übertragung des Hepatitis-C-Virus ist grundsätzlich möglich, aber selten, weil das Virus schwer übertragbar ist, deutlich schwerer als das HI-Virus und noch viel schwerer als das Hepatitis-B-Virus. Die meisten sexuellen Übertragungen finden in den deutschsprachigen Ländern unter homosexuellen Männern statt.

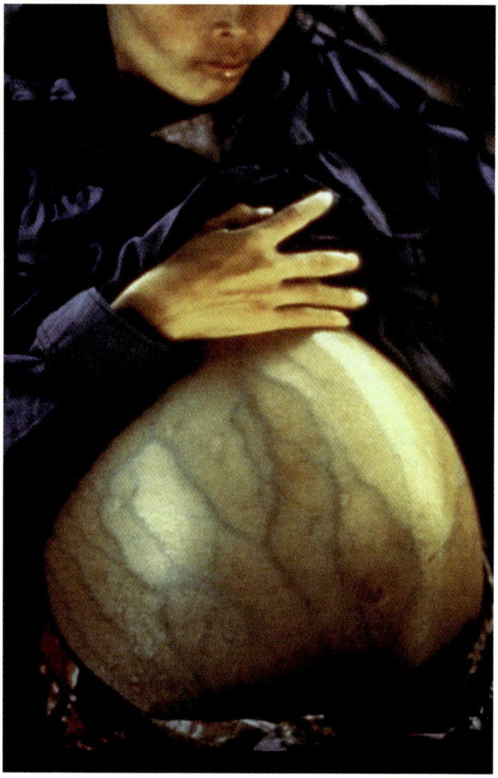

**Abbildung 6-18:**
Ascites (Wasserbauchsucht) durch Leberkrebs oder Leberzirrhose, wie er im Endstadium einer chronischen Hepatitis-C- oder -B-Infektion auftreten kann. (Quelle: CDC)

Über Blut wird das HCV leicht übertragen. Zu den Risikogruppen gehören Drogenabhängige, die intravenös konsumieren. Heute werden alle Blutprodukte sehr sicher hergestellt, so dass bei Transfusionen und Transplantationen keine Übertragungen mehr vorkommen.

Zwei Wochen bis einige Monaten nach der Infektion kann eine akute Erkrankung auftreten: typisch ist eine Leberentzündung mit einer Gelbsucht und Allgemeinsymptomen. Normalerweise verschwinden die Symptome ohne weitere Behandlung wieder. Es kommen aber auch Verläufe ohne akute Erkrankung vor. Ein Teil der Hepatitis-C-Infektionen heilt spontan aus, aber es kann auch zu einer chronischen Hepatitis kommen, die unbehandelt in etwa 20–30 % der Fälle nach etwa 30 Jahren zu einer Leberzirrhose oder Leberkrebs führt.

Bei der chronischen Hepatitis C gibt es eine Behandlung mit antiviralen Medikamenten (Interferon und Ribaverin). Eine möglichst frühe Diagnose der Hepatitis C ist entscheidend, um die Krankheitsprogression mit antiviralen Medikamenten zu verhindern und durch Verhaltensänderungen verschlimmernde Faktoren wie Alkoholmissbrauch, Rauchen oder Übergewicht möglichst in Grenzen zu halten.

Zur Prävention ist die Vermeidung von Risikokontakten erforderlich oder zumindest die Anwendung von Kondomen notwendig. Menschen mit risikoreichem Sexualverhalten wie häufigem Partnerwechsel und Analverkehr ist ein Hepatitis-C-Test empfohlen.

# 7 Prävention der sexuell übertragbaren Infektionen

Am 5. Juni 1981 berichteten die amerikanischen Gesundheitsbehörden erstmals über Aids-Fälle. Seither hat Aids die Welt verändert. In Europa weiss schon jedes Kind oder zumindest jeder Jugendliche, dass Sexualität ohne Safer Sex ein HIV-Risiko bedeutet. Trotzdem sank in den letzten zehn Jahren in Westeuropa die Zahl der neu mit HIV-Infizierten nur leicht und andere sexuell übertragbaren Infektionen stiegen sogar stark an (s. Kap. 5.2).

Meist sind junge Menschen betroffen (s. **Abb. 7-1** und **7-2**). HPV, Chlamydien und genitaler Herpes sind in Europa und weltweit die häufigste Ursache sexuell übertragbarer Infektionen. Das Infektionsrisiko durch HPV, Chlamydien und genitalem Herpes geht praktisch gegen Null, solange keine sexuellen Beziehungen stattfinden, erhöht sich aber schnell mit steigender Anzahl von Geschlechtspartnern (siehe Abb. 4-1). Das ist bei den schwerer übertragbaren Geschlechtskrankheiten wie Gonorrhö, Syphilis und HIV auch so, nur sind bei diesen STI ein grosser Prozentsatz von den sogenannten «Risikogruppen» betroffen.

Ein gewichtiges Problem bei der Prävention der Geschlechtskrankheiten sind die zahlreichen nicht erkannten Infektionen. Die meisten STI verlaufen zu einem grossen Prozentsatz ohne Beschwerden oder nur mit milden, vorübergehenden Symptomen, aber bestehen trotzdem weiter. In Westeuropa wissen etwa 30 % der HIV-Infizierten nichts von ihrer Infektion **(Abb. 7-3)**. All diese unwissenden Infizierten können nichtsahnend weitere Menschen anstecken. Trotz millionenschwerer Aids-Kampagnen sind viele junge Menschen schlecht informiert. Manche wiegen sich in falscher Sicherheit, weil sie keiner

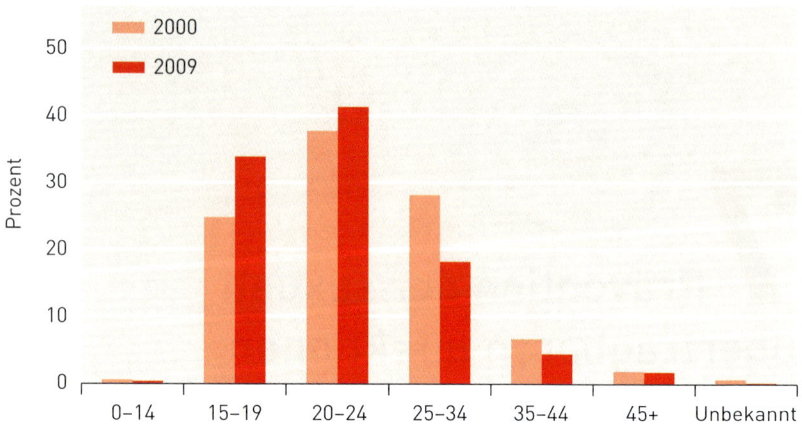


**Abbildung 7-1:** Chlamydien-Infektionen nach Altersgruppen in Europa (2000 aus 9, 2009 aus 18 europäischen Ländern). Bei den 15- bis 24-Jährigen sind Partnerwahl und der Partnerwechsel in der Gesamtbevölkerung am häufigsten, weshalb in dieser Alterskategorie am meisten Neuansteckungen zu verzeichnen sind. Chlamydien werden leicht übertragen und nahmen in Europa seit 2000 stetig zu. (Quelle: ECDC 2011)

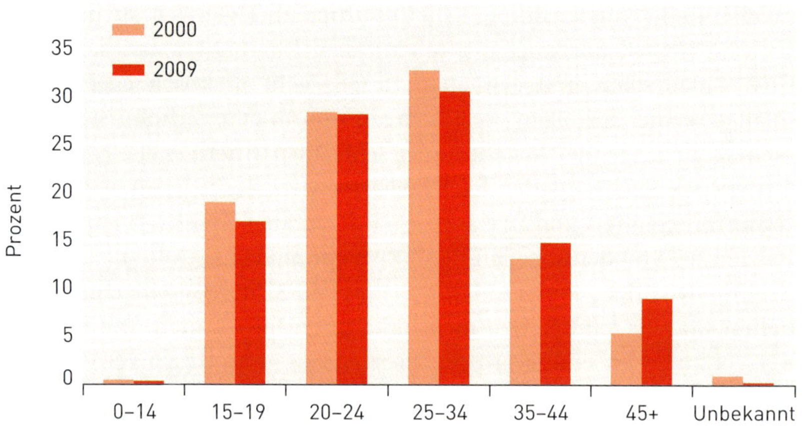


**Abbildung 7-2:** Gonorrhö-Infektionen nach Altersgruppen in Europa (2000 aus 13, 2009 aus 24 europäischen Ländern). In vielen westeuropäischen Ländern trifft Gonorrhö überwiegend Männer, die Sex mit Männern haben, weshalb das Durchschnittsalter etwas höher ist als bei Chlamydien, wo 51 % Frauen betroffen sind, die meist keiner Risikogruppe angehören. (Quelle: ECDC 2011)

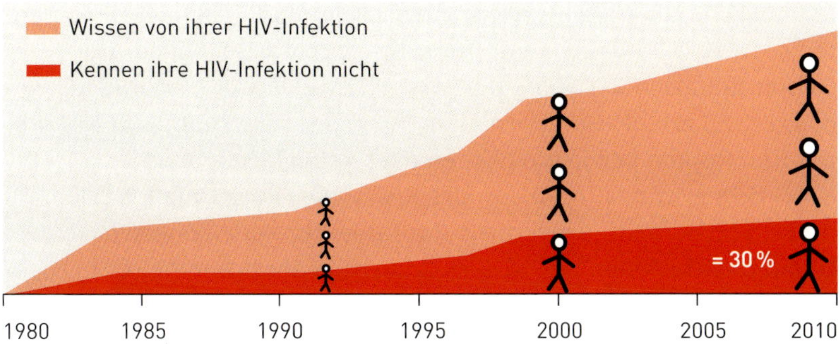


**Abbildung 7-3:** Unerkannte HIV-Infektionen 1980–2010 in Europa. Seit Jahren nehmen die unerkannten HIV-Infektionen zu und machen jeweils etwa ein Drittel aller HIV-Infektion aus. Die unwissenden HIV-Infizierten können sich nicht rechtzeitig behandeln lassen, was zu irreversiblen Schäden des Immunsystems führen kann. Zudem verbreiten sie unwissend das HI-Virus, wohl ein Hauptgrund, warum die Neuinfektionen nicht stärker zurückgehen. (Quelle: ECDC 2011)

«Risikogruppe» angehören. Viele verdrängen die Risiken in der Hitze des Augenblicks.

Gut über STI informiert zu sein, ist der erste Schritt. Ansteckungen mit STI möglichst zu vermeiden der zweite. Dies ist eine Investition in die Zukunft: Den einen ist die Gesundheit am wichtigsten, den anderen geht es vor allem um guten Sex, den dritten darum, Kinder bekommen zu können. In diesem Kapitel wird dargelegt, was risikoloser Sex ist, wie sicher Safer Sex sein kann, welches Risiko mit welchem Verhalten verbunden ist, und was absolut unsicher ist.

## 7.1 Sex beinhaltet immer ein gewisses Risiko

Am Anfang des Kapitels Prävention möchte ich etwas klarstellen: Sex bedeutet immer ein Risiko, wenn nicht für Aids und andere STI, dann für ungewollte Schwangerschaft oder für emotionale Risiken. Wer ist denn nicht schon einmal vor Liebeskummer halb durchgedreht oder hatte Angst, nach einer Enttäuschung sich auf eine neue Beziehung einzulassen?

Trotzdem wäre es absurd vorzuschlagen, Sex für immer zu vermeiden. Sexualität gehört zur menschlichen Natur und ist unabhängig vom Kinderzeugen Bestandteil einer Partnerschaft. Meine Absicht ist es, mögliche Übertragungswege aufzuzeigen und verschiedene Varianten sexuellen Verhaltens mit ihren Risiken zu beschreiben. Der Leser soll im umfassenden Sinne des Wortes «Aufklärung» informiert werden. Er soll mit diesen Informationen ein selbstbestimmtes Leben führen und Risiken bewusst eingehen oder vermeiden können.

Vorsichtig Autofahren kann das Risiko für einen Unfall verkleinern und ein Sicherheitsgurt vermag, das Risiko für Verletzungen bei einem Unfall zu reduzieren. Sex-Risiken können in ähnlicher Weise angegangen werden. Durch entsprechende Vorkehrungen können Sie das Risiko einer sexuell übertragbaren Infektion deutlich vermindern. Sie müssen wissen, wie Sie sich schützen können und sind dann in der Lage, Ihr Risiko selber zu bestimmen. Was für den einen akzeptabel ist, kann für den anderen nicht genügen. Wenn Sie absolute Sicherheit wünschen, dann müssen Sie abstinent leben oder nur eine Beziehung mit einem Partner eingehen, der noch nie Sexualität mit einem anderen Menschen ausgeübt hat. Absolutheit ist im menschlichen Zusammenleben schwer zu erlangen, aber eine nach menschlichem Ermessen eingestufte sehr grosse Sicherheit ist sehr wohl zu erreichen.

Ich hoffe, dass Sie dieses Kapitel sorgfältig lesen, und eine Strategie auswählen, die Ihnen genügend Sicherheit gibt.

### One-Man-Women mit verschiedenen Partnern

Nora, eine attraktive Juristin Mitte dreissig, war seit vier Monaten wegen beruflicher Probleme bei mir in Behandlung. Zum Thema Männerbeziehungen erklärte sie mir: «Ich bin eine One-Man-Woman». Mir war bekannt, dass sie in keiner festen Beziehung lebte, kein Kind von Traurigkeit war und ihre weiblichen Reize, mit denen die Natur sie reichlich ausgestattet hat, durchaus einzusetzen wusste. «Wie sie das wohl meint?», dachte ich mir, denn ich wusste von mehreren Männerbeziehung, auch von kurzen. Ich schaute wohl etwas verblüfft, worauf sie mir ohne weitere Nachfrage erläuterte: «Wissen Sie, ich habe schon viele Männer gehabt, aber immer nacheinander, nie gleichzeitig. Manchmal sind die Beziehungen kurz gewesen, aber der Sex hat mir eigentlich immer Spass gemacht. Ich bin einfach nicht der Typ für einen Seitensprung, und ich will auch keine lockeren sexuellen Beziehungen mit zwei Männern gleichzeitig.»

«Haben Sie keine Angst vor einer sexuell übertragbaren Infektion?» – «Nein, ich gehe ja schliesslich nicht mit jedem Dahergelaufenen ins Bett, meine Männer sind alle handverlesen.» – «Woher wissen Sie denn, dass ihre Männer keine Geschlechtskrankheit gehabt haben? Haben sie alle testen lassen?» Nora ist freiheitsliebend und lässt sich nicht gerne in ihr Leben reinreden, auch nicht von Viren und Bakterien und erst recht nicht von Ärzten. Aber sie hat sich auch nicht gross mit STI befasst – vielleicht auch, weil sie ahnte, dass sie dann ihr Liebesleben ändern «müsste». Nur einer ihrer Männer, mit denen sie eine kürzere oder längere Beziehung pflegte, habe sie darauf angesprochen (siehe Kap. 7.2.3). Für Nora auch ein willkommener «Beweis», dass keine Gefahr bestünde, weil sich die Männer ja dem gleichen Risiko aussetzten wie sie selbst.

Genau hier liegt das Problem bei den sexuell übertragbaren Infektionen – keiner will es wissen. Sich korrekte und differenzierte Kenntnisse über STI zu erwerben, sind der Anfang jeder Prävention. Da genügt es nicht, einfache Botschaften in Erinnerung zu haben wie «im Minimum en Gummi drum» oder «kein Sperma in den Mund». Häufig fehlen aber zur Umsetzung des Wissens in gewünschtes Handeln auch Fertigkeiten wie das Gespräch über STI. Im Folgenden erläutere ich Ihnen die zwölf Empfehlungen gegen sexuell übertragbare Krankheiten.

## 7.2 Zwölf Empfehlungen gegen STI

1. Wissen über STI erwerben
2. Talking Sex – über Sex sprechen
3. Risikostatus bestimmen
4. STI-Status bestimmen
5. Partner sorgfältig wählen
6. Anzahl der Sexualpartner reduzieren
7. Hochrisikosex vermeiden

8. Barrieremethoden anwenden: Kondom, Femidom, Dental Dam
9. Sexualhygiene
10. regelmässige Arztbesuche
11. sich impfen lassen
12. Drogen und Alkoholmissbrauch vermeiden

### 7.2.1 Wissen über STI erwerben

Kaum einer will es zugeben: Die meisten Europäer verfügen über ungenügendes Wissen über HIV und STI. Die Flut von Informationen, die uns täglich erreichen, machen es paradoxerweise nicht einfacher, denn es sind oft Halbwahrheiten, Informationen, die auf den Einzelnen nicht zutreffen, Detailwissen, das den Überblick trübt oder manchmal schlicht Fehlmeinungen. Menschen in unserer Informationsgesellschaft ertrinken häufig darin und verlieren dann den Mut, sich für ihr Leben und ihre Gesundheit das notwendige Wissen anzueignen. Deshalb sind Bücher oder Broschüren unumgänglich, die Informationen im Zusammenhang und richtig erklären. Das Internet führt gerade beim heiklen Thema Sexualität leider meist nicht zu umfassendem, nützlichem Wissen, welches hilft, die sexuelle Gesundheit zu erhalten.

Angemessene Sexualaufklärung bei Kindern und Jugendlichen setzt das Alter der ersten sexuellen Erfahrung nicht herunter und führt auch nicht zu häufigerem Partnerwechsel. Im Gegenteil. Der gut informierte Jugendliche unterliegt nicht so schnell dem Druck von Gleichaltrigen, auch schon Erfahrungen haben zu müssen. Er weiss, dass es auch in Ordnung ist, erst einen Beruf zu erlernen und sich dann einen Partner zu suchen. Es ist ihm auch bekannt, dass das «erste Mal» meist nicht immer «das Gelbe vom Ei» ist und dass in Mitteleuropa Männer und Frauen im Durchschnitt mit 17 Jahren den ersten Sex haben, was bedeutet, dass es nicht «abnormal» ist, wenn ein junger Mensch «erst» mit 20 «entjungfert» wird.

Sex zu haben oder nicht ist eine persönliche Entscheidung. Aber wenn Sie sich entscheiden, Sex zu haben, brauchen Sie die Mittel, um gesund zu bleiben. Ich erkläre in diesem Buch diese Empfehlungen so, wie ich sie auch in meiner Praxis verwende.

Michael, 23-jährig, fühlte sich nach einer Trennung deprimiert und wollte zunächst einmal alleine bleiben. Er beschloss, sich auf die Arbeit und den Sport zu konzentrieren. Er hatte vorletztes Jahr mit Joggen begonnen, Freude daran bekommen und wollte sich zusammen mit Kollegen für das kommende Jahr für den «Zürich Marathon» vorbereiten. Er traf sich einmal pro Woche mit diesen Kollegen zum Laufen. Ein Kollege nahm einmal Janine mit, eine Arbeitskollegin, die ihm gleich sympathisch war. Da sie im Nachbarort wohnte, verabredete er sich auch mal alleine mit ihr zum Joggen. Bald trafen sie sich zum Essen oder um ins Kino zu gehen. Und es kam, wie es kommen musste, sie verliebten sich und kamen sich körperlich näher. Eines Abends schlug Michael Janine vor, Sex miteinander zu haben. Sie schien nicht abgeneigt, und so begannen sie über Verhütung zu sprechen. Janine nahm die Pille und Michael schlug vor, wegen STI ein Kondom zu verwenden. Das verärgerte Janine: «So ein Gummi macht doch die Stimmung kaputt und Sex ist einfach nicht derselbe, wenn etwas zwischen uns ist. Denkst du etwa, dass ich Aids habe?» Michael ist ein vorsichtiger Mensch und braucht immer Kondome, was bei früheren Partnerinnen nie zu Stress führte. Im Verlaufe der etwas heftigen Diskussion realisierte er, dass Janine einfach nicht gut über Kondome und STI informiert war. Sie stritten sich hin und her und beschlossen schliesslich, nach Hause zu gehen und sich am nächsten Tag zum Mittagessen zu treffen.

Am nächsten Mittag fragte Michael Janine, ob er ihr erzählen dürfe, was er über Kondome und STI wisse. Janine stimmte zu und war bereit, ihm zu zuhören. Er erzählte ihr, was er darüber dachte und betonte, dass Kondome ja zum Schutz beider dienten. Es gelang ihnen, das Thema sachlich zu besprechen, und sie kamen zum Schluss, dass es am besten sei, gemeinsam zum Hausarzt zu gehen und sich auf STI testen und beraten zu lassen. So war Michaels Sicherheitsbedürfnis befriedigt und Janine war zufrieden, weil die Aussicht bestand, ohne Kondome Sex zu haben.

**Fazit:** Wissen ist die Grundlage sinnvollen Verhaltens. Solides Grundwissen ist notwendig im Bereich Sexualität, sexuelle Gesundheit und STI. Verwenden Sie seriöses Lernmaterial oder fragen Sie eine Fachperson oder jemanden mit Lebenserfahrung.

Liebe ist eine emotionale Angelegenheit. In der Sexualität sollen Sie sich ganz von Ihren Gefühlen leiten lassen können. Aber handeln Sie nicht kopflos, das könnte fatal enden. Wählen Sie eine Gelegenheit, um mit dem Partner in Ruhe über alles rund um den Sex reden zu können: Verhütung, STI, Sexualpraktiken und wohin die Beziehung oder Affäre führen soll. Bei einigen anderen Fragen lohnt es sich, sie ohne Partner und mit kühlem Kopf zu durchdenken, bevor die Emotionen Ihnen den Verstand rauben. Eignen Sie sich entsprechendes Wissen an, damit nicht der Liebes-«Wahn kurz und die Reue lang» ist, wie schon Schiller schrieb: Wer ist der geeignete Partner? Welche Ein- und Ausschlusskriterien will ich anwenden? Was bedeutet mir Sexualität? Dazu gehört, die Anwendung des Kondoms oder Femidoms zu lernen und die Verhütungsfrage zu klären.

### 7.2.2 Talking Sex – über Sex sprechen

Prävention ist davon abhängig, ob ein Paar miteinander über die sexuell übertragbaren Infektionen sprechen kann. Das ist offensichtlich: Wie wollen Sie sonst erfahren, ob Ihr Partner in seiner Vergangenheit **(Abb. 7-4)** Risiken eingegangen ist oder ob Sie sein erster Sexualpartner sind? Ob er schon Kenntnis von einer Infektion hat? Ob er sich schon auf STI getestet hat?

Was auf der Hand liegt und so einfach klingt, ist für die meisten Menschen nicht so leicht. Viele sind bei solchen Fragen peinlich berührt, genieren sich, haben Angst vor Uneinigkeiten. Sie müssen all ihren Mut zusammennehmen, um dieses Thema anzusprechen (s. Kap. 3.2). Und doch lohnt es sich. Menschen sind oft erleichtert, wenn der Partner sich traut, die Fragen nach Schutzmassnahmen zu stellen. Wenn einmal der Anfang gemacht ist, wird es leichter.

**Fazit:** Über Sex und STI zu sprechen, wenn man verliebt ist, fällt nicht leicht, speziell mit dem neuen Liebhaber. Nicht zu sprechen kann Krankheit, vielleicht eine nicht heilbare Infektion bedeuten. Es lohnt sich also, den Mut trotzdem aufzubringen. Beziehen Sie mit ein, dass Ihr Liebhaber genau dieselben Probleme haben wird. Am besten bereiten Sie sich auf das Gespräch vor.

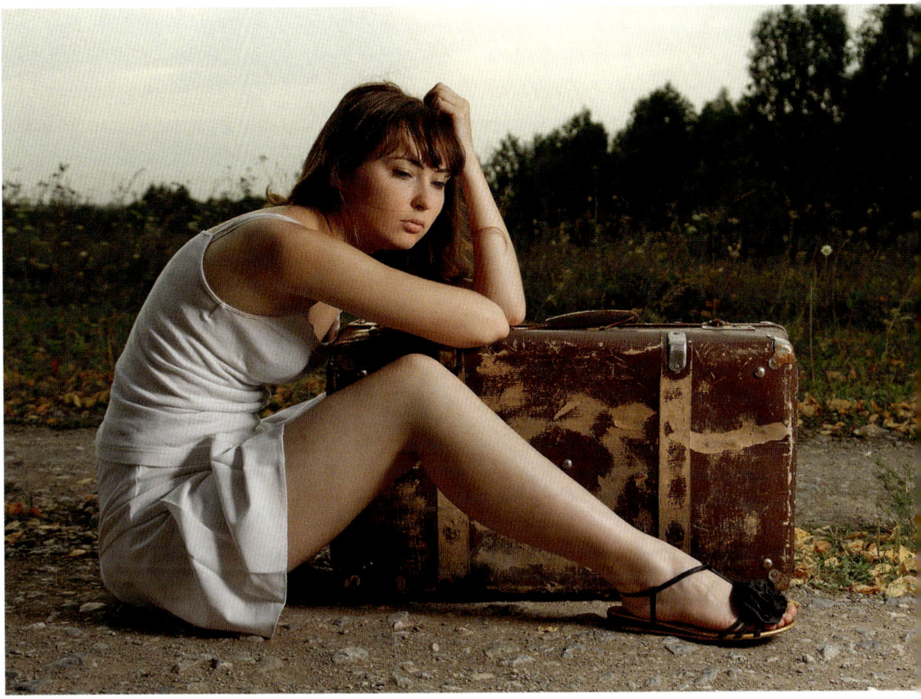

**Abbildung 7-4:** Was, wenn die Vergangenheit die Beziehung stört? Sprechen über die sexuelle Vergangenheit und andere Risiken wie iv-Drogenkonsum ist ein entscheidender Schritt für Ihre sexuelle Gesundheit. (Quelle: Shutterstock)

### Reden über das dicke Knie

Willi (W), 23 Jahre alt, sucht seinen Hausarzt (HA) auf, weil seit sechs Tagen eine Schwellung im rechten Knie besteht. Dies erscheint ihm eigenartig, weil er keinen Unfall hatte und auch keine Verletzung am rechten Knie. Zu seiner Überraschung diagnostizierte der Hausarzt eine Gonorrhö. Willi wurde bald klar, dass die Infektion von einem seiner Seitensprünge kommen musste. Er erinnert sich zwar, immer Kondome verwendet zu haben, bis auf einmal, als er zu viel getrunken hatte. Seine Partnerin wusste davon nichts. Sollte er es ihr erzählen? Er stellte sich vor, wie seine Freundin «eine Krise schieben» würde, wenn sie nur schon von einem Seitensprung erfahren würde. Der Hausarzt fragt ihn, ob er denn im letzten Monat mit ihr Sex gehabt hätte.

W: Ja, zwei oder drei Mal.

HA: Das Problem ist eben, dass Ihre Freundin vielleicht auch nichts von der Gonorrhö realisiert und die Freundin Sie dann noch einmal ansteckt, denn der Betroffene ist nach einer durchgemachten Gonorrhö nicht immun. Das nennen wir den «Ping-Pong-Effekt».

W: Sie meinen, ich müsste ihr den Seitensprung erzählen? Kann ich ihr dann nicht sagen, ich wisse nicht, woher es kommt, vielleicht von einem fremden WC, und ihr versichern, keinen Seitensprung gemacht zu haben?

HA: Würde sie das denn glauben?

W: Vielleicht nicht, denn sie ist sowieso eine eifersüchtige Person.

HA: Na ja, ganz grundlos ist ihre Eifersucht ja nicht.

HA: Ja gut, in diesem Falle. Aber sie behauptet auch immer, ich würde allen Frauen nachschauen, und dann kann sie mir eine Szene machen, mitten auf der Strasse ... Dann liest sie immer alles im Internet nach, wahrscheinlich auch über Gonorrhö. Aber das Drama, das es gibt, wenn ich ihr den Seitensprung beichte, würde ich nicht überstehen.

HA: Warum nicht?

W: Sie würde zuerst wütend werden, mich beschimpfen und dann nicht mehr mit mir sprechen. Schliesslich, ich weiss ja nicht, ob sie sich dann trennen würde, damit hat sie auch schon gedroht – und das möchte ich nicht.

HA: Wenn Ihnen viel an ihr liegt, dann ist die Wahrheit besser, sonst führen Sie Ihr Doppelleben weiter, es war ja nicht der erste Seitensprung?

W: Nein, es hat vorher schon zwei gegeben, aber das waren keine Konkurrentinnen für sie, ich brauche halt ab und zu sexuell etwas Abwechslung.

HA: Sie müssen sich entscheiden, was Sie wollen. Ich vermute, Ihre Partnerin toleriert keine Nebenbeziehung. Wissen Sie, vielleicht verschwindet ja die Eifersucht bei der Freundin, wenn sie spürt, dass Sie ehrlich sind. Aber Sie müssten es ernst meinen, denn Partner merken das ohne Worte. Oder umgekehrt, sie realisieren – oft unbewusst –, wenn Sie sich ein Hintertürchen offen lassen für mal einen Seitensprung bei guter Gelegenheit.

W: So einfach ist das nicht.

HA: Meinen Sie, dass Sie auf Seitensprünge verzichten, oder dass Ihre Partnerin Ihnen künftig vertrauen wird?

W: Auf Seitensprünge zu verzichten.

HA: Sie könnten die jetzige Krise in der Partnerschaft als Chance nehmen! Wenn Sie auf das Doppelleben verzichten würden, könnte Ihre Beziehung auch näher und tiefer werden. Das haben Sie bis jetzt noch gar nie erlebt. Ausprobieren würde sich lohnen. Oder Sie erklären ihr, dass Sie halt Seitensprünge bräuchten. Dann müssten Sie ihr klaren Wein einschenken. Das ist eigentlich ein Gebot der Fairness. Und Sie hätten nachher Ihren Frieden. So wie es bisher gelaufen ist, machte Ihnen Ihre Freundin sowieso die Hölle heiss, und Unfrieden ist programmiert. Wir sehen uns in einer Woche wieder zur nächsten Kontrolle, dann können wir dieses Problem weiter besprechen, wenn Sie wollen.

### 7.2.3 Risikostatus bestimmen

Wie gross ist denn Ihr Risiko, Träger von STI-Mikroben zu sein? Gehen wir zurück zur Geschichte von Nora, der «One-Man-Woman»: «Ich fühle mich gesund und habe ja nie etwas Unrechtes getan, damit meine ich, nie einen Mann betrogen zu haben. Ich wüsste nicht, warum ich eine sexuell übertragbare Infektion haben sollte.» Nora geht alle ein bis zwei Jahre zu ihrem Gynäkologen für eine Routineuntersuchung. Dort wird ein Krebsabstrich gemacht, die Brüste werden abgetastet und die Arzthelferin nimmt Blut ab. Am Schluss der Konsultation verabschiedet sie der Frauenarzt mit der Bemerkung, wenn bei den Laborresultaten etwas nicht stimmen würde, werde sie spätestens nächste Woche angerufen. Es kam all die Jahre nie ein Anruf, weshalb sich Nora nach einem Besuch beim Gynäkologen auch keine Sorgen mehr macht.

«Wäre ich infiziert, so hätte es der Gynäkologe bei der Untersuchung herausgefunden oder die Blutuntersuchungen hätte es ans Tageslicht gebracht.»

Entwarnung bezüglich eines Risikos für Nora? Nicht ganz! Bei genauer Nachfrage weiss Nora nicht, was der Frauenarzt jeweils testet und was nicht. Einige Schleimhautveränderungen, die auf eine Infektion hinweisen würden, hätte der Frauenarzt sehr wohl bemerkt. Dazu gehören Herpes, Genitalwarzen, Ulcus durum (Syphilis) oder ein eitriger Ausfluss bei Gonorrhö. Dies sind aber oft vorübergehende Veränderungen, die nach einigen Wochen wieder verschwunden sind, obwohl die Infektion häufig weiter besteht. HIV oder Hepatitis B und C sieht er sowieso nicht. Ein Frauenarzt testet – ohne Hinweise oder ausdrücklichen Wunsch – nicht auf STI. Der Hinweis auf eine frauenärztliche Untersuchung schliesst also eine Infektion nicht aus.

Um das Risiko von Nora weiter einkreisen zu können, müssen wir das Risiko ihrer Sexualpartner kennen.

Im Moment hat Nora eine Liaison mit Bob, nichts Festes, sie sehen sich am Wochenende, manchmal verreisen sie zusammen, sie teilen verschiedene Interessen. Er ist im Aussendienst eines multinationalen Konzernes und viel unterwegs. Ein «lonesome cowboy», so wie in der Zigaretten-Werbung. Sex mit Bob sei gut, darüber sprechen würden sie nicht, «Just do it» ist ihr Motto. «Wir tun und geniessen es, Bob ist da ebenso unkompliziert.» Über STI hätten sie nie gesprochen, über Verhütung nur kurz: er teilte ihr vor dem ersten Sex mit, dass er vasektomiert (unterbunden) sei, da er keine Kinder wolle und nicht riskieren will, dass eine Frau von ihm unbeabsichtigt ein Kind bekomme. Einem Freund sei so etwas passiert, da habe eine Frau ihn ausgesucht als Genlieferanten für ihr Kind. So etwas solle ihm nicht passieren. So war die Verhütungsfrage in einer Minute geklärt; ihr war es recht. Die Beziehung dauert nun etwa ein halbes Jahr. Es besteht eine Art Seelenverwandtschaft, und er funktioniert ähnlich wie sie. Mit der Zeit erzählte er ab und zu von einer verflossenen Liebe, und ihr war bekannt, dass er auch kein Kind von Traurigkeit war. Direkt konfrontiert mit der Frage, ob Bob denn HIV-negativ war, redete Nora etwas um den Brei herum, musste aber schliesslich zugeben, dass sie es nicht wusste.

Und ihre früheren Partner? Sie weiss von ihnen auch nichts Genaueres. Nur von Sebastian kannte sie den HIV-Status. Das war ihre grosse Liebe. Sie war 28, er 33, gross und robust, eben ein «richtiger» Mann, selbstsicher und clever, obwohl er sein Studium nicht abgeschlossen hatte. Aber er verdiente damals als Banker einen Haufen Geld. «Sebastian erklärte mir, ohne HIV-Test würde bei ihm nichts laufen. Und so gingen wir zusammen in ein Labor, machten gemeinsam den HIV-Test und – wie er es wollte – gingen wieder zusammen die Testresultate abholen. So war er sicher, dass ich nicht schummeln konnte – und ich von ihm natürlich auch. Das war vor sieben Jahren.»
Was ist nun Nora über ihr Risiko tatsächlich bekannt? Sie weiss, dass sie bis vor sieben Jahren HIV-negativ war, dank Sebastian. Aber seither hat sie mit sechs weiteren Männern Sexualverkehr gehabt, wenn auch mit dreien davon nur wenige Male, denn das waren kürzere Beziehungen. Und Genaueres weiss sie nicht, denn sie hat mit keinem darüber gesprochen.

Was ist die Quintessenz? Nora hat ein unbekanntes Risiko für STI, HIV mit einbezogen. Vielleicht war einer ihrer Partner ein symptomloser Träger einer sexuell übertragbaren Infektion, der nichts von seinen Mikroben ahnte? Oder war gar einer darunter, der eine Infektion hatte, es ihr aber nicht mitteilte? Wie häufig kommt so etwas vor?

In den USA wurden einige Studien zu dieser Frage bei der HIV-Infektion mit ähnlichen Resultaten veröffentlicht. In einer Studie befragten die Forscher 203 amerikanische HIV-Infizierte, ob sie in den vorangegangen sechs Monaten den HIV-Status ihren Sexualpartnern mitgeteilt hätten. Der Übertragungsweg war bei 41 % der Probanden intravenöser Drogenkonsum, bei 39 % heterosexueller Kontakt und bei 20 % Sex mit anderen Männern. 40 % der 203 HIV-Infizierten informierten ihre(n) Sexpartner nicht über die HIV-Infektion. Bei den HIV-Infizierten, die einen festen Partner hatten, informierten die meisten ihren Partner, aber immerhin 21 % verschwiegen die HIV-Infektion. Selbst bei den Verheirateten verschwiegen immer noch 12 % ihren HIV-Status. Die Hauptgründe waren Angst, verlassen zu werden, Stress zu bekommen, Angst davor, mit den eigenen Emotionen nicht umgehen zu können oder dass der Partner mit dieser Information nicht umgehen könnte. 43 % von allen 203 Befragten verwendeten nicht regelmässig Kondome und zwar unabhängig davon, ob sie den Sexualpartner informiert hatten oder nicht.

Eine weitere Studie aus Kalifornien ging der Frage nach, wie ehrlich College-Schüler bezüglich vergangener Risiken ihrem Partner gegenüber sind. Ein erheblicher Prozentsatz dieser Männer und Frauen gaben zu, nicht ganz ehrlich zu sein, wenn ihr Sexualpartner sie nach ihrer Sexual- und Drogengeschichte fragen würde. In der Studie mit 400 sexuell aktiven Studierenden gaben 35 % der Männer und 10 % der Frauen zu, dass sie in Bezug auf ihr Schwangerschaftsrisiko oder ihre sexuelle Vergangenheit gelogen hätten, um Sex haben zu können. 47 % der Männer und 42 % der Frauen beschönigten die Anzahl ehemaliger Sexualpartner. 20 % der Männer und 4 % der Frauen erklärten dem Sexualpartner sogar, dass der kürzlich gemachte HIV-Test negativ gewesen sei, was nicht stimmte.

Fachleute bestätigen den Eindruck, dass nicht selten geschummelt wird, wenn es um STI geht, häufiger bei Gelegenheitspartnern als bei festen Partnern.

**Fazit:** Das eigene Risiko bezüglich einer STI-Infektion zu erheben, ist ein wichtiger Schritt zur sexuellen Gesundheit. Leider beschönigen einige Menschen ihr Risiko bewusst oder unbewusst. Die einen verdrängen ihr Risiko und machen sich und dem Partner etwas vor. Andere lügen ganz bewusst, um den Partner erobern zu können und/oder um Sex zu haben. Betrügen Sie also nicht sich selbst und überlegen Sie, was Sie von Ihrem Partner und auch den ehemaligen wirklich wissen. Haben Sie eine Wissenslücke, versuchen Sie, die Unklarheiten zu beseitigen. Wenn Unsicherheit bleibt, stufen Sie es als Risiko ein. Das wichtigste für die Prävention ist, Ihr Risiko für eine Infektion realistisch einzuschätzen.

### 7.2.4 STI-Status bestimmen (Abb. 7-5)

Den STI-Status zu bestimmen bedeutet, auf STI zu testen, indem das Blut oder andere Körperflüssigkeiten durch ein Labor untersucht werden. Allgemein bekannt ist der HIV-Status: Nur ein HIV-Test kann – unter Berücksichtigung des diagnostischen Fensters – eine HIV-Infektion ausschliessen oder diagnostizieren.

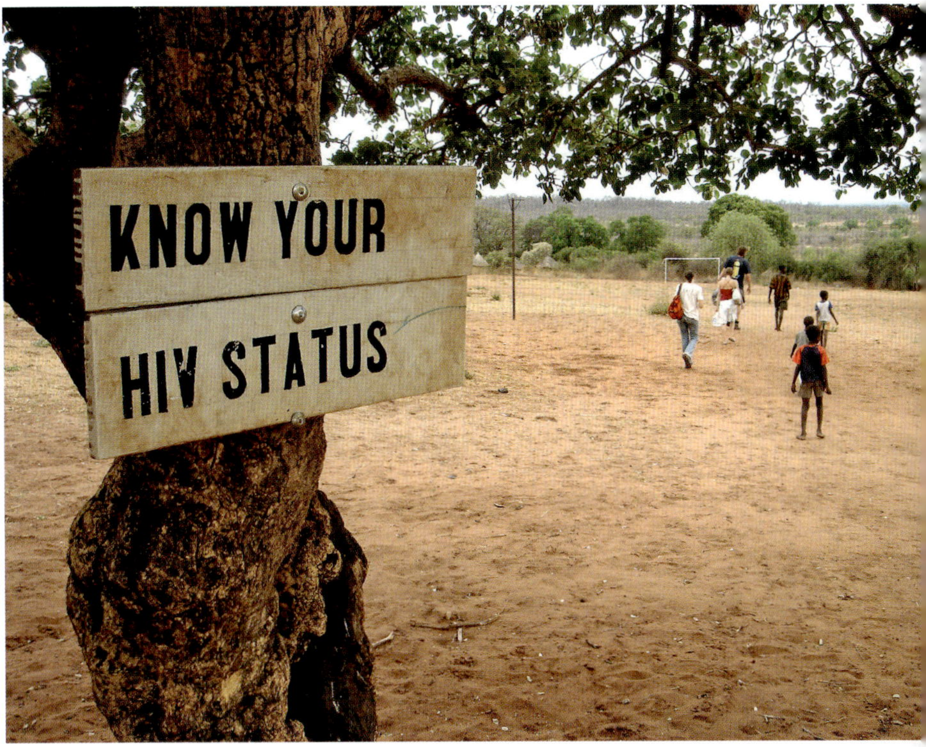


**Abbildung 7-5:** Know your HIV status: Auch in Afrika finden Präventionskampagnen statt, nur mit viel weniger finanzieller Ressourcen, aber manchmal sehr erfolgreich. In Botswana sollen 80 % der HIV-Infizierten ihren HIV-Status kennen und mit ART-Medikamenten behandelt werden. (Unaids 2011)

Um den Risikostatus zu bestimmen, sind Sie auf die Informationen des Partners angewiesen. Hingegen geht es beim STI-Status um harte Fakten, nämlich um Testresultate. Reicht es, beim Kennenlernen den möglichen Partner einfach nach seinen Risiken zu fragen? Wie informieren Partnersuchende bei ihren ersten Dates ihre Partner über ihr Risikoverhalten? Diese Frage untersuchte David Seal an der Universität von New Mexiko (USA) bei Studierenden der Psychologie. Die Probanden hatten eine Beziehung, die mindestens einen Monat dauerte und beide Partner füllten detaillierte Fragebögen aus. Die Studentinnen waren durchschnittlich 18 und die Männer 19 Jahre alt. Besonders interessant an dieser Studie ist, dass jeweils beide Partner unabhängig voneinander befragt und die Angaben der beiden miteinander verglichen wurden. Eine hohe Übereinstimmung (mehr als 90 %) zwischen den beiden Partnern bestand bei den Angaben über ihr Sexualverhalten, d. h. beide Partner sagten die Wahrheit über die Häufigkeit der Treffen, den ersten Sexualkontakt, Sexualpraktiken, Kondomgebrauch und gemeinsamen HIV-Test. Deutlich mehr als ein Drittel informierten ihre Partner falsch über ihr Risikoverhalten.

Diese Ergebnisse zeigen, wie selbst angehende Psychologen, die eher zu den sozial denkenden Menschen gehören dürften, gerade bei Fragen über früheres Risikoverhalten erheblich schummeln.

Wenn Sie ihren STI-Status nicht sicher wissen, dann lassen Sie sich testen, unter Berücksichtigung des diagnostischen Fensters, wie das z. B. bei der HIV-Infektion (s. Kap. 6.4.1) notwendig ist. Was den Sexualpartner betrifft, lautet die nüchterne Schlussfolgerung aus den Studien: «Vertrauen ist gut, Kontrolle ist besser».

Was sind die Motive von Menschen, sich und den Sexualpartner einem Risiko auszusetzen?

Öfter verschweigen Menschen ihren STI-Status oder machen falsche Angaben aus Angst vor Abweisung oder Trennung. Manche befürchten Verurteilung oder Abwertung der eigenen Person durch den Geliebten.

Ein grosser Anteil der Infizierten gibt nicht einmal falsche Auskünfte, sondern sie wissen nichts von ihrer Infektion. Vielleicht sind sie zu wenig informiert, unterschätzten ihre Risiken oder verdrängen sie. Die rücksichtslosen Egoisten dürften eher selten sein, aber es gibt sie. Sie wollen einfach nur Sex und ihre einzige Überlegung ist, wie bringe ich die Frau oder den Mann heute Abend ins Bett. Manche sind verheiratet und suchen einen Partner für Seitensprünge oder eine längere Nebenbeziehung.

Ein gemeinsamer STI-Test beim Arzt oder an einer Teststelle bringt viele Vorteile. Wie Sebastian, der ehemaliger Partner, zu Nora sagte: «Holen wir das Testresultat zusammen ab, dann bin ich sicher, dass du die Wahrheit sagst.» Völlige gegenseitige Offenheit schafft Sicherheit und Vertrauen. Lehnt ein möglicher Partner das gemeinsame Testen ab, stellen sich Fragen.

Beim Kennenlernen eines neuen Partners ist eine gute Portion Optimismus und vielleicht gar Leichtsinnigkeit notwendig. Wer sich anderen Menschen vorwiegend misstrauisch und kritisch nähert, findet kaum einen Partner. Eine gewisse Unbeschwertheit, Lebensfreude und Risikofreudigkeit ist notwendig, um das Abenteuer Partnersuche und Partnerschaft erfolgreich anzugehen. Nicht ständig an den Tod zu denken und das Risiko von Krankheiten, Unfällen und Katastrophen zu vergessen, macht uns sorglos. Solche Bedrohungen mögen zwar real sein. Wer aber pausenlos damit rechnet, verpasst das Leben.

Sorglosigkeit kann einem aber auch zum Verhängnis werden. Besonders drastisch zeigt sich dies beim Sex. Seit den achtziger Jahren wissen wir, dass das HI-Virus zu den weltweiten Pandemien unserer Zeit gehört. Seit den achtziger Jahren wissen wir auch, dass man sich gegen HIV schützen kann. Trotzdem stecken sich jährlich Zehntausende von Menschen beim Sex mit HIV an – Menschen, die sich sorglos und lebendig fühlen wollten.

Die Kunst im Leben und bei der Prävention von STI ist es, ein gesundes Gleichgewicht von sich sorgen und Sorglosigkeit sowie von Misstrauen und Vertrauen zu finden. In den frühen neunziger Jahren, als die Aids-Angst am grössten war, sank die Zahl der anderen STI auf einen Tiefstand. Die Behandlungsmethoden für die HIV-Infektion haben sich soweit verbessert, dass ein Leben mit HIV oft für Jahrzehnte mit einer guten Lebensqualität möglich ist. Seither hat die Sorglosigkeit wieder zugenommen – und mit ihr der Leichtsinn. Die Anzahl der diagnostizierten STI wie Chlamydien, Gonorrhö und Syphilis stiegen im letzten Jahrzehnt stark an. Ärzte und Apotheker verzeichnen eine wachsende Nachfrage nach der «Pille danach». Ein Drittel der Schweizer Teenager benutzt beim Sex kein Kondom.

**Fazit:** Finden Sie das Gleichgewicht zwischen Sorglosigkeit und berechtigter Sorge. Das Wissen um den STI-Status ist ein integraler Bestandteil der Prävention, gibt Ihnen Sicherheit und vermindert Ängste. Diese Unbeschwertheit braucht es für guten Sex. Ein gemeinsamer Test schafft Klarheit und Vertrautheit. Menschen, die um ihren STI-Status wissen, verhalten sich verantwortungsvoller und gehen mit der eigenen und der Gesundheit des Partners sorgsamer um.

### STI-Screenings

Nach einem Risikokontakt lohnt es, sich auf STI testen zu lassen. Aber auf welche STI kann man sich testen lassen und welche Tests sind sinnvoll?

Für alle sexuell übertragbare Infektionen sind Tests verfügbar (**Tab. 7-1**), entweder Bluttests oder der Nachweis im Abstrich, also von Sekreten aus Geschwüren oder von Mund/Rachen, Geschlechtsorgane, Anus. In der Fachwelt wird kontrovers diskutiert, welche Tests in welchen Situationen sinnvoll sind. Bei Beschwerden oder nach einem Risikokontakt ist es ratsam, sich von einem Arzt beraten zu lassen, welche Tests wichtig sind.
Nach Risikosituationen sind Tests auf die häufigen Geschlechtskrankheiten sinnvoll: HIV, Syphilis, Gonorrhö, Chlamydien, ev. Hepatitis B und C.
Die Frage, ob auf Herpes genitalis oder humanes Papillomavirus auch getestet werden soll, hängt vom Einzelfall ab.

**Tabelle 7-1:** STI-Tests und diagnostische Lücken

| Erreger | Nachweis | Diagnostische Lücke |
|---|---|---|
| HIV | Antikörper/Antigen<br>Antigen (PCR) | 2 Wochen, längstens 3 Monate<br>11 Tage |
| Syphillis | Antigen, Antikörper | 2–3 Wochen |
| Gonorrhö | Bakterien<br>Antigen (PCR) | 2–7 Tage<br>2–7 Tage |
| Hepatitis B | Antigen<br>Antikörper (IGM) | 4–10 Wochen<br>2–4 Wochen nach Antigen |
| Hepatitis C | Antigen<br>Antikörper | 30–35 Tage<br>36 Tage nach Antigen |
| Herpes simplex I+II | IF-Test<br>Antikörper (IGM) | 1 Woche<br>10–14 Tage |
| Chlamydien | Antigen (PCR) | 3 Tage |

### 7.2.5 Partner sorgfältig wählen

Drum prüfe, wer sich ewig bindet,
Ob sich das Herz zum Herzen findet!
Der Wahn ist kurz, die Reu ist lang.
*(Friedrich Schiller,1759–1805)*

Friedrich Schiller ist seit mehr als 200 Jahren tot. Und sein Ratschlag? Aktueller denn je. Zwar halten die Partnerschaften meist nicht mehr «bis dass der Tod euch scheidet». Aber die meisten jungen Leute wünschen sich eine schöne und glückliche Liebe, die nie aufhört. Das Thema ewige Liebe ist auch heute noch ein immer wiederkehrendes Thema in vielen erfolgreichen Liedern, wie beispielsweise «Ewigi Liäbi» der Schweizer Band Mash aus dem Jahr 2000. Das Lied wurde nie als Single veröffentlicht, trotzdem ist es ein Dauerbrenner in den Schweizer Radiosendern und allen Deutschschweizern bekannt.

> nimm mich i arm & drück mich fescht a dich & la mi nummä los
> ich tanke mich grad a diär uf, will's eifach so guet tued
> ich ha di gärn, ich bruchä dich, ja ich bi süchtig nach diär
> doch garantiä chan ich diär keini gä, dass es für immer so wird si
> ewigi liäbi – das wünsch ich diär
> ewigi liäbi – das wünsch ich miär
> ewigi liäbi – numä für üs zwei
> ewigi liäbi – fühl mich bi dier dehäi …»

Für eine «ewige Liebe» aber auch für eine «Lebensabschnittspartnerschaft» braucht es ohne Zweifel zwei Menschen, die zueinander passen – sonst hält die Partnerschaft nicht lange oder «die Reu ist lang». Schliesslich gibt es viele Partner, die ohne einander, aber auch miteinander nicht leben können.

Filippe, ein 33-jähriger Ingenieur, suchte mich in meiner Praxis wegen eines Burnouts auf. Bald wurde mir klar, dass der Beruf ihn zwar stark gefordert hatte und noch forderte, er aber im Grossen und Ganzen mit seiner Arbeit ganz gut zurechtkam und sein Energiekiller hauptsächlich die Partnerschaft sein musste. Vanessa, eine 30-jährige Ärztin, liess ihm wenig Freiheit, kritisierte ihn oft, war mit ihrem Leben unzufrieden und liess ihre Launen oft an ihm aus. Filippe bemühte sich, sie zufriedenzustellen, was ihm aber nie so recht gelingen wollte. Seine Familie und Freunde hofften längst, dass er es endlich schaffen würde, sich zu trennen. Er aber zog sogar nach drei Jahren noch mit ihr zusammen. In der Psychotherapie stellte sich heraus, dass er schon in seiner Kindheit der nörgelnden Mutter und der dominanten Schwester alles recht machen wollte. Ein Beziehungsmuster, das sich später in Beruf und Partnerschaft durchziehen sollte. Beispielsweise forderte er seine Assistentin drei Mal erfolglos auf, eine Excel-Tabelle zu verbessern, die er für eine Präsentation brauchte. Schliesslich schrieb er die Tabelle am Abend vor dem Meeting selbst. Solche Situationen verbrauchten emotionale Energie und Arbeitskraft. Das allein hätte aber noch nicht zum Burnout geführt. Noch weit mehr Energie verbrauchte der tägliche «Krieg» mit seiner Partnerin, bei der Filippe sich stets ohnmächtig fühlte und sich immer auf der Verliererseite befand. Als ihm dies bewusst wurde, schaffte er es, sich zu trennen. Filippe verliebte sich bald wieder. Aber war es nun die Richtige, mit der er eine Familie gründen konnte? Ich riet ihm, gleich bei den ersten Dates darauf zu achten, ob ihn etwas am Verhalten der Frau störte. Er solle seine Gefühle nicht einfach übergehen, auch wenn er sich im Liebestaumel befände, sondern über diese Situationen mit ihr reden. Er solle keine noch so heikle oder persönliche Frage auslassen oder verdrängen. Sie nach Geschlechtskrankheiten zu fragen, würde ihm sicher unangenehm werden, meinte Filippe. Aber gerade an solchen Beispielen zeigt sich, ob seine neue «Flamme» willens ist, auf ihn einzugehen und ihn ernst zu nehmen. Schliesslich wollte er nicht wieder vom Regen in die Traufe geraten.

In den ersten Monaten einer Beziehung ist ein sorgsames Abwägen von Risikofreudigkeit und Sorglosigkeit mit Misstrauen notwendig. Es lohnt sich gerade in dieser Zeit, die Partnerschaft sorgfältig zu gestalten, denn da entsteht das Fundament.

Zum ABC einer Partnerschaft gehört: Gestalten Sie Ihre Beziehung vom ersten Date bis zur Trennung oder « bis dass der Tod euch scheidet». Bei den ersten Treffen ist es wichtig, nicht nur die schönen Seiten, sondern auch die problematischen Seiten des Partners zu sehen. Wenn einer zu dominant ist und der andere sich zu stark anzupassen versucht, wie es bei Philippe und Vanessa der Fall war, ist die Chance gross, dass das Paar nicht lange glücklich bleibt.

Schon beim dritten Treffen fiel Filippe damals auf, dass Vanessa am Schluss selbstverständlich das neue vorschlug: Tag, Ort und Aktivität. Das sollte später Alltag werden und verheerende Folgen haben. Er hätte beim vierten Date ihre Reaktion testen können, indem er geäussert hätte, er habe keine Lust auf ihren Plan und gleichzeitig eine Alternative vorgeschlagen hätte. Das tat er nicht, weil er auf Anpassung und Harmonie programmiert war.

Gerade Fragen nach der Verhütung oder STI bringen ans Tageslicht, ob ein Paar wichtige und heikle Fragen diskutieren kann. Vielleicht wäre Vanessa froh um Fragen oder ein Gespräch gewesen. Zudem hätte Vanessa mehr Respekt vor Filippe bekommen, wenn sie realisiert hätte, dass er sich auch traute, unangenehme Dinge anzusprechen. Er hätte hier ohne weiteres Ecken und Kanten zeigen können – eben seinen Mann stellen können. Vielleicht hätte die Beziehung einen ganz anderen Verlauf genommen und Vanessa wäre nicht so nörgelnd und dominant geworden.

Es gibt aber auch Menschen, die unwirsch reagieren und den neuen Partner wegen seiner Sorge über STI als Angsthasen oder Gesundheitsapostel titulieren, oder ihr vorwerfen, sie würde die Stimmung zunichte machen, sei kopflastig und solle endlich lernen, sich gehen zu lassen. Dabei kann es sich um Fehlmeinungen handeln, die auch ausgeräumt werden können, wenn die Sache ausdiskutiert wird.

Die sorgfältige Partnerwahl betrifft Menschen, die sich eine längere Partnerschaft wünschen. Meist muss Sex nicht gerade in der Nacht der ersten Begegnung sein. So kann sich ein Paar auch Zeit nehmen, um sich gegenseitig anzunähern. Über schwierige Themen wie Sexualität, STI oder Sexualprobleme zu sprechen geht leichter, wenn sich zwischen den Partnern schon etwas Vertrauen gebildet hat. Gerade den Risikostatus oder STI-Status zu erheben, braucht etwas Zeit. Will ein Paar beispielsweise vor dem ersten Sex einen gemeinsamen HIV-Test machen und dabei das diagnostische Fenster berücksichtigen, kann dies bis zu drei Monaten dauern. Diese Zeit bis zum ersten Sex ist aber keine verlorene Zeit. Das Paar kann das Vertrauensverhältnis in dieser Zeit vertiefen.

**Fazit:** Den Partner sorgfältig zu wählen, ist für Menschen wichtig, die sich eine lange Partnerschaft wünschen. Die Auseinandersetzungen um Sexualität, STI und Schwangerschaftsverhütung zu Beginn einer Partnerschaft zeigen, wie ein Paar miteinander zurechtkommt. Es kann ein Prüfstein für eine Beziehung werden, und wenn das Paar diesen bewältigen konnte, stehen die Chancen für einen erfreulichen Verlauf einer Partnerschaft gut.

### 7.2.6 Anzahl der Sexualpartner reduzieren

Leben Sie in einer treuen Liebesbeziehung und keiner ist infiziert, besteht kein Risiko einer Ansteckung. Voraussetzung ist allerdings, dass keine anderen Risiken wie intravenöser Drogenmissbrauch bestehen.

Was aber, wenn Ihnen gegen Ihren eigenen Vorsatz trotzdem ein Seitensprung passiert? Den Partner informieren oder nicht?

Patrizia und Marc, beides Studenten auf dem zweiten Bildungsweg, suchten mich für eine Paarberatung auf, weil Patrizia nach einem Seitensprung von Marc mit der Beziehung nicht mehr zurechtkam. Vor vier Monaten reiste Marc mit Kollegen durch Südamerika. Eines Tages begegnete er Juliette, einer jungen Französin. Er trank an diesem Abend viel mehr als sonst und Juliette ebenso. Irgendwann begaben sie sich an den Strand, schmusten und nachher gingen sie zusammen in ihr Hotelzimmer und hatten Sex. Als Marc am nächsten Morgen erwachte, erschrak er. «Offensichtlich hatten wir miteinander Sex, aber ich erinnerte mich weder, wie ich in dieses Hotelzimmer kam, noch an den Sex. Ich wusste, wenn ich dies Patrizia erzähle, würde ich ein Problem haben. Zurück in der Schweiz, wollte ich ihr davon erzählen, weil wir abgemacht hatten, solche Vorfälle nicht zu verheimlichen. Aber ich brachte es nicht über die Lippen. Sie merkte irgendwie, dass etwas nicht stimmte und löcherte mich wochenlang, bis ich schliesslich damit herausrückte. Die Folgen waren schlimmer, als ich mir vorstellen konnte. Sie war masslos enttäuscht und wollte, dass ich mich auf HIV testen liess. Ich sah dies nicht ein, weil ich Juliette nachher noch auf HIV ansprach und sie mir versicherte, nicht HIV-infiziert zu sein. Aber Patrizia beruhigte diese Information nicht.»

Ich habe dem Paar geraten, dass Marc sich nicht nur auf HIV, sondern auch auf andere wichtige STI testen solle. Die beiden hatten Glück: Marc war bei allen Tests negativ. Ein erster Schritt zur Beruhigung. Es waren noch einige Gespräche notwendig, bis beide dieses Erlebnis verarbeitet hatten und ihre Partnerschaft wieder zu neuem Leben bringen konnten. Dabei stellte sich heraus, dass es Patrizia leichter gehabt hätte, wieder Vertrauen in Marc zu fassen, wenn er ihr den Seitensprung sofort gestanden hätte.

Für die Empfehlungen, was Sie nach einem Seitensprung tun sollten, berücksichtige ich an dieser Stelle nur die Seite der Prävention. Wenn Sie beim Neben-Partner eine sexuell übertragbare Infektion sicher ausschliessen können, ist eine Partnerinformation nicht notwendig. Das dürfte aber eher die Ausnahme sein. Haben Sie Kondome benutzt, haben Sie das Risiko reduziert – was schon einmal gut ist –, aber sie haben es nicht ausgeschlossen (s. Kap. 7.2.8). Es ist folgerichtig, Ihren Partner sofort zu informieren und gemeinsam das weitere Vorgehen zu überlegen. Die logische Konsequenz ist, keinen Sexualkontakt mehr aufnehmen, bis Sie unter Berücksichtigung des diagnostischen Fensters eine STI ausschliessen können.

Je mehr Sexualpartner Sie während Ihres Lebens haben, desto höher ist die Wahrscheinlichkeit, sich mit einer STI anzustecken (s. Abb. 4-3). Weniger Sexualpartner zu haben bedeutet eine wichtige präventive Verhaltensänderung. Sexuelle Abstinenz, bis Sie den «richtigen» Partner gefunden haben, wäre aus Sicht der Prävention sicher das Optimale.

Die Empfehlung, die Anzahl Partner zu reduzieren, muss allerdings differenzierter betrachtet werden. Ein Risiko, sich anzustecken, besteht nur, wenn ein Sexualpartner STI-infiziert ist. Viel höher als in der Durchschnittsbevölkerung ist das Risiko einer STI-Übertragung bei den sogenannten Risikogruppen, wie Prostituierten und ihren Kunden, Homosexuellen, Drogenabhängigen mit intravenösem Konsum oder Menschen, die aus einem Gebiet mit starker Ausbreitung von STI stammen, wie den meisten Entwicklungsländern. Hingegen haben zwei Jugendliche kein Ansteckungsrisiko, wenn beide noch nie sexuelle Kontakte hatten und keine Drogen injizieren.

Jugendliche, die sehr früh sexuelle Beziehungen eingehen, setzen sich im Allgemeinen einem höheren Ansteckungsrisiko aus, weil sie häufig viele kurze sexuelle Abenteuer eingehen, bis sie eine stabile Partnerschaft aufbauen.

**Fazit:** Sex mit jemandem, dessen aktuellen STI-Status Sie nicht kennen, beinhaltet immer ein gewisses Ansteckungsrisiko. Je mehr Sexualpartner mit unbekannten STI-Status Sie haben, desto grösser das Risiko, irgendwann «Pech» zu haben und sich mit einer schwerwiegenderen STI anzustecken. Deshalb stellt sich die Frage, ob sich ein solches Erlebnis lohnt? Wieviele Menschen erwachen am nächsten Morgen mit einem «Katzenjammer», nicht nur wegen Alkohol oder Drogen. Kondome zu benutzen reduziert solche Risiken, aber schliesst sie nicht aus.

### 7.2.7 Hochrisikosex vermeiden

Die 27-jährige Jane wuchs im Kongo auf, musste ohne Hab und Gut vor den brutalen Truppen fliehen und konnte vor sechs Jahren mit ihrer kleinen Tochter, als Asylbewerberin in die Schweiz einreisen. Sie wurde kurz vorher von einem Söldner vergewaltigt, weshalb sie im dritten Monat schwanger in die Schweiz kam. Beim Schwangerschaftsabbruch wurde bei Jane eine HIV-Infektion festgestellt. Jane konnte nicht angeben, von wem und wann die HIV-Ansteckung stattgefunden haben könnte. Da der viral load im Blut tief und die CD4-Zellen im Normbereich waren, wurde noch keine antiretrovirale Behandlung begonnen. Jane wurde über die HIV-Infektion und die Notwendigkeit von Kondomgebrauch bei der Sexualität ausführlich informiert. Nach zwei und vier Jahren wurde sie jeweils erneut schwanger, weil das Kondom verrutscht oder geplatzt sei. Sie liess die beiden Schwangerschaften abbrechen. Jane fand keine Arbeit. Obwohl sie in der Schweiz keine Angst vor Gewalt oder Vergewaltigungen haben musste und für sie und ihr Kind gesorgt war, fühlte sie sich nicht glücklich. Sie litt unter einer posttraumatischen Belastungsstörung, hatte häufig Alpträume, Angst, Depressionen und Bilder vom Krieg im Kongo verfolgten sie. Sie hatte in Belgien einen langjährigen Partner, der aus der gleichen Gegend stammte. Ihr Ziel war, ihn zu heiraten, was aber nicht so einfach war. Manchmal hatte sie Sex mit einem Freund aus ihrer Community. Vor kurzem wurde sie wieder schwanger, wieder ungewollt, angeblich trotz Kondomgebrauch, von einem kongolesischen Freund aus dem Asylheim. Aus Angst, die Tochter könnte HIV-positiv sein, und weil sie nicht von ihrem langjährigen Partner stammt, bestand sie wieder auf einem Schwangerschaftsabbruch. Sie wollte ihre Sexualpartner nicht über ihre HIV-Infektion informieren und verweigerte auch den Ärzten die Möglichkeit, diese zu informieren und zu testen.

Hochrisiko-Sex vermeiden heisst nicht Menschen mit einer STI meiden. Menschen mit HIV oder einer anderen STI bedürfen unserer Solidarität und Unterstützung – in Mitteleuropa unterdessen eine Selbstverständlichkeit.

Es ist nicht immer einfach, Menschen wie Jane, die aus einer Kultur stammen, die wir nicht kennen, und die unvorstellbar Schreckliches erlebt haben, zu verstehen. Jane ist es nur zum Teil gelungen, sich bei uns zu integrieren und gut zu fühlen; zu schwierig ist ihre Situation mit laufendem Asylverfahren, ohne ihre Familie und mit einem Partner, der in Belgien lebt. Sie sucht immer wieder Nähe in sexuellen Affären, um die Leere – ohne vertraute Beziehungen – besser zu überstehen. Für sie ist HIV ein Fluch, keine sexuell übertragbare Infektion; so glaubt sie auch nicht daran, dass sie ihre Liebhaber anstecken könnte, und will nicht, dass Ärzte ihre kleinen «Vergnügen» verunmöglichen, indem sie die Liebhaber informieren. Vielleicht wird es mir möglich sein, so viel Vertrauen aufzubauen, dass sie die schrecklichen Erlebnisse aus dem Kongo verarbeiten kann. Und vielleicht schaffe ich es auch, ihr sachliche Informationen über HIV und Safer Sex zu vermitteln – aber das braucht Zeit. Menschen mit chronischen STI und ihrer Situation zu verstehen, das ist die eine Seite der Medaille.

Die andere Seite der Medaille sind Menschen, die Sex möchten, ohne sich mit einer STI anzustecken. Für sie ist es wichtig, einschätzen zu lernen, wann sie sich einem grossen Risiko aussetzen. Menschen, die eine Affäre suchen oder «sexuellen Hunger» verspüren, sollten die Situation von Menschen aus den «Risikogruppen» kennen, um ihr Verhalten entsprechend anpassen zu können, und sie sollten immer Safer Sex praktizieren – auch wenn der unbekannte Partner noch so attraktiv ist und gesund erscheint.

Menschen aus dem Kongo und anderen Ländern von Subsahara-Afrika sind zu einem viel höheren Prozentsatz mit HIV oder einer anderen STI infiziert als Europäer. Deshalb gehören sie zu den sogenannten Risikogruppen, wie auch Männer, die Sex mit Männern haben (MSM), Prostituierte und Drogenabhängige, die intravenös konsumieren **(Abb. 7-6)**. Diese «Riskogruppen» weisen nicht nur für die HIV-Infektion ein höheres Risiko auf, sondern auch für andere Geschlechtskrankheiten im engeren Sinn wie Syphilis, Gonorrhö, Hepatitis B und C. Deswegen werden sie auch vom Blutspenden ausgeschlossen. Beispielsweise sind MSM und intravenös Drogen konsumierende Menschen 30–40 Mal häufiger von einer HIV-Infektion betroffen als Heterosexuelle. Bei Prostituierten sind in Mitteleuropa keine genauen Zahlen bekannt, aber da sie sehr viele wechselnde Sexualpartner haben, ist das Risiko viel höher, dass sich einer oder mehrere Infizierte unter ihrer Kundschaft befinden. Deshalb gehört Sex mit Männern, die Prostituierten-Kontakte pflegen, auch zu den risikoreichen Kontakten. (s. Kap. 5.3).

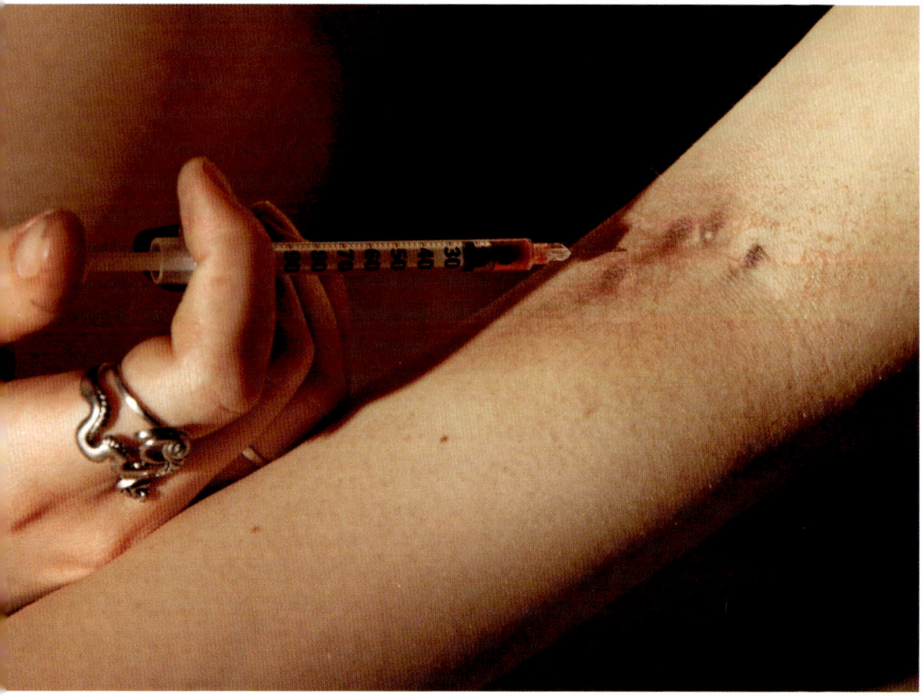

**Abbildung 7-6:** iv-Drogenkonsum. (Quelle: Shutterstock)

An dieser Stelle sei allerdings noch einmal betont, dass sich alle STI längst über die Risikogruppen hinaus ausgebreitet haben, weshalb sich auch Heterosexuelle mit einer sexuellen Vergangenheit vor STI schützen sollten.

Zu Hochrisikosex zählen aber nicht nur häufiger Partnerwechsel, sondern auch Sexualpraktiken, bei denen Verletzungen entstehen. Einerseits kann durch eine Schleimhaut-Verletzung Blut mit Viren oder Bakterien austreten und den Partner anstecken. Andererseits sind Verletzungen für Mikroben willkommene Eintrittspforten. Analverkehr ist risikoreicher als Vaginalverkehr, weil die Schleimhaut des Enddarmes leichter verletzt wird. Beim Vaginalverkehr entstehen weniger Verletzungen, es sei denn, die Vagina (Scheide) ist nicht feucht. Dies kommt vor, wenn die Frau keine Lust auf Sexualität verspürt. In diesem Fall empfiehlt es sich, auf Sexualverkehr zu verzichten, oder das Glied erst dann einzuführen, wenn die Frau Lust hat und feucht wird. Verwendung von Gleitflüssigkeit ist eine andere Möglichkeit, das Problem zu beheben, gerade auch bei organischen Gründen für trockene Schleimhäute wie Hormonmangel bei der Postmenopause.

Sexualverkehr während der Menstruation mit einem infizierten Partner gehört auch zu den risikoreichen Praktiken, wobei das Risiko für beide grösser ist, unabhängig davon, ob die Frau oder der Mann infiziert ist.

**Fazit:** Sex mit einer Person aus den «Risikogruppen» beinhaltet ein hohes Übertragungsrisiko für die Geschlechtskrankheiten HIV, Syphilis, Gonorrhö, Hepatitis B und C. Zu den «Risikogruppen» werden Menschen mit häufigem Partnerwechsel wie Prostituierte, Männer, die Sex mit Männern haben, Menschen aus Entwicklungsländern mit einer hohen Ausbreitung der STI und Drogenabhängige gezählt. Hochrisikosex beinhaltet aber auch Sex-Praktiken mit hoher Verletzungsgefahr wie Analverkehr oder sadomasochistische Praktiken. Hochrisikosex zu vermeiden ist eine wirksame präventive Massnahme.

In demokratischen Ländern ist es eine Selbstverständlichkeit, dass Menschen aus Risikogruppen in keiner Art und Weise diskriminiert werden. Gerade zur Prävention ist der ungehinderte Zugang zu HIV-Test, Beratung und Therapie sowie zu notwendiger sozialer Unterstützung wichtig.

### 7.2.8 Barriere-Methoden anwenden: Kondom, Femidom, Dental Dam

Barriere-Methoden werden so genannt, weil sie eine Barriere zwischen den Körperflüssigkeiten des einen Sexualpartners und den Schleimhäuten des anderen aufbauen. Dabei ist es das Ziel, dass die Mikroben nicht in den Körper des anderen eindringen.

Zu derartigen mechanischen Barrieren zählen das Kondom, das Femidom, Dental Dams (Latex- oder Plastiktüchlein) und Handschuhe.

Kondome als Schutz vor STI wurden bereits im 16. Jahrhundert beschrieben, aber erst seit den 1930er-Jahren können die dünnen Latex-Kondome hergestellt werden, die auch zur Empfängnisverhütung eingesetzt werden.

Kondome sind für Viren und Bakterien undurchlässig und bilden gegen STI eine wirksame Barriere. Sie bieten gegen HIV einen effektiven Schutz, bei korrekter Anwendung etwa von 90 %. Die unterschiedlichen Resultate von Studien zur Schutzwirkung der Kondome dürften auch von der Übung des Anwenders abhängig sein. In einer repräsentativen Befragung von jungen Amerikanern geben 23 % Kondom-Nutzer im vorangegangenen Jahr mindestens ein Versagen an (Kondom gerissen oder abgerutscht). Hingegen fand eine Studie an Prostituierten aus Singapur, erfahrenen Kondomanwenderinnen, eine Versagerrate von nur 1,2 bis 2,1 %.

Kondome eignen für alle Arten von Sexualverkehr: vaginal, anal und oral. Allerdings sind beim Analverkehr aus mechanischen Gründen Kondomversager im Sinne von Platzen oder Abrutschen häufiger. Beim Oralverkehr können Zähne das Kondom beschädigen.

Bei den anderen sexuell übertragbaren Krankheiten reduzieren Kondome das Übertragungsrisiko, schliessen es aber nicht aus. Verlässliche Prozentzahlen sind noch nicht vorhanden. Kondome reduzieren das Übertragungsrisiko bei Gonorrhö, Chlamydien Hepatitis B und HPV. Bei den Geschlechtskrankheiten, die Geschwüre (Ulcera) bilden, wie Herpes genitalis, Syphilis (s. **Abb. 7-7**) und Ulcus molle, kommen die verursachenden Mikroben neben den Genitalflüssigkeiten zusätzlich in den Geschwüren vor. Deshalb vermag das Kondom nur zu schützen, wenn es auch das Geschwür bedeckt.

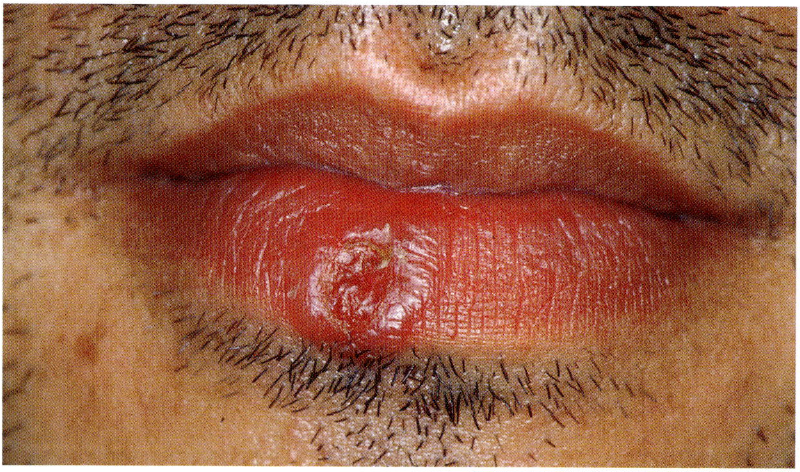

**Abbildung 7-7:** Syphilis-Geschwür an der Lippe. Kondome können nur schützen, wenn sie das Geschwür bedecken. Bei Syphilis, aber auch bei Ulcus molle oder Herpes, können Geschwüre aber auch an anderen Orten vorkommen, weshalb die Schutzwirkung von Kondomen bei geschwürsbildenden STI geringer ist.

Die Anwendung des Kondoms ist an sich nicht schwierig. Trotzdem braucht es für den sicheren Umgang etwas Übung, damit es nicht abrutscht oder platzt. Gerade junge Menschen sind nervöser und ungeübter, weshalb vermehrt Anwendungsfehler vorkommen. Den Männern ist empfohlen, das Kondom im «stillen Kämmerlein» für sich auszuprobieren. Entdecken Sie die spielerische Seite des Kondomgebrauchs. Die gemeinsame «Montage» können Sie zu einem lustvollen Teil des Vorspiels gestalten. Suchen Sie die richtige Grösse des Präservativs aus. Wenn Sie kein Kondom finden, welches gross genug ist, dann können Sie zusammen mit Ihrer Partnerin das Femidom, das «Kondom für die Frau» ausprobieren.

### Wie sicher schützen Kondome gegen HIV und STI?

Bis in die 70er-Jahre des 20. Jahrhunderts wurde das Kondom vor allem zur Schwangerschaftsverhütung angewendet. Mit der Einführung der Antibabypille geriet es beinahe in Vergessenheit, weil seine Schutzwirkung – im Vergleich mit der «Pille» – deutlich unzuverlässiger war. Mit Bekanntwerden der HIV-Epidemie in den 80er-Jahren erlebte das Kondom eine Renaissance. Auf der ganzen Welt wurde es zum Schutz vor HIV-Übertragungen empfohlen. Wie sicher ist es nun? Funktioniert es in der Praxis auch so gut wie in der Theorie? Unten sind die Zusammenfassungen zur Kondomsicherheit der beiden weltweit wichtigsten Organisationen UNO (UNAIDS) und CDC (amerikanische Gesundheitsbehörden) wiedergegeben:

### Wie sicher sind Kondome zur HIV-Prävention?

Der stetige Gebrauch von Kondomen ist eine sehr sichere Methode, sich vor einer HIV-Übertragung zu schützen. Zu diesem Resultat kommen das Gesundheitsministerium der Vereinigten Staaten (United States Department of Health and Human Services) und der United Nations Population Fund. Die US National Institutes of Health und die Weltgesundheitsorganisation (WHO) haben in wissenschaftlichen Arbeiten gezeigt, dass intakte Kondome für Krankheitserreger von sexuell übertragbare Infektionen absolut undurchlässig sind, selbst für die kleinsten Viren, die diese Krankheiten verbreiten. Vier Metaanalysen über die Sicherheit von Kondomen zeigen 69–94 % Sicherheit. Aussagekräftige Studien an diskordanten Paaren (ein Partner ist HIV-positiv und der andere nicht) ergeben, dass Kondomgebrauch bei penetrativem Sex die Wahrscheinlichkeit, das Virus zu übertragen, um 90 % reduziert. Aus all diesen Studien kann also gefolgert werden, dass das Übertragungsrisiko durch korrekte und stetige Anwendung von Kondomen um etwa 90 % reduziert wird. Bei perfekter Anwendung kann die Effektivität noch gesteigert werden, aber nie auf 100 %. *(UNAIDS Best Practice Collection, 2004, S. 16; Übersetzung vom Autor)*

### Kondome für Männer

Latex-Kondome schützen bei stetiger und korrekter Anwendung sehr effektiv vor einer HIV-Übertragung. In diskordanten, heterosexuellen Partnerschaften (ein Partner HIV-positiv und der andere nicht), die Kondome immer angewendet hatten, wurden die HIV-negativen Partner zu 80 % weniger häufig angesteckt, als bei gleichen Partnerschaften, die keine Kondom brauchten. Ausserdem zeigen Studien, dass der Kondomgebrauch das Risiko für andere sexuell übertragbare Krankheiten wie Clamydien, Gonorrhoe und Trichomonaden reduzieren kann; indem Infektionen der Sexualorgane eingeschränkt werden, reduzieren Kondome auch das Risiko bei Frauen für aufsteigende Infektionen ins kleine Becken. Zusätzlich vermindern der korrekte und stetige Gebrauch von Latex-Kondomen das Risiko vor einer Übertragung von Herpes genitalis, Syphilis und Ulcus molle, falls die infizierte Stelle oder Gegend bedeckt ist. Dazu fehlen aber noch genauere Daten. *(Sexually Transmitted Diseases Treatment Guidelines 2010 der amerikanischen Gesundheitsbehörden (CDC), 2010, S. 4; Übersetzung vom Autor)*

Das **Femidom** (Female Condom, Frauenkondom) ist das weibliche Pendant zum Kondom. Es wirkt als Barrieremethode beim Vaginalverkehr gegen sexuell übertragbare Krankheiten und zur Schwangerschaftsverhütung. Wie eine zweite Haut soll das Frauenkondom verhindern, dass Mikroben oder Spermien in die Vagina und auf die Schamlippen gelangen sowie auch Genitalflüssigkeit der Frau an den Penis.

Im Jahr 1994 wurde es in den USA auf den Markt gebracht und ist in Europa weniger gebräuchlich. Es ist eine Alternative zum Kondom und bei manchen Frauen beliebt, weil es sie unabhängiger vom Mann macht. Das etwa 17 cm langes «Säckchen» mit zwei flexiblen Ringen an jedem Ende besteht aus Polyurethan (robuster als Latex) oder Latex. Die Frau führt es in die Vagina eine und arretiert es mit den beiden Ringen.

**Dental Dam beim Oralverkehr (Oralsex):** Oralsex bedeutet, den Partner mit dem Mund oder der Zunge zu befriedigen. Von Oralverkehr wird bei Heterosexuellen gesprochen, wenn die Frau den Mann befriedigt (Fellatio) und wenn der Mann die Frau befriedigt (Cunnilingus). Bei homosexuellen Männern und bei lesbischen Frauen ist Oralsex ebenfalls eine gängige Sexualpraxis. Im Volksmund werden Umschreibungen gebraucht, wie «französisch», «blasen», «Stellung 69» oder «sich mit dem Mund befriedigen lassen».

Das Prinzip des Dental Dam (Lecktuch) ist einfach: Beim Oralsex wird eine dünne Folie auf die Vulva (äusseres Genitale der Frau) oder auf den Anus des Sexualpartners gelegt. Dadurch soll verhindert werden, dass Mikroben den Weg auf das Gesicht oder in den Mund finden.

Dental Dam ist eine spezielle Folie, die wie das Kondom oder das Femidom aus Latex oder Polyurethan (Plastik) besteht. Sie kann in Apotheken, Sexstores oder im Internet gekauft werden. Es gibt auch «Bastler», die sich Dental Dams selber herstellen. Dazu eignen sich Latexhandschuhe, Kondome, reißfeste Haushaltsfolie oder Gymnastikbänder.

Ein Dental Dam eignet sich bei vagooralem (Cunilingus) oder anooralem Sex als Schutz gegen sexuell übertragbare Infektionen. Beim anooralem Sex ist ein Dental Dam besonders wichtig, weil nicht nur eine sexuell übertragbare Infektion, sondern auch Hepatitis A und andere im Kot enthaltene Krankheitskeime übertragen werden können.

**Fazit:** Kondom, Femidom und Dental Dam haben in der STI Prävention einen wichtigen Stellenwert, und sollen bei allen sexuellen Risikokontakten angewendet werden.

Kondome schützen beim Vaginal-, Anal-, und Oralverkehr. Sie sind undurchlässig für Bakterien und Viren. Vor einer HIV-Übertragung schützen Kondome wirksam (bei korrekter Anwendung etwa 90 %).

Bei den anderen sexuell übertragbaren Krankheiten (Gonorrhö, Hepatitis B, und Chlamydien) reduzieren sie das Risiko ebenfalls, schliessen eine Übertragung aber nicht aus. In einem geringen Masse dürften Kondome auch bei Geschlechtskrankheiten mit Geschwüren (Syphilis, Herpes genitalis und Ulcus molle) sowie humane Papilloma-Virus schützen. Nicht vergessen: Übung verringert Anwendungsfehler. Das Femidom ist theoretisch so wirksam wie das Kondom. Allerdings gibt es nur wenige wissenschaftliche Untersuchungen zur Wirkung. Das Dental Dam (Lecktuch) ist beim Lecken von Vagnia und Anus eine weitere Möglichkeit das Übertragungsrisiko von sexuell übertragbaren Infektionen zu vermindern. Wenn Ihnen der STI-Status Ihres Sexualpartners unbekannt ist oder Sie wissen, dass er infiziert ist, ist Ihnen dringend angeraten, Barriere-Methoden anzuwenden.

### 7.2.9 Sexualhygiene

Gesunde Schleimhäute und Haut sind eine wichtige Voraussetzung für guten Sex und schützen vor STI. Dazu braucht es eine angemessene Intimhygiene. Bei mangelnder Hygiene entstehen leicht Entzündungen der Schleimhäute, wodurch sexuell übertragbare Keime leichter übertragen werden.

Die Sexualorgane täglich zu waschen und die Unterwäsche zu wechseln ist heute eine Selbstverständlichkeit. Männer entfernen so das Smegma, eine natürliche Absonderung der Drüsen am Penis. Bei den Frauen verlangen die anatomischen Verhältnisse eine konsequente Reinigung des Anogenitalbereichs. Weil die Harnröhre kurz und das äussere Genitale nahe beim Anus liegt, gelangen Darmbakterien (E. coli) leicht zu den äusseren und dann auch zu den inneren Sexualorganen und können dort Entzündungen oder Blaseninfektionen verursachen. Nach dem Sexualkontakt zu urinieren verhindert Harnwegsinfekte. Beim Geschlechtsverkehr gelangen bei unsachgemässer oder mangelnder Hygiene Keime durch Schmierinfektionen in die falsche Körperöffnung. Beim Toilettengang sollen Frauen sich immer von der Harnröhre Richtung Anus reinigen. Die Benutzung von Bidet und Dusch-WC, mit denen Anus und Vagina mit warmem Wasser gereinigt werden, sind der Hygiene besonders zuträglich.

Heutzutage wollen einige Menschen wegen einer falschen Vorstellung von Hygiene möglichst alle Bakterien der Schleimhäute zum Verschwinden bringen. Eine natürliche Bakterienflora der Schleimhäute, auch der Genitalorgane ist aber ein wichtiger Schutz vor Krankheitskeimen (s. Kap. 2.2). Durch Waschen des Intimbereichs mit Duschgel, Seife oder Intimsprays wird die natürliche Bakterienflora zerstört, wodurch Krankheitskeime sich leichter ausbreiten können. Um sich sicher zu fühlen, tragen manche Frauen auch Slipeinlagen oder Tampons, wenn die Menstruation längst vorbei ist. Durch den sogenannten «Löschblatteffekt» werden die Schleimhäute ausgetrocknet, wodurch sie ebenfalls leichter von Krankheitskeimen befallen werden oder diese in sich aufnehmen.

Analduschen und andere Sexualpraktiken, die die Schleimhaut schädigen, erhöhen die Empfänglichkeit für eine Infektion.

Durch Dildos und jede Art von Sexspielzeugen können ebenfalls alle sexuell übertragbaren Infektionen übertragen werden. Diese sogenannten Schmierinfektionen werden durch konsequente Hygiene vermieden. Sexspielzeuge sollen vor Verwendung gründlich mit Seife gewaschen werden und nur für eine Körperöffnung eines Partners verwendet werden. Wird der gleiche Dildo in eine andere Körperöffnung gebracht, sei es beim gleichen oder beim anderen Sexualpartner, ist es vorher gründlich zu reinigen.

Barriere-Methoden gehören auch zur Sexualhygiene, da sie den Austausch von Mikroben bei der Sexualität verhindern. Die Genitalorgane nach der Sexualität mit Seife zu waschen ist eine weitere Möglichkeit, um das Ansteckungsrisiko zu vermindern. Wichtig ist, dass diese Waschungen möglichst bald nach dem Sexualverkehr vollzogen werden.

**Fazit:** Eine adäquate Hygiene der Sexualorgane im Alltag und bei der Sexualität verbessern das sexuelle Erleben und schützen vor genitalen Infektionen, auch gegen STI. Genieren Sie sich auch als Erwachsener nicht, bei Ihrem Arzt nachzufragen, ob Ihre Vorstellungen sachgerecht sind. Nicht nur eine vernachlässigte Hygiene fördert genitale Infektion, sondern auch übertriebene.

### 7.2.10 Regelmässige Arztbesuche

Alain, ein 23jähriger Student, lernte Evi kennen. Sie war mit einer gemeinsamen Bekannten in der Stadt. Er trank etwas viel Alkohol, lud Evi dann noch zu einem Drink zu sich ein und schlief mit ihr ohne Kondom. Am nächsten Morgen, noch mit einem dicken Kopf, aber nüchtern, realisierte er, dass sie nicht sein Typ war. Beim Frühstück überlegte er noch, wie er ihr das beibringen sollte. Da fragte Evi ihn, ob er denn nicht Angst vor einer Schwangerschaft oder Aids habe, wegen letzter Nacht. Er wurde verlegen, und sagte schliesslich, er habe gedacht, dass sie die Pille nehme oder in den unfruchtbaren Tagen sei, sonst hätte sie sicher etwas gesagt. «Ja, du hast Glück gehabt, ich nehme die Pille. Aber wie wissen wir voneinander, dass wir keine STI haben?» Mit dieser Frage hatte er nicht gerechnet. Erstens hatte er nie Kontakt zu Prostituierten, Homosexuellen oder Drogenabhängigen, und er wusste, dass sie auch nur in «seriösen Kreisen» verkehrte. Schliesslich fiel ihm die «rettende» Antwort ein: «Du gehst ja regelmässig zum Frauenarzt, der hätte dir doch gesagt, wenn du Aids oder eine Geschlechtskrankheit hättest.»

Was STI betrifft, ist Alain wirklich etwas naiv und blauäugig. Wie ich bereits ausführte, betrifft HIV und andere Geschlechtskrankheiten längst nicht mehr nur die Risikogruppen. Aber wie ist das mit den Jahreskontrollen beim Frauenarzt? Diagnostiziert er zuverlässig eine vorhandene Infektion? Längst nicht immer! Nur wenn er bei der Untersuchung Hinweise auf eine Infektion hat, wie Veränderungen an den Schleimhäuten sieht oder wenn eine Frau über Beschwerden im Intimbereich klagt, untersucht der Gynäkologe spezifisch auf die möglichen Ursachen. Nach Rücksprache mit der Patientin wird im Blut oder Abstrich nach Bakterien, Viren oder Pilzen gesucht. Wird der Gynäkologe fündig, kann er die Diagnose stellen oder die Infektion ausschliessen. Hat die Patientin keine Symptome, dann testet der Arzt nur auf gewünschte STI, manche nur auf HIV.

Die Ärzte werden in ihrer Ausbildung in erster Linie darauf geschult, die Diagnosen bei Beschwerden zu finden und auf Probleme des Patienten einzugehen, aber nicht ohne dessen Auftrag. Ein Arzt spricht mit dem Patienten über Verdachtsdiagnosen, Übertragungsrisiken und notwendigen Abklärungen wie ein HIV-Test und zu einem geeigneten Zeitpunkt über mögliche Verhaltensänderungen. Beim HIV-Test muss der Arzt vor einer Blutentnahmen immer zuerst das Einverständnis des Patienten einholen, was für manche etwas paradox klingt, denn sie sind froh, wenn der Arzt eine Krankheit herausfindet und diese behandeln kann, bevor sie Schlimmeres im Körper anrichtet. Nicht selten denken Menschen, der Arzt würde eine so gravierende Infektion wie die HIV-Infektion oder die Syphilis selbstverständlich herausfinden, am liebsten ohne gross über unangenehme Themen wie Seitensprünge, Prostituiertenbesuche oder sexuelle Orientierung sprechen zu müssen. Diese Vorstellung gehört schon lange der Vergangenheit an. In der Arzt-Patienten-Beziehung kommt im Bereich Sexualität noch ein weiterer Aspekt hinzu: Hemmungen und Missverständnisse. Bei sexuellen Beschwerden oder Problemen erwarten die Ärzte, dass die Patienten auf ihren Arzt zugehen und ihre Fragen stellen. Sie glauben, es könnte den Patienten unangenehm sein, wenn sie sie über sexuelle Fragen wie Sexualverhalten und -probleme ausfragen. Unglücklicherweise erwarten die Patienten aber von den Ärzten, dass diese die aktive Rolle übernehmen und sie befragen und herausfinden, wenn so gravierende Infektionen vorliegen wie HIV oder Syphilis. So wird bei Konsultationen häufig nicht über sexuelle Leiden und Fragen gesprochen, ein Sachverhalt, den Untersuchungen aus mehreren Ländern aufgezeigt haben.

Es ist also wichtig, dass Sie dem Arzt Ihre Probleme aktiv schildern, ihn ausfragen und ein Screening verlangt. Sie erleichtern es dem Arzt, wenn Sie offenherzig auch über Probleme reden, über die Sie sonst mit niemandem reden. Dann merkt der Arzt, dass Sie wirklich etwas wissen wollen und falls er nicht weiter weiss, kann er Sie an einen Spezialisten überweisen.

Junge Menschen gehen eher selten zum Arzt, ausser junge Frauen, von denen die meisten den Frauenarzt regelmässig konsultieren, in erster Linie wegen Verhütung, z.B. weil sie die Pille wollen. Dabei haben viele junge Menschen ungeklärte Fragen oder Probleme im sexuellen Bereich. Wie ich schon mehrmals aufgezeigt habe, sind die meisten Menschen zu wenig oder falsch über STI informiert. Nicht wenige beachten urogenitale Beschwerden zu wenig, warten, bis sie vorbei sind und verpassen die Diagnose und Behandlung, was später zu gravierenden Schäden im menschlichen Körper führen kann. Zudem kann jede sexuell übertragbare Infektion symptomfrei verlaufen und übersehen werden, deshalb lohnt sich nach Risikokontakten ein sogenanntes Screening auf STI (s. STI-Screenings, S. 209). Ausserdem leiden etwa 20 bis 50 % der jungen Menschen zumindest einmal an einer Sexualfunktionsstörung wie Erektionsstörungen, zu schnellem Samenerguss, Orgasmusstörungen, Vaginitis, zu wenig Vaginalflüssigkeit (zu trocken), mangelndem sexuellem Verlangen und damit zusammenhängenden Problemen in der Partnerschaft.

**Fazit:** Obwohl wir in einem sexualisierten Zeitalter leben, wird der sexuellen Gesundheit zu wenig Beachtung geschenkt. Die Arztkonsultation ist ein wichtiger Schritt, der sexuellen Gesundheit Sorge zu tragen. Genieren Sie sich nicht, Ihren Arzt wegen Beschwerden oder Veränderungen an den Genitalien aufzusuchen, und fragen Sie alles, was Ihnen manchmal im stillen Kämmerchen durch den Kopf geht. Nach eingegangenem STI-Risiko ist ein STI-Screening und Präventionsgespräch mit dem Arzt angezeigt. Es ist wichtig, dass Sie nicht vom Arzt erwarten, dass er bei einer Untersuchung oder Befragung von selbst alles über STI herausfindet, denn er ist auf Ihre Beobachtung und Ihre Fragen angewiesen.

### Umgang mit dem HIV-Test im Wandel des Zeitgeistes

Der Zeitgeist beeinflusst massgeblich die Arzt-Patient-Beziehung und entsprechende Rechte und Pflichten. Eindrücklich kann man dies daran sehen, wie mit den STI-Tests umgegangen wird. Vor den 1980er-Jahren erwarteten die Patienten vom Arzt, dass er herausfindet, wenn etwas mit ihrem Körper nicht stimmt. Wie er das macht, war Sache des Arztes. Dem Patienten wurde von einer Assistentin Blut genommen, der Arzt befragte und untersuchte den Patienten und veranlasste vielleicht noch ein Röntgenbild. Hatte der Arzt alle Ergebnisse beieinander, besprach der Arzt mit dem Patienten die Diagnosen und mögliche Therapien. Was alles im Blut untersucht wurde, interessierte den Patienten wenig. Hauptsache, der Arzt fand den Grund der Beschwerden und konnte diese bessern oder heilen.
Gleichzeitig bestand über Jahrzehnte ein gesellschaftlicher Konsens, dass bei Epidemien der Schutz der Bevölkerung höher zu be-

werten ist als Einzelinteressen. So mussten sich Prostituierte in einem medizinischen Check regelmässig auf Geschlechtskrankheiten testen und bei einer Infektion behandeln lassen. Bei Eintritt in ein Krankenhaus wurde aus diagnostischen Gründen und zur Bekämpfung von Geschlechtskrankheiten jeder Patient automatisch auf Syphilis getestet. Wollte ein Arzt in der Praxis eine Syphilisinfektion ausschliessen, testete er das abgenommene Blut gleich auch noch auf Syphilisbakterien und sprach ihn bei positivem Ergebnis darauf an. Von einer gestellten Syphilisdiagnose und der Behandlung profitierte der Betroffene, aber auch die Bevölkerung wurde geschützt, da die Infektionskette unterbrochen wurde.

In den 1980er- und 1990er-Jahren entwickelte sich in den westlichen Industrieländern ein starker Individualismus, wodurch die Rechte des Einzelnen viel stärker gewichtet wurden. In der Medizin setzte sich der «informed consent» durch, ein Begriff aus den USA. Damit ist gemeint, dass der Arzt nach einer ausführlichen Information immer zuerst die Einwilligung des Patienten für Untersuchungen und Behandlungen einholen muss. Der Arzt darf also bei einem Verdacht oder einer Eintrittsuntersuchung das Blut des Patienten auf HIV oder Syphilis nur mit ausdrücklicher Einwilligung des Patienten nach einem vorgängigen Gespräch über sexuelle Risiken oder Drogengebrauch testen. Dieses «counselling and testing» hatte den Nutzen, dass bei einem Test immer auch ein Präventionsgespräch stattfinden sollte. Allerdings führt dieses Vorgehen auch dazu, dass mancher Arzt häufig lieber dem Patienten die Initiative für ein STI-Screening überlässt und auf dieses zeitraubende und heikle Gespräch verzichtet. Deshalb wurden viele HIV- und andere STI-Diagnosen nicht gestellt.

Bei schwangeren Frauen kommt der Frauenarzt beim HIV-Test aus ethischer und rechtlicher Sicht in ein Dilemma: Ist das Leben und die Gesundheit des ungeborenen Kindes weniger wichtig als die Persönlichkeitsrechte der Schwangeren? Ist eine verpasste Diagnose ein Kunstfehler? Laut dem «informed consent» darf er nicht ungefragt oder gegen den Willen der Schwangeren einen HIV-Test veranlassen. Fragt der Arzt dies eine Schwangere, ist meist auch gerade die Diskussion über sexuelle Risiken und Drogengebrauch von ihr und dem Ehe mann eröffnet. Sie können sich vorstellen,

dass Ärzte gerade in dieser Situation häufig entweder keinen oder ohne ausdrückliche Einwilligung einen HIV-Test gemacht haben und im letzteren Falle das Gespräch über HIV erst nach einem positiven Resultat gesucht haben. Studien zeigen, dass ein automatisches, ohne vorherige ausdrückliche Einwilligung des Patienten, durchgeführtes Screening, beispielsweise bei Schwangeren, deutlich mehr HIV-Infektionen ans Tageslicht bringt.
In den letzten Jahren änderte sich die Einstellung der Behörden und der Gesellschaft zum HIV-Test wieder. Der Grund: seit Jahren 30 % unerkannte HIV-Infektionen und steigende Meldungen bei den STI-Diagnosen. Zudem forderte der Zeitgeist auch wieder mehr Verantwortung des Einzelnen gegenüber der Gesellschaft. Wieder wurde ein neuer Begriff aus dem Englischen geboren: «provider induced counselling and testing» kurz als PICT bezeichnet. Der Arzt soll bei entsprechenden Symptomen oder bei Risikoverhalten des Patienten die Initiative zum HIV-Test ergreifen und nicht einfach nur im Auftrag handeln. Der Patient muss sich aktiv gegen den Vorschlag eines HIV-Tests wehren, falls er diesen nicht will. Verpasste Diagnosen sollen als Kunstfehler betrachtet werden. Der Frauenarzt soll bei jeder schwangeren Frau immer einen HIV-Test veranlassen. Will die Frau dies partout nicht, kann sie den Test allerdings verweigern.
Dieser Zick-Zack-Kurs des Zeitgeistes stiftet bis heute bei Ärzten und Patienten manche Verwirrung. Allgemein wird die letzte Änderung wohl als Korrektur einer übertriebenen Individualisierung angesehen werden.

### 7.2.11 Sich impfen lassen

Impfungen machen Sie gegen Mikroben immun. Sie schützen nicht nur den Einzelnen vor einer Infektionskrankheit, sondern auch die Gesellschaft. Wenn Sie sich impfen lassen, leisten Sie auch einen Beitrag zur Volksgesundheit. Impfungen können gegen Infektionskrankheiten enorm wirksam sein. Beispielsweise wurden die Kinderlähmung und die Pocken weltweit ausgerottet. Die Impfung gegen Infektionen gehört zu den grössten Erfolgen der Medizin.

Eine wirksame Impfung gegen sexuell übertragbaren Krankheiten gibt es erst beim Hepatitis-B-Virus und einigen Typen des humanen

Papillomavirus (HPV), die Gebärmutterhalskrebs und Genitalwarzen verursachen. Ein Hauptgrund, warum es gegen HIV und andere Infektionen keine Impfung gibt, liegt in der Variabilität dieser Viren. So verfügt das HI-Virus über eine enorme Anpassungsfähigkeit, in dem bei der Vermehrung der HI-Viren laufend neue Viren mit kleinen Abweichungen entstehen. Gegen diese leicht veränderten Viren ist ein Impfstoff wieder unwirksam. Die Forscher haben schon mehrere Milliarden Euro für die Impfstoffentwicklung gegen das HI-Virus ausgegeben, leider vorderhand erfolglos. Gegen diese Infektionen müssen wir weiterhin die bekannten Präventionsmassnahmen anwenden.

**Hepatitis-B-Impfung:** Seit 1981 gibt es einen hochwirksamen Impfstoff gegen Hepatitis B. Nach einer vollständigen Impfung sind 98 % der Geimpften jahrzehntelang, womöglich sogar lebenslang gegen eine Infektion mit dem Hepatitis-B-Virus geschützt (immun).

Für einen ausreichenden Impfschutz sind drei Injektionen in den Oberarm innerhalb von sechs Monaten notwendig. Die Impfung wird im Allgemeinen sehr gut vertragen.

Impfungen werden folgenden Personengruppen empfohlen:

1. Allen Jugendlichen vor dem ersten Sexualkontakt, also im Alter von 11 bis 15 Jahren. 80 % aller Neuinfektionen treten zwischen 15 und 35 Jahren auf und werden sexuell übertragen.
2. Kindern im Säuglingsalter bis zur Pubertät. Die Hepatitis-B-Impfung kann jederzeit vor der Pubertät durchgeführt werden, selbst gleich nach der Geburt.
3. Kindern und Erwachsenen aus Hochrisikogruppen:
   - Menschen, die in Regionen mit hoher Hepatitis-B-Verbreitung reisen, wie Afrika, Asien, Pazifikinseln, Osteuropa und Südamerika
   - Menschen aus genannten Regionen, die sich in Westeuropa aufhalten
   - Menschen mit häufig wechselnden Partnern
   - iv-Drogenabhängige
   - Medizinisches und zahnärztliches Personal

- Menschen im unmittelbaren Umfeld eines Virusträgers (gleicher Haushalt)
- Patienten mit Immunschwäche, z. B. HIV-Infektion.

**Impfung gegen humane Papilloma-Viren (HPV):** Seit 2008 gibt es Impfungen gegen die HPV-Viren 16 und 18, die für mehr als 70 % der Gebärmutterhalskarzinome verantwortlich sind. Der Impfstoff Gardasil® schützt darüber hinaus gegen die HPV-Viren 6 und 11, die rund 90 % aller Genitalwarzen verursachen. Die Impfung führt zu einem sehr hohen Schutz (gegen 100 %), wenn sie vor einer HPV-Ansteckung durchgeführt wird. Der Impfschutz sinkt bei einer bestehenden HPV-Infektion. Deshalb sollen junge Frauen vor dem ersten Sexualkontakt geimpft werden **(Abb. 7-8)**. Wenn eine Infektion bereits vor der Impfung erfolgte, so schützt die Impfung immerhin gegen die anderen HPV und auch vor einer Reinfektion. Die Impfung ist nach bisherigen Erkennt-

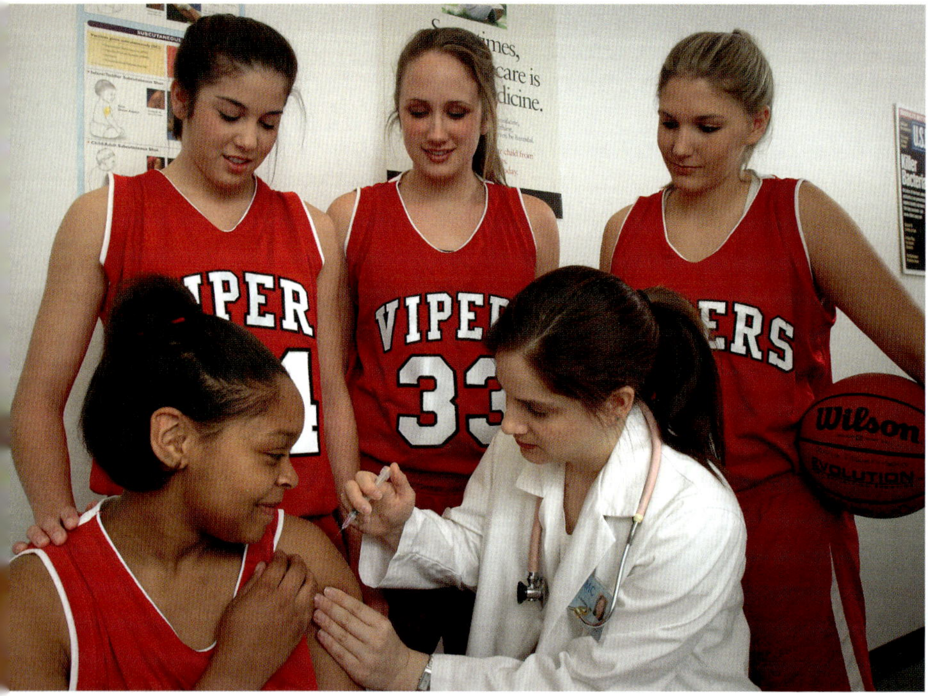


**Abbildung 7-8:** Basketball-Mädchenteam, das gegen HPV und Hepatitis B geimpft wird. (Quelle: CDC)

nissen im Allgemeinen gut verträglich und der Impfschutz hält mindestens acht Jahre an. Für einen dauerhaften Schutz gegen Gebärmutterhalskrebs und Genitalwarzen sind drei Injektionen innerhalb von sechs bis zwölf Monaten notwendig.

5 % der Genitalwarzen und 25 % des Gebärmutterhalskrebses werden allerdings durch andere HPV-Viren verursacht, gegen welche die Impfung nicht wirkt. Deshalb soll die Vorsorgeuntersuchung beim Frauenarzt auf jeden Fall fortgeführt werden und andere Massnahmen zur Risikoverminderung gegen STI berücksichtigt werden.

Inwieweit die Impfung auch bei Männern wirkt, ist noch Gegenstand weiterer Forschungen. Prinzipiell wäre wünschenswert, wenn sich beide Geschlechtern impfen könnten, denn dann könnten die krankmachenden HPV zum Verschwinden gebracht werden.

**Fazit:** STI-Impfungen gibt es leider erst gegen Hepatitis-B-Viren und vier Typen der humanen Papilloma-Viren (HPV), letztere bisher nur für Mädchen und junge Frauen. Diese Impfungen sind gut verträglich und schützen sehr effektiv vor Hepatitis B, Genitalwarzen und Gebärmutterhalskrebs. Sie sollen möglichst vor dem ersten Sexualkontakt durchgeführt werden.

### 7.2.12 Drogen- und Alkoholmissbrauch vermeiden

Schon lange ist bekannt, dass Alkohol (Abb. 7-9) beim Erwerb von Geschlechtskrankheiten eine wesentliche Rolle spielt. Darauf wiesen noch vor dem Ersten Weltkrieg die namhaften Psychiater Emil Kraepelin (1856–1926) und August Forel (1848–1931) hin. Sie schätzten, dass damals ein Viertel bis ein Drittel der Geschlechtskrankheiten unter Alkoholeinfluss übertragen wurde.

Alkohol und andere Drogen bewirken Störungen des Urteilsvermögens. Sie können zu einer Selbstüberschätzung mit einer erhöhten Risikobereitschaft führen. Gerade Ansteckungen mit sexuell übertragbaren Infektionen geschehen häufig im Rauschzustand. Im letzten Jahrzehnt nahm in Europa der Drogenkonsum zu, wenn auch in den verschiedenen Ländern unterschiedlich stark (s. Tab. 7-2). In den deutschsprachigen Ländern nahm der Alkoholmissbrauch insbesondere bei Jugendlichen ein besorgniserregendes Ausmass an.

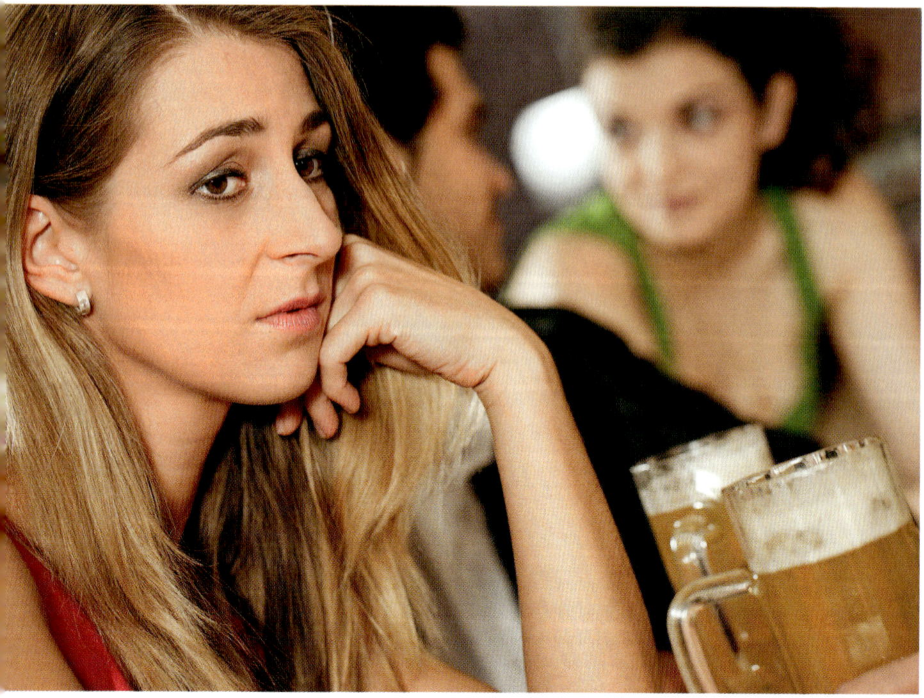

**Abbildung 7-9:** Alkohol fördert das Risikoverhalten.

Party- oder Designerdrogen wie Ecstasy, Amphetamine, Kokain, Cannabis oder GHB stimulieren die sexuellen Bedürfnisse und wirken enthemmend. Diese Drogen können die sexuelle Erregung stark steigern und verlängern. Gleichzeitig wirken sie aufputschend und schalten das Bewusstsein sowie das Gefühl für die körperliche und seelische

**Tabelle 7-2:** Der Drogenkonsum bei Personen ab 15 Jahren nimmt auch in der Schweiz zu. Angaben in % (Sucht Info Schweiz).

| | Frauen | | | Männer | | |
|---|---|---|---|---|---|---|
| | 1997 | 2002 | 2007 | 1997 | 2002 | 2007 |
| Kokain | 1.0 | 1.1 | 1.7 | 2.2 | 2.5 | 3.8 |
| Ecstasy | 0.7 | 0.7 | 1.2 | 1.3 | 1.5 | 2.5 |
| Cannabis | 9.9 | 11.6 | 14.8 | 18.9 | 20.3 | 24.4 |

Gesundheit aus. Drogen lassen die eigene Moralauffassung gleichgültig werden und bewirken, dass der Respekt vor sich selber verloren geht. Die Partydrogen führen häufig zur Selbstüberschätzung und erhöhter Risikobereitschaft. Diese verschiedenen Wirkungen der Drogen erhöhen – insbesondere bei Gelegenheitskonsumenten (Wochenend-Usern) – die Risikofreudigkeit stark: Seltene Kondomanwendung, häufiger Wechsel des Sexualpartners und risikoreichere Sexualpraktiken. Oft finden One-Night-Stands unter Drogeneinfluss mit unbekannten Partnern statt. Manche Drogenkonsumenten wissen nach der Party nicht einmal mehr, mit wem sie Sex hatten und was für Sexualpraktiken sie ausübten. Nicht selten werden solche sexuellen «Abenteuer» nach dem Rausch bereut.

Junge Menschen trinken **Alkohol** auch, um ihre Unerfahrenheit zu überspielen. Andere brauchen Alkohol gegen Hemmungen bei der Partnersuche und Sexualität. Alkohol führt wie die Partydrogen zu mehr Risikoverhalten, auch bezüglich sexuell übertragbarer Infektionen.

### Besorgniserregender Alkoholkonsum bei Jugendlichen

Rauschtrinken ist in unseren Breitengraden ein verbreitetes Phänomen unter Jugendlichen. Eine Studie der Bundeszentrale für gesundheitliche Aufklärung (BZgA) zeigt, dass in Deutschland 19 % der 16- bis 17-jährigen Jungen und 7 % der gleichaltrigen Mädchen sich mindestens einmal pro Woche einen Rausch antrinken. Die Zahl mit einer Alkoholvergiftung eingelieferten Heranwachsenden steigt jährlich. In der Schweiz ein ähnliches Bild: Das episodisch risikoreichem Trinken, auch Bingetrinken genannt, nimmt jährlich zu **(Abb. 7-10)**. Der Anteil der 15-jährigen Jungen, die im Monat vor der Befragung einmal oder mehrmals pro Gelegenheit mindestens fünf alkoholische Getränke konsumiert hatten, betrug 35 %, bei den gleichaltrigen Mädchen 30 %. Jeder zehnte 14-jährige und jeder sechste 15-jährige Jugendliche bekundete ausserdem, in den 30 Tagen vor der Befragung mindestens zweimal fünf alkoholischer Standgetränke pro Konsumgelegenheit getrunken zu haben. Die damit verbundenen unmittelbaren Auswirkungen auf die Gesundheit der Jugendlichen sind risikoreiches Sexualverhalten, aber auch vermehrt Unfälle, Gewalt und Delinquenz.

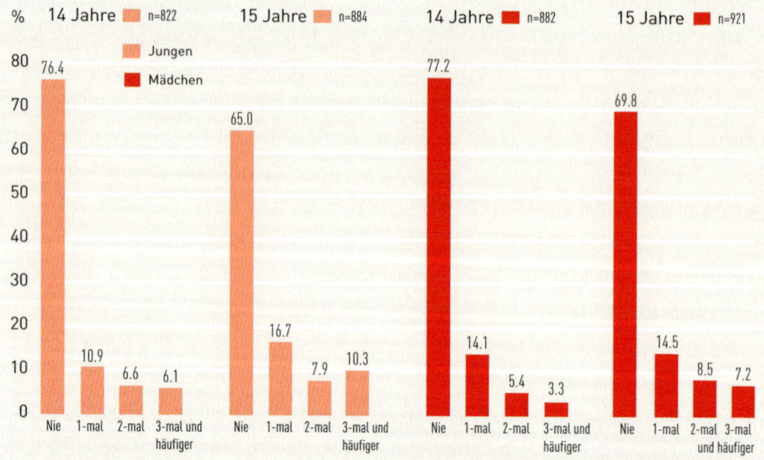


**Abbildung 7-10:** Rauschtrinken von Jugendlichen in der Schweiz (2010). Anteil der 14- und 15 jährigen Jugendlichen, die in den letzten 30 Tagen mehr als 5 Glas Alkohol getrunken haben. (Quelle: Windlin, Suchtinfo Schweiz 2011)

In den deutschsprachigen Ländern wurden keine «harten Facts» zu Ansteckungen mit STI unter Alkohol erhoben. Klar ist aber, dass auch unter Alkohol die Urteilsfähigkeit und Willensbildung schwach ist. Wie viele wissen nicht mehr genau, was in der vorherigen Nacht passiert ist. Manch einer ist irgendwo erwacht, halb bekleidet und weiss nicht mehr, wie er an diesen Ort gekommen ist. Andere wachen am nächsten Morgen nicht nur mit einem dicken Kopf auf, sondern auch mit einem schlechten Gewissen oder Schamgefühl und hoffen, dem Sexualpartner nicht so schnell wieder unter die Augen treten zu müssen. Solches Verhalten wird als Hochrisikosex eingestuft.

**Fazit:** Ein Drogen- oder Alkoholrausch vermindert Ihre Willensbildung und trübt Ihre Urteilsfähigkeit, so dass die Risikofreudigkeit steigt, jedoch die sexuelle Erlebnisfähigkeit sinkt. Die Empfehlung – nicht nur zum Schutz vor STI – heisst: keine Drogen. Trinken Sie Alkohol nur zum Genuss, zu einem guten Essen oder in Massen bei einem besonderen Anlass. Möchten Sie Sexualität, dann beschränken Sie am besten die Alkoholmenge, damit Sie auch den Sex geniessen können. Hemmungen und Unsicherheiten bei der Partnersuche kennen viele Menschen. Beim ersten Sex geht es kaum ohne Befangenheit oder Unbeholfenheit. Stehen Sie zu Ihren Unsicherheiten und sprechen Sie mit dem möglichen Partner darüber. Die meisten schätzen solche Offenheit und stufen Sie als mutig ein. Reagiert ein Partner unangenehm, ist es vielleicht nicht der richtige.

# Literaturauswahl


Adler A. Psychotherapie und Erziehung, Band 1, (1928), Fischer Taschenbuch Verlag: Frankfurt am Main 1982.

April K. HIV-Infektionen früh erkennen – Aktiv beraten und informieren. Der Allgemeinarzt 2011;5 : 34–39

April K. Sexualverhalten und -probleme ab 50. Schweiz Med Forum 2009;9(43): 769–771.

April K. Sexuelle Funktionsstörungen des Mannes – Der rasche Griff zum Rezeptblock hilft nur selten. ARS Medici 2009;8 : 1–5.

Atteslander P. Anatomie der Ratlosigkeit. Verlag Neue Zürcher Zeitung, Zürich 2007.

Basson R. Human sex response cycles.J.sex.Marital Ther. 2001 : 27;333–44.

Basson R. Neubewertung der weiblichen Sexualität. Sexologie 2002 : 9;23–29.

Beier K. M., Bosinski H.,Loewit K. Sexualmedizin. Urban&Fischer. München, Jena 2005.

Bitzer J. Verhütung von sexuell übertragbaren Erkrankungen. In: A. Riecher-Rössler, J. Bitzer. Frauengesundheit. Elsevier GmbH, München 2005.

Blom P. Böse Philosophen. Carl Hanser Verlag. München 2011.

Bodenmann G., Brändli C. Was Paare stark macht. Axel Springer Verlag Schweiz. 2. korrigierte Auflage. 2010.

Bodenmann G. Paare in der Auflösungsphase. In: Karl Lenz und Frank Nestmann. Handbuch Persönliche Beziehungen. Juventa, Weinheim und München 2009, S. 241– 258.

Bundesamt für Gesundheitswesen. Nationales Programm HIV und andere sexuell übertragbare Infektionen (NPHS) 2011–2017. Bern 2011. (www.bag.admin.ch/hiv_aids/)

Centers für Disease Control and Prevention. Sexually Transmitted Diseases Treatment Guidelines. Morbidity and Mortality Weekly Report, December 17, 2010 / Vol. 59 / No. RR-12

Centers für Disease Control and Prevention. U. S. Medical Eligibility Criteria for Contraceptive Use. Morbidity and Mortality Weekly Report Adapted from the World Health Organization, 4th edition. June 18, 2010 / Vol. 59 / No. RR-42010

Clumeck N. et al. A Cluster of HIV Infection among Heterosexual People without apparant Risk Factors. The New England Journal of Medecine. 1989;321 : 1460–1462

Cochran S.D., Mays V.M. Sex, lies and HIV. NEJM.1990;322;774–775.
Eder F. Kultur der Begierde. Eine Geschichte der Sexualität. Verlag C.H. Beck, 2. erweiterte Auflage 2009.
Ehlert U., von Känel R. Psychoendokrinologie. Springer Verlag Berlin Heidelberg 2011.
Eisenegger C. et al. Prejudice and truth about the effect of testosterone on humane bargaining behaviour. Nature 2010:463;356–59.
European Centers for Disease Control and Prevention, ECDC. Annual Report of Communicable Diseases. 2010. http://www.ecdc.europa.eu/en/publications/Publications/1011_SUR_Annual_Epidemiological_Report_on_Communicable_Diseases_in_Europe.pdf
European Centers for Disease Control and Prevention, ECDC. Sexually transmitted diseases in Europe 1990–2009. Doi 10.2900/ 52553, Stockholm 2011. http://ecdc.europa.eu/en/publications/Publications/110526_SUR_STI_in_Europe_1990-2009.pdf
European Centre for Disease Prevention and Control (ECDC) 2005 – 2011 (www.ecdc.europa.eu/en/Pages/home.aspx)
European Centre for Disease Prevention and Control (ECDC). Annual Epidemiological Report on Communicable Diseases in Europe 2010. Stockholm: ECDC; 2010.
European Centre for Disease Prevention and Control (ECDC). HIV/Aids. 2011 http://www.ecdc.europa.eu/en/healthtopics/spotlight/spotlight_aids/Pages/index.aspx
Feddersen-Petersen D. Ausdrucksverhalten beim Hund. Franck-Kosmos Verlag, Stuttgart 2008.
Fiedler P.: Sexualität. Reclam, Stuttgart 2010.
Fleming D.T., et al. Herpes Simplex Virus Type 2 in the United States, 1976 to 1994. N EnglJ Med. 1997;337:1105–1111.
Granich RM, et al. Universal voluntary HIV testing with immediate antiretroviral therapy as a strategy for elimination of HIV transmission: a mathematical model. Lancet. 2009;373(9657):48–57.
Health Research, 67, 2–4. www.who.int/reproductive-health/gender/sexual_health.html
Hahn H., et al. Medizinische Mikrobiologie und Infektiologie. Springer Medizin Verlag Heidelberg 2009.
Hersch J. Erlebte Zeit. Menschsein im Hier und Jetzt. Verlag Neue Zürcher Zeitung, Zürich 2010.
Joint United Nations Programme on HIV/AIDS (UNAIDS). World AIDS Day Report. Genf, Dezember 2011
Joint United Nations Programme on HIV/AIDS (UNAIDS) and World Health Organization (WHO). AIDS epidemic update : November 2010. Genf 2010
Joint United Nations Programme on HIV/AIDS (UNAIDS). Making condoms work for HIV prevention. UNAIDS best practice collection. UNAIDS/04.32E (English original, June 2004). (http://data.unaids.org/publications/irc-pub06/jc941-cuttingedge_en.pdf)

Lautenschlager S. Sexuell übertragbare Infektionen: die Schweiz und ihr unrühmlicher Spitzenplatz in Europa. Schweiz. Med. Forum 2012; 1–2:4–5.

Mankell H. Ich sterbe, aber die Erinnerung lebt. Paul Zsolnay Verlag Wien 2004.

Meystre-Agustoni G. et al. Talking about sexuality with physician: are patients receiving what they wish? Swiss MedWkly.2011 ;141 :w13178.

Morgenstern C. Die unmögliche Tatsache. In: Palmström. Alle Galgenlieder. Diogenes 1981.

Mustanski B.S. et al HIV in young Men who Have Sex with Men: Ariview of Epidmiology, Risk and Protective Factors, and Intervention. Journal of Sex Research 2011;48:218–253.

Obermaier U. High Times. Willhelm Heyne Verlag. München 2007.

Offit A. Das sexuelle Ich. Klett Cotta, Stuttgart 1979.

Polanski R. Interview in der NZZ am Sonntag vom 2.10.2011, Seite 71.

Reinhard M. et al.. Klinische Infektiologie. Elsevier GmbH, München 2008.

Robert Koch-Institut. Epidemiologisches Bulletin. 2010. Berlin. www.rki.de/ Stand 2.5.2011

Scharfetter C. Eugen Bleuler Polyphrenie und Schizophrenie. vdf Hochschulverlag, Zurich 2006.

Schildberger K. Die Qual der Wahl: Die Rolle der sexuellen Selektion in der Evolution von Tier und Mensch. Aus: Paradigma Evolution (Beck-Sickinger Annette, Petzold Matthias Hrsg.), Peter Lang Frankfurt am Main 2009.

Schnarch D. Die Psychologie sexueller Leidenschaft. Klett Cotta Verlag. Stuttgart 2006.

Seal D.W. Interpartner Concordance of Self-reported Sexual Behavior Among College Dating Couples. The Journal of Sex Research. 1997: 30;39–55.

Singer Kaplan H. Sexualtherapie bei Störungen des sexuellen Verlangens. Thieme Stuttgart New York 1995. S. 35

Statistisches Bundesamt Deutschland. Krack-Roberg. Ehescheidungen bis 2009. Wiesbaden 2011, online vom 6.10.2011 http://www.destatis.de/jetspeed/portal/cms/Sites/destatis/Internet/DE/Content/Statistiken/Zeitreihen/LangeReihen/Bevoelkerung/Content75/lrbev06a, templateId =renderPrint.psml

Statistisches Bundesamt Deutschland, Eheschliessungen/Ehescheidung Wiesbaden 2011 http://www.destatis.de/jetspeed/portal/cms/Sites/destatis/ Internet/DE/Content/Publikationen/Querschnittsveroeffentlichungen/WirtschaftStatistik/Bevoelkerung/Ehescheidungen2009__32011,property=file.pdf / Aktualisiert am 13. 9.2011

World Health Organisation (WHO). Sexually transmitted infections. Genf 2011. http://www.who.int/mediacentre/factsheets/fs110/en/

World Health Organisation (WHO). The use of Rapid Syphilis Tests. Genf 2006. TDR/SDI.06.1. http://whqlibdoc.who.int/hq/2006/TDR_SDI_06.1_eng.pdf

World Health Organisation (WHO). What constitutes sexual health? Progress in Reproductive. Genf 2005.

World Health Organisation (WHO), Pan American Health Organisation. Zur Förderung sexueller Gesundheit – Handlungsempfehlungen. Deutsch von E.J. Haeberle, veröffentlicht 2001. http://www2.hu-berlin.de/sexology/GESUND/ARCHIV/DEUTSCH/PAHODE.HTM

World Health Organisation (WHO): Education and Treatment in Human Sexuality: The Training of Health Professionals, WHO Technical Report Series Nr. 572, 1975 (Deutsche Übersetzung von Erwin J. Haeberle http://www2.hu-berlin.de/sexology/GESUND/ARCHIV/DEUTSCH/GESUND.HTM)

Windlin, B. et al. Konsum psychoaktiver Substanzen Jugendlicher in der Schweiz – Zeitliche Entwicklungen und aktueller Stand. Sucht Info Schweiz Lausanne2011. http://www.sucht-info.ch/de/infos-und-fakten/alkohol/jugendliche/

Winkle S: Kulturgeschichte der Seuchen, Artemis&Winkler, Düsseldorf/Zürich, 1997.

http://de.wikipedia.org/wiki/Bakterien. Heruntergeladen am 20.3.2011

http://de.wikipedia.org/wiki/Barebacking. Heruntergeladen am 20.3.2011

Xu, F. et al. Trends in Herpes Simplex Seroprevalence in the United States. JAMA 2006;296:964–973

http://www.zah.ch/side/barebacking.html. Heruntergeladen am 20.3.2011. http://www.taz.de/1/zukunft/wissen/artikel/1/eine-art-bazillen-bruderschaft/ heruntergeladen am 20.3.2011.

Zimmermann C. How Microbes Defend and Define Us. New York Times Published: July 12, 2010. http://www.nytimes.com/2010/07/13/science/13micro.html?_r=4&pagewanted=all

# Über den Autor

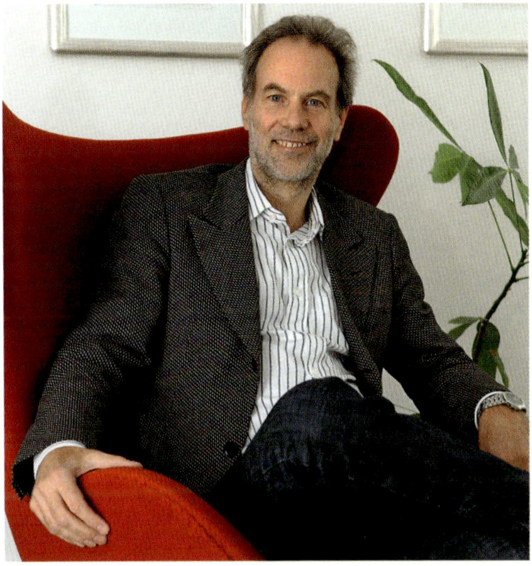

Dr. med. Kurt April, geb. 1953, studierte Medizin und absolvierte die Facharztausbildung Psychiatrie und Psychotherapie FMH. Seit 1994 eigene Praxis für Psychotherapie und Psychiatrie in Horgen am Zürichsee mit Schwerpunkt in Verhaltens- und Sexualmedizin, langjährige Erfahrung in Paar- und Sexualtherapie. Publizierte zahlreicher Fachartikel und hielt Vorträge zu den Themenbereichen Suizid- und Drogenprävention, Essstörungen, Sexualprobleme und Prävention von sexuell übertragbaren Infektionen. Verfasste mehrere Informations- und Patientenbroschüren. Seit Dezember 2011 Präsident des Ärztevereins AIDS-Aufklärung Schweiz.

# Sachregister

AIDS-AUFKLÄRUNG
SCHWEIZ

AIDS-AUFKLÄRUNG
SCHWEIZ

# Die AIDS-Aufklärung Schweiz

**Ärzte gegen HIV und andere sexuell übertragbare Infektionen**
Die AIDS-Aufklärung Schweiz ist ein gemeinnütziger Ärzteverein, der sich seit mehr als 20 Jahren gegen die Ausbreitung der HIV-Infektion und gegen Diskriminierung von HIV-Infizierten und Kranken einsetzt. Da sich in Europa seit Anfang dieses Jahrhunderts die anderen sexuell übertragbaren Infektionen wieder stark ausbreiten, richtete sich der Tätigkeitsbereich auf alle sexuell übertragbaren Infektion, die HIV-Infektion mit eingeschlossen, aus. Früh erkannte die AIDS-Aufklärung Schweiz, wie wichtig das Engagement gerade von Ärzten ist. Die AIDS-Aufklärung Schweiz machte sich zur Aufgabe, mittels wissenschaftlichen Informationen die Ärzteschaft und die Bevölkerung von der Wichtigkeit der Prävention der sexuell übertragbaren Infektionen zu überzeugen.

**Die verdrängten Risiken**
Leider ist in den letzten Jahren die notwendige Aufmerksamkeit für die HIV-Infektion und andere sexuell übertragbare Infektionen einer fatalen Gleichgültigkeit gewichen. In den Medien fristet das Thema ein Mauerblümchen-Dasein und junge Menschen kennen die Bedeutung der Prävention der sexuell übertragbaren Infektionen zu wenig oder verdrängen die Risiken. Gerade deshalb engagieren sich die Ärzte der AIDS-Aufklärung Schweiz weiterhin mit unverminderter Kraft gegen die sich wieder stark ausbreitenden sexuell übertragbaren Infektionen.

**www.aids-info.ch – Wissenschaftlich gesicherte Informationen**
Auf der Homepage www.aids-info.ch erfahren Sie in mehreren Sprachen die neuesten Informationen über HIV, Aids und andere sexuell übertragbare Infektionen. Es lohnt sich immer wieder, einen Blick darauf zu werfen, um diese Problematik in all ihren Facetten verstehen zu lernen. Das hilft Ihnen, um sich vor HIV und anderen sexuell übertragbaren Infektionen zu schützen und einen unverkrampften Umgang mit infizierten Menschen zu haben. Publikationen können Sie direkt von aids-info.ch downloaden.

## Broschüren der AIDS-Aufklärung Schweiz

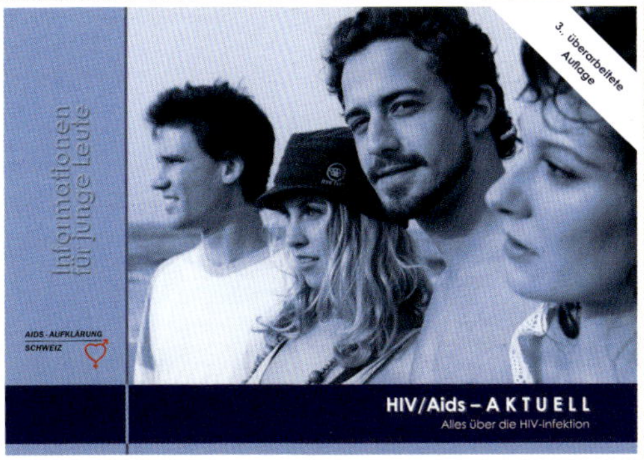


**HIV/Aids-Aktuell. Alles über die HIV-Infektion.**
3., überarbeitete Auflage 2012.
A5 Broschüre,
60 Seiten, mit einem Vorwort von Prof. Prof. h.c. Dr. rer. nat Karin Moelling

Gratis Download:
www.aids-info.ch

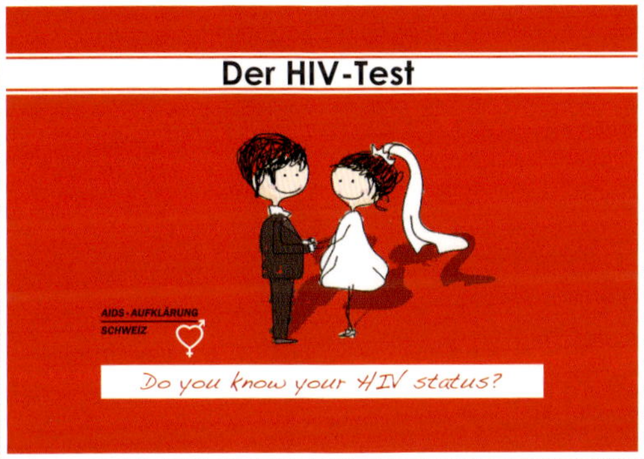


**Der HIV-Test. Do you know your HIV status?**
1. Auflage 2011.
A5 Broschüre, 12 Seiten.

Gratis Download:
www.aids-info.ch

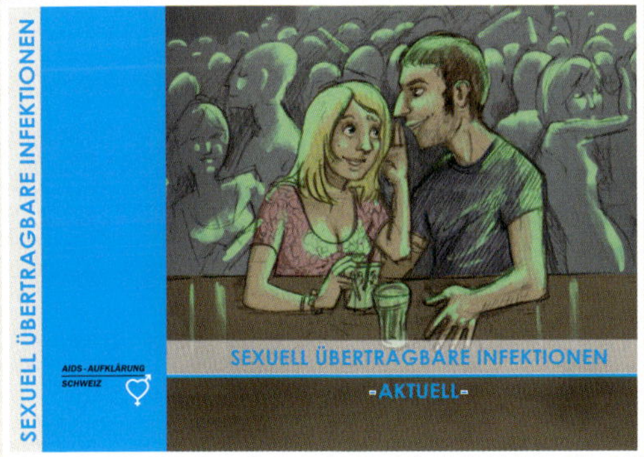


**Sexuell übertragbare Infektionen - Aktuell.**
1. Auflage 2012.
A5 Broschüre, 64 Seiten,
mit einem Vorwort von
Prof. Dr. med. Peter Itin.

Gratis Download:
www.aids-info.ch